CHRISTOF JÄNICKE | DR. JÖRG GRÜNWALD | ARUNA M. HANSEN

W0097730

Quickfinder
Bach-Blüten

Der schnellste Weg zum richtigen Mittel

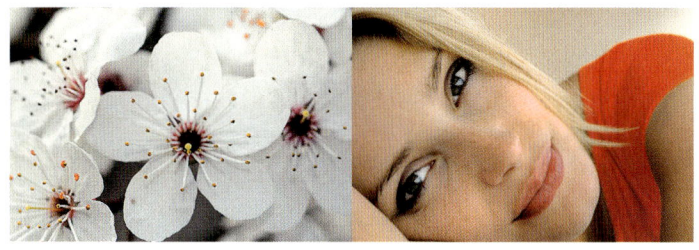

Vorwort

Sie haben sich zum Kauf dieses QUICKFINDERS entschlossen, vielleicht weil Sie nach einer Möglichkeit suchen, seelische und körperliche Alltagsbeschwerden ganzheitlich selbst zu behandeln. Dr. Edward Bach, der Entdecker der Bach-Blüten, entwickelte die Theorie, dass jedem körperlichen Leiden ein seelisches Ungleichgewicht zugrunde liegt. Das heißt, ist die Seele aus dem inneren Gleichgewicht geraten, können Krankheiten entstehen. Mit den Bach-Blüten können Sie die Heilung der Erkrankung unterstützen. Die Blüten helfen Ihnen, Ihre innere Balance wiederzufinden. Dadurch fördern Sie die Selbstheilungskräfte des Körpers, damit er sich selbst gegen die Erkrankung zur Wehr setzen kann.

Die 38 Bach'schen Blüten geben Ihnen die Möglichkeit, eine ganz individuell auf Ihre persönlichen Bedürfnisse zugeschnittene Blütenmischung zu erstellen, die Ihren Körper und Geist in sein natürliches Gleichgewicht zurückfinden lässt. Dieser QUICKFINDER liefert Ihnen eine übersichtliche und pragmatische Anleitung, die richtigen Blüten für sich zu finden und zu kombinieren. Der Aufbau des Buches erleichtert Ihnen die Suche danach, denn einerseits können Sie sich an den sieben von Bach definierten Seelenzuständen orientieren, andererseits hilft Ihnen die alphabetische Auflistung der Bach-Blüten im dritten Kapitel, die richtige Blüte schnell auffinden zu können.

Wir, die drei Autoren, sind auf sehr unterschiedliche Weise an die Bach-Blüten herangeführt worden. Als Botaniker und Pflanzenforscher begann sich Jörg Grünwald zunächst von der wissenschaftlichen Seite für die von Bach verwendeten Pflanzen zu interessieren. Erst später eröffnete sich ihm der therapeutische Nutzen der Bach-Blüten. Christof Jänicke lernte die Bach-Blüten als junger Arzt in der Klinik kennen, wo er die Erfahrung machte, dass sie während Schwangerschaft und Geburt hilfreich eingesetzt werden können. Aruna M. Hansen ist Heilpraktikerin und wendet seit Langem die Bach-Blüten erfolgreich in der eigenen Praxis an. Es ist ihr ein besonderes Anliegen, den Einsatz von Bach-Blüten auch Laien nahezubringen, weshalb sie begeistert Kurse zur Anwendung von Bach-Blüten gibt.

Unsere unterschiedlichen Erfahrungen haben wir in diesen QUICKFINDER eingebracht und hoffen, dass dieses Buch Ihnen hilft, durch die richtige Auswahl von Bach-Blüten wieder seelische Balance und körperliches Wohlbefinden zu erlangen.

Ihre Christof Jänicke, Dr. Jörg Grünwald und Aruna M. Hansen

Inhalt

Bach-Blüten – ein kurzer Überblick

1

Bach-Blüten sind die Essenzen aus 37 Blüten und reinem Quellwasser. Sie entsprechen den 38 disharmonischen Seelenzuständen der Menschen, die der Begründer dieser Heilmethode, Dr. Edward Bach, entdeckte. Die Blütenessenzen bilden ein komplettes Heilsystem, das jeder Mensch für sich nutzen kann und das heute noch so aktuell ist wie zu Bachs Zeiten.

BACH-BLÜTEN STAMMEN von wild wachsenden Blumen, Sträuchern und Bäumen und werden heute noch nach den Vorgaben von Edward Bach hergestellt. Das Geniale an seiner Behandlungsmethode ist, dass man dafür keine wissenschaftlichen Grundlagen benötigt. Damit ist es auch Laien möglich, sich mithilfe der Bach-Blüten selbst zu heilen bzw. die Selbstheilungskräfte zu aktivieren. Dies war Edward Bach besonders wichtig. Zudem ist die Therapie mit Bach-Blüten wirksam, unkompliziert, nebenwirkungsfrei und kostengünstig.

Edward Bach sah stets den Menschen als Mittelpunkt seiner Therapie. Krankheit war für ihn Ausdruck eines Ungleichgewichts zwischen Körper, Geist und Seele. Die negativen Stimmungen und Gefühle lassen den Ausbruch einer Krankheit erst zu. Heute wie damals haben Menschen Angst, sind unsicher, einsam oder verzweifelt, die Gründe dafür mögen sich jedoch im Lauf der Zeit gewandelt haben. So hatte man früher Angst vor Kinderlähmung, heute beherrscht die Angst vor Krebs den Menschen. Aber schon immer hatte man Angst, arbeitslos zu werden. Die 38 Mittel helfen, sein seelisches Ungleichgewicht wieder in eine Balance zu bringen und dadurch zu gesunden. Bach teilte die Seelenzustände in sieben Gruppen (Seite 8) ein. Der Quickfinder Bach-Blüten orientiert sich an dieser Gruppierung Bachs und ermöglicht Ihnen so, die passenden Bach-Blüten für Ihre Symptome schnell zu finden.

Der einzige biografische Abriss vom Leben Edward Bachs ist den Aufzeichnungen von Nora Weeks, seiner langjährigen Assistentin, zu verdanken. Daneben gibt es kaum niedergeschriebene Informationen über Bach. Die Daten und Abläufe in diesem Kapitel sind ihrem Buch »Edward Bach, Entdecker der Blütentherapie« entnommen.

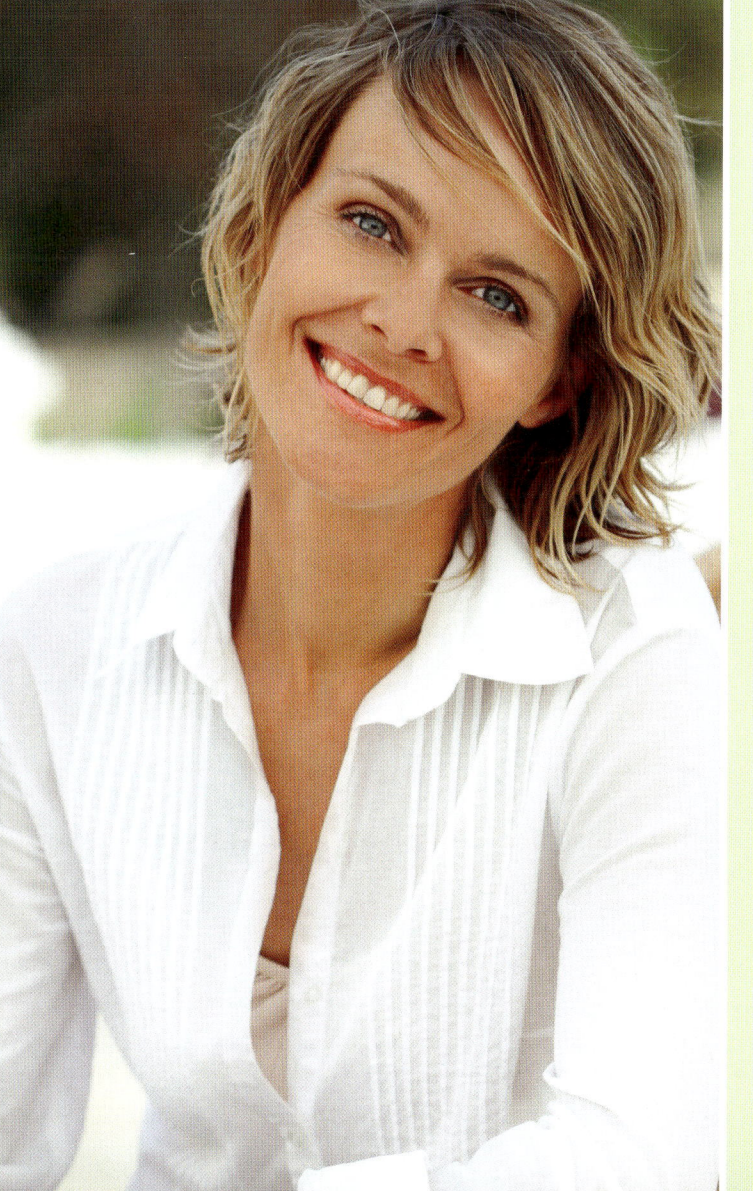

In diesem Kapitel

Interessantes über das Leben und Werk des Dr. Edward Bach

Das Leben von Edward Bach

Edward Bach wird am 24. September 1886 in Mittelengland geboren. Vor seinem Medizinstudium, das er 1912 mit dem Examen abschließt, arbeitet er drei Jahre in der Messinggießerei seines Vaters. Während seiner Tätigkeit als Arzt am Krankenhaus und in eigener Praxis ist er mit den Ergebnissen und Methoden der Schulmedizin unzufrieden. Er beschäftigt sich mit Bakteriologie und Immunologie und stellt einen Zusammenhang zwischen Darmbakterien und chronischen Krankheiten fest. Aus Bakterien entwickelt er wirkungsvolle Impfstoffe, die er seinen Patienten spritzt. Am Homoeopathic Hospital London stößt er auf die Schriften Samuel Hahnemanns, dem Begründer der Homöopathie. Wie Hahnemann vertritt Bach die Ansicht, dass der Patient und nicht die Krankheit behandelt werden muss. Er stellt nun seine Impfstoffe homöopathisch her, indem er die Ausgangssubstanzen stark verdünnt. Die Lösungen verabreicht er seinen Patienten über den Mund. Dadurch vermeidet er die zum Teil starken Nebenwirkungen, die durch das Spritzen der Impfstoffe auftreten. Obwohl Bach mit seinen Mitteln erfolgreich Kranke kuriert, ist er nicht zufrieden, weil er nur die Symptome, nicht aber die Ursache der Krankheiten behandelt. 1928 beginnt er intuitiv die Bakterien durch Pflanzen zu ersetzen. Die ersten Pflanzen, die er erfolgreich an sich und seinen Patienten testet, sind Springkraut (Impatiens), Gauklerblume (Mimulus) und Waldrebe (Clematis). Im Mai 1930 verlässt er London und reist nach Wales, von dort aus nach Norfolk, Sussex, Kent und Buckinghamshire, bis er sich im Themse-Tal niederlässt. Er ist überzeugt, dass er in der Natur eine natürliche und nebenwirkungsfreie Heilmethode findet.

Das Werk Edward Bachs

Bereits in der Gießerei seiner Eltern hat Bach festgestellt, dass negative Seelenzustände die Ursache von Krankheiten sein können. Im Lauf seiner Tätigkeit als Arzt entdeckt er, dass die gleiche Krankheit nicht bei jedem Patienten der gleichen Behandlung bedarf. Ähnliche Persönlichkeitsstrukturen reagieren ähnlich auf bestimmte Heilmittel. Dagegen brauchen

Menschen mit sehr verschiedenen Charaktereigenschaften trotz einer ähnlichen Symptomatik unterschiedliche Mittel. Ihm wird bewusst, dass er mehr zur Heilung beitragen kann, wenn er die Persönlichkeit in die Behandlung einbezieht als nur die Symptome zu bekämpfen. Intuitiv erkennt Bach, dass die größte Heilkraft der Pflanzen in den Blüten liegt. Tautropfen auf einer Pflanze lassen ihn erahnen, dass die Energie der Pflanze in dem von der Sonne beschienenen Tautropfen sein muss. So entdeckt er die erste Arzneimittelherstellung mittels der Sonnenmethode (Kasten unten). Dank seiner hohen Sensitivität erspürt er die Kräfte der Pflanzen und die Wirkungsweise seines Herstellungsverfahrens.

12 Heiler, 7 Helfer und Baumkräfte

Von August 1930 bis Frühjahr 1931 findet Bach noch Agrimony, Chicory, Vervain, Centaury, Cerato und Scleranthus. Er nennt sie Heiler, weil er meint, dass sie die Therapie von Krankheiten im Anfangsstadium besonders gut unterstützen, und setzt sie sehr erfolgreich bei seinen Patienten ein. Später im Jahr entdeckt er noch Water Violet, Gentian und Rock Rose, damit ist die Serie der 12 Heiler vollendet.

Die Ärztekammer droht Edward Bach mit einem Ausschlussverfahren, weil er seine Erkenntnisse Laien zugänglich macht. Seine Ärztekollegen beäugen Bach argwöhnisch, weil ihnen seine Heilmethode zu einfach ist. Zudem ist Bach überzeugt, dass Heilung jedermann kostenfrei zur Verfügung stehen soll. Er nimmt deshalb für seine Behandlungen kein Geld. Auch stellt er zwei Apotheken kostenlos seine Urtinkturen zur Verfügung und gibt die Anweisung, diese Mittel so kostengünstig wie möglich an die Patienten abzugeben.

1933 entdeckt er die Mittel Gorse, Oak, Heather und Rock Water. Er bezeichnet sie als Helfer. Bis 1934 kommen Olive, Vine und Wild Oat als Heilmittel dazu. Damit vervollständigt er seine sieben Helfer. 1934 entwickelt Edward Bach die Rescue-Mischung (Seite 127) vorerst aus den Blüten Rock Rose, Clematis und Impatiens. Später ergänzt er sie noch durch Star of Bethlehem und Cherry Plum. In der Zeit bis zu seinem Tod am 27. November 1936 durchlebt Bach viele negative psychische Zustände und erfährt schwerste eigene Krisen. In dieser schweren Zeit findet er noch 19 weitere Heilmittel, davon im Frühjahr 1935 Cherry Plum. Mit dieser Blüte entwickelt er die Kochmethode (Kasten links). Von den zuletzt gefundenen 19 Blüten stammen 14 von Bäumen. Da sie bei speziellen Seelendisharmonien helfen, bezeichnet Bach diese Blüten als Baumkräfte.

→ ## Herstellung der Bach-Blüten

→ **Sonnenmethode:** Die Blüten werden morgens gepflückt und in einem mit klarem Bachwasser gefüllten Glas drei bis vier Stunden der Sonnenbestrahlung ausgesetzt.

→ **Kochmethode:** Mit ihr werden Blüten behandelt, die sehr früh im Jahr blühen, wenn die Sonne noch wenig Kraft hat. Die blühenden Zweige werden morgens gepflückt und eine Stunde in Wasser gekocht.

Durch die Herstellungsweise gehen die Schwingungen der Blüten in das Wasser über. Es entstehen die Essenzen, die Sie als Stockbottles in der Apotheke kaufen können.

Was Sie über die Anwendung der Bach-Blüten wissen sollten

Das Bach'sche Heilsystem

Die Bach-Blüten wirken auf einer hohen energetischen Ebene und aktivieren so »ohne Umwege« unsere Selbstheilungskräfte. Bach wollte vor allem eine einfache, nebenwirkungsfreie Therapie entwickeln, womit sich der Laie selbst gefahrlos therapieren kann. Obwohl die Bach-Blüten von wild wachsenden Blumen und Bäumen stammen, zählt die Bach-Blütentherapie nicht zur Phytotherapie. Denn durch die Herstellungsweise von Bach gehen keine Wirkstoffe der Pflanzen in die Heilmittel über, sondern ausschließlich die Informationen der Blüten.

Die Gruppierung nach Bach

Edward Bach hat seine 38 Blütenessenzen in folgende sieben Gruppen zusammengefasst: Angst – Unsicherheit – Interesselosigkeit – Einsamkeit – Überempfindlichkeit – Mutlosigkeit – Sorge um andere. Diese Gruppierung wurde im Lauf der Zeit zugunsten von schneller zu findenden Systemen nicht weiterverfolgt. Das Wirkspektrum der Blüten erweiterte sich mit zunehmender Kenntnis und Beobachtung, eine Einordnung wurde immer komplizierter.

In diesem Buch haben wir die Einteilung der Symptome in die sieben Gruppen von Bach wieder aufgegriffen. Sie ermöglicht eine Innenschau auf die verborgenen Ursachen mancher Symptome. Zum Beispiel ist Herrschsucht oftmals mit Unsicherheit gekoppelt. Die Stärkung der eigenen Sicherheit macht ein herrschsüchtiges Auftreten unnötig.

Der Weg zur richtigen Blüte

Voraussetzung dafür ist, dass Sie wissen, in welcher der sieben Gruppen von Bach Sie suchen müssen. Da es manchmal an Distanz zu den eigenen Problemen fehlt, sollten Sie Freunde oder Bekannte bei der Auswahl um Unterstützung bitten. Manchmal sieht ein Außenstehender einen etwas objektiver als man selbst. Nun suchen Sie Ihre Symptome in der jeweiligen Gruppe. Je genauer Sie diese erkennen und je weniger Blüten Sie deshalb benötigen, desto besser ist es. Sie können jedoch bis zu sieben Blüten gemeinsam einsetzen.

Wenn Sie sich zwischen zwei Blüten nicht entscheiden können, lesen Sie die Porträts der jeweiligen Bach-Blüte ab Seite 98 durch. Dort finden Sie einen

Punkt »Abgrenzung zu anderen Bach-Blüten«, in dem Blüten mit ähnlichen Aspekten aufgeführt und ihre Unterscheidungsmerkmale aufgeschlüsselt werden. Grundsätzlich können Sie aber alle Blüten miteinander mischen.

Die Darreichungsformen

Bach-Blüten sind als Urtinktur (Stockbottles) rezeptfrei in den meisten Apotheken erhältlich. Daraus können Sie Ihre Einnahmelösung herstellen.

➜ **Wasserglas-Methode:** Bei akuten Zuständen träufeln Sie zwei bis drei Tropfen aus der Stockbottle in ein Glas mit reinem Quellwasser oder stillem Wasser und trinken diese Mischung schluckweise über den Tag verteilt.

➜ **Einnahmeflasche:** Bei längerfristigen Behandlungen empfiehlt es sich, ein Fläschchen mit einer Tropfpipette (in Apotheken erhältlich) zu etwa zwei Drittel mit Wasser und zu einem Drittel mit Alkohol (etwa Kognak oder Weinbrand) zur Konservierung zu füllen und pro zehn Milliliter der Wasser-Alkohol-Mischung je einen Tropfen der benötigten Bach-Blütenessenzen zuzufügen. Bei Kindern lassen Sie den Alkohol weg oder ersetzen ihn durch Obstessig.

Viele Apotheker mischen auch die gewünschte »Einnahmeflasche«.
Die Haltbarkeit mit Alkohol liegt bei etwa drei bis vier Wochen, ohne Alkohol bei einer Woche. Im Kühlschrank gelagert, verlängert sich die Haltbarkeit um ein paar Wochen.

Dosierung der Bach-Blüten

Als Richtlinie nimmt man 10 Minuten vor oder mindestens eine halbe Stunde nach dem Essen sowie vor dem Schlafengehen vier Tropfen aus der »Einnahmeflasche« direkt in den Mund.

➜ Oftmals hat man zu Beginn einer Behandlung das Bedürfnis, die Bach-Blüten häufiger einzunehmen. Sie können das bedenkenlos tun.

➜ Sollten Sie sich in Ihrer Blütenauswahl vertan haben, treffen die Blüten auf keinerlei Resonanz, dadurch gibt es auch keine weiteren Reaktionen.

➜ Bei der richtigen Auswahl der Blüten lässt eine Reaktion oftmals nicht lang auf sich warten. Eine Akutsituation wird häufig relativ schnell (innerhalb von 24 Stunden) entschärft. Bei einer chronischen Situation können manche oder auch alle Symptome erst einmal kurzfristig verstärkt auftreten (Erstverschlimme-rung ähnlich der Homöopathie). Dies ist bereits ein Teil des Heilungsprozesses und normalerweise – wenn sie überhaupt auftritt – nur von kurzer Dauer.

➜ Wenn Sie die Einnahme der Blütenmischung häufig vergessen, kann das zweierlei Gründe haben: Möglicherweise haben sich Ihre Symptome verändert, dann benötigen Sie eine neue Mischung. Oder Ihre Symptome sind ganz verschwunden, in diesem Fall brauchen Sie gar keine Bach-Blüten mehr.

➜ **Grenzen der Selbstbehandlung**

Bach-Blüten ersetzen keinen Therapeuten! Vielmehr geht es darum, die seelischen Aspekte hinter körperlichen Beschwerden zu erkennen bzw. einer körperlichen Erkrankung vorzubeugen. Ziel sollte eine seelische, körperliche und geistige Stabilität sein. So schaffen Sie die Basis, den Bedürfnissen Ihrer Seele und Ihres Körpers Raum und Energie zu geben. Fälle, bei denen man keine Bach-Blüten einsetzen darf, sind uns nicht bekannt.

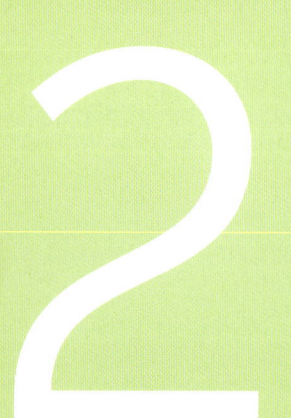

Bach-Blüten richtig einsetzen

Edward Bach hat seine Blütenessenzen in sieben Gruppen eingeteilt (Seite 8). Jeder Gruppe wird ein Kapitel gewidmet. Das achte Kapitel geht auf körperliche Beschwerden ein. Dies entspricht zwar nicht grundsätzlich der Idee von Edward Bach (Seite 6). In der Praxis werden wir allerdings häufig nach Bach-Blüten gegen körperliche Nöte gefragt. Deshalb haben wir dieses Kapitel mit aufgenommen. Und so benutzen Sie die Diagramm-Tafeln:

Um zur passenden Blüte zu kommen, versuchen Sie, die Ursache zu erforschen:
➜ Sie werden bereits fündig bei den sieben Gruppierungen von Edward Bach (Inhalt rechts). Auf einer Einführungsseite finden Sie weitere Erläuterungen.
➜ Sie suchen im Register ab Seite 129. Wenn Sie »Ihre« Bezeichnung Ihres Zustands nicht finden, etwa »Aufopferungsdrang«, schauen Sie unter ähnlichen Themen nach, etwa »Angst um andere«.

Aufbau der Diagramme

➜ **Beschreibung:** genauere Beschreibung des Zustands; bei Angst wäre die nähere

Erläuterung etwa »unbestimmte Angst«.
➜ **Bach-Blüte:** empfohlene Bach-Blüte, in unserem Beispiel Aspen.
➜ **Affirmation:** Diese Heilsätze helfen, die Dinge aus einer anderen Sicht zu sehen. Ich rate, die Affirmation auf einen Zettel zu schreiben und diesen an den Spiegel oder die Kaffeemaschine zu kleben. So können Sie sie jeden Tag lesen.
➜ **Zusätzlich:** Hier finden Sie körperliche und psychische Symptome (in unserem Beispiel Allergien, Wetterfühligkeit), Abgrenzungen zu anderen Bach-Blüten oder weitere Besonderheiten. Die Abgrenzungen beziehen sich auf das Thema

der ersten Spalte; da jede Bach-Blüte unterschiedliche Aspekte hat, kann es sein, dass Sie hier andere Abgrenzungen finden als in den Porträts.
➜ **Blüten-Kombinationen:** mögliche Kombinationen mit anderen Bach-Blüten, wenn zum beschriebenen Seelenzustand noch weitere Aspekte (hier: Angst mit depressiver Stimmung) kommen.
➜ Die Pfeile zwischen der vierten und fünften Spalte besagen, dass zur betreffenden Blüte auch die Kombination/en, auf die der Pfeil deutet, passt.
➜ Wenn eine ärztliche Absicherung nötig ist, steht dieses Arztsymbol: ⊕

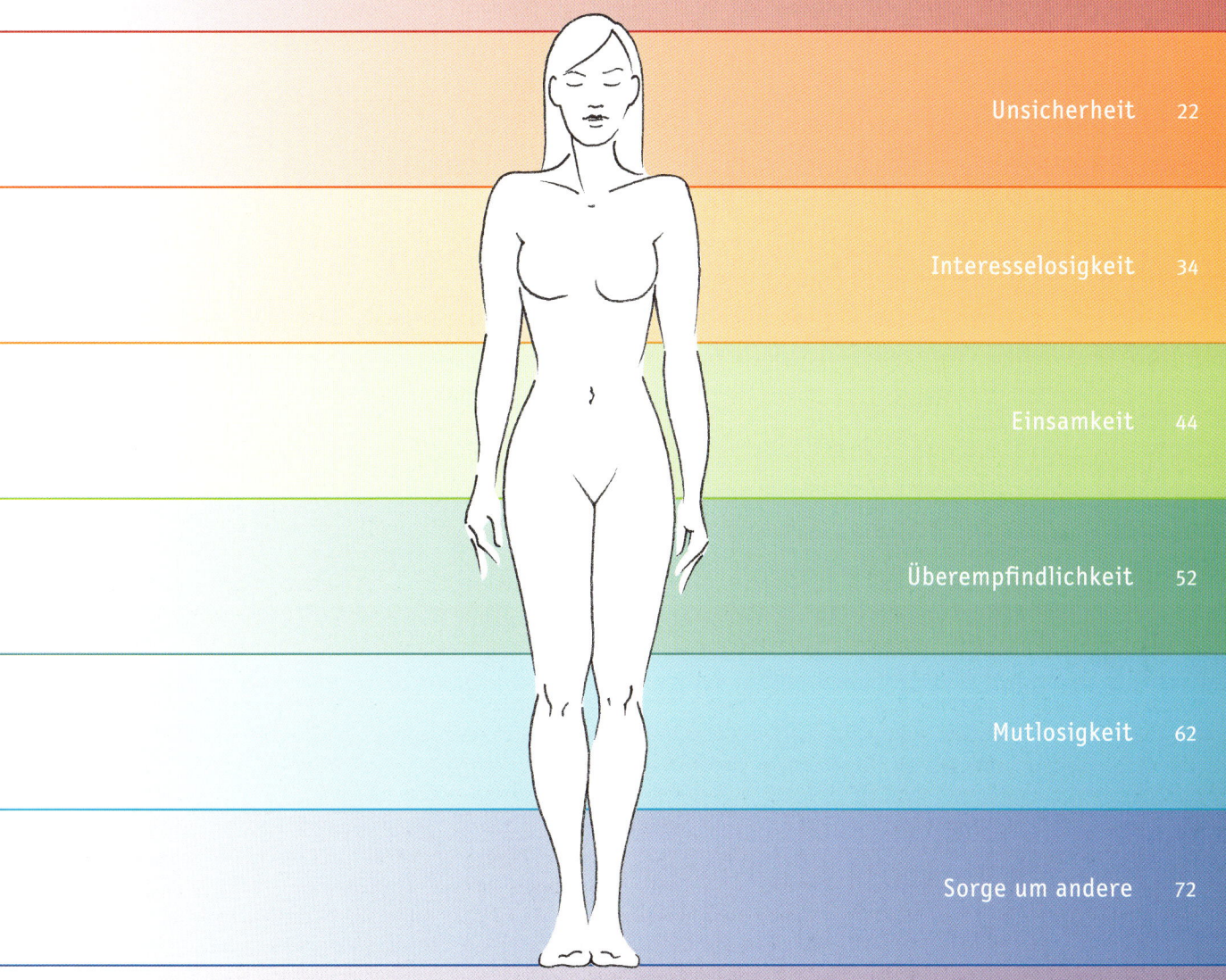

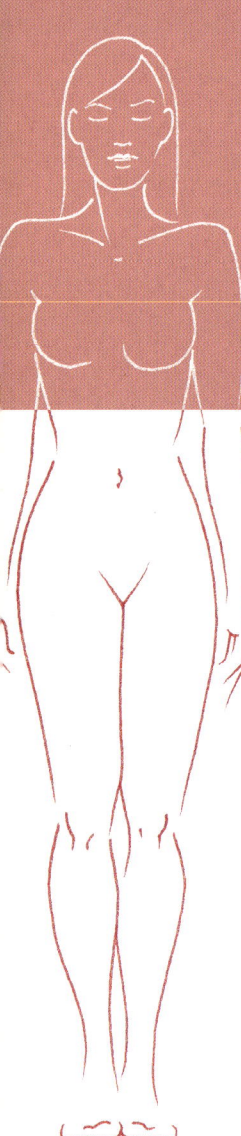

Angst

Jeder kennt das Gefühl von Angst. Manche begleitet sie auf Schritt und Tritt, andere sind nur in bestimmten Situationen davon betroffen. Angst kann einen Menschen in seinem Denken, seiner Handlungsfähigkeit und auch in seiner Lebensfreude einschränken. Edward Bach hat den verschiedenen Aspekten der Angst unterschiedliche Blüten zugeordnet.

Welche Ängste gibt es?

Es gibt verschiedene Formen der Angst, die in unterschiedlicher Ausprägung vorkommen. Neben der »gesunden« Angst, die uns vor gefährlichen Situationen schützt, kann es – eventuell ausgelöst durch frühere Erlebnisse – zu übersteigerten Angstgefühlen kommen.

Angst weckt Flucht, aber auch Wut, Stärke und Durchhaltevermögen. Situationen wie ein Unfall, Schock oder Unglück lassen uns ängstlich reagieren. Sowohl Träume als auch Krankheiten können Ängste auslösen. Und auch bei Zwängen unterliegt man oftmals der Angst.

Körperliche Reaktionen auf Angst

Unser Körper reagiert auf vielerlei Weise auf Angst. Die Herzfrequenz erhöht sich, der Blutdruck steigt, die Muskelspannung nimmt zu und alle Sinne sind geschärft. Das im Nebennierenmark gebildete Hormon Adrenalin mobilisiert die Energiereserven und lässt den Menschen schnell reagieren. Man kann schneller laufen als sonst, ist kräftiger, schreit lauter. Der Körper ist in hoher Alarmbereitschaft. Sie können sich vorstellen, dass schon aus körperlicher Sicht Angst kein ständiger Wegbegleiter sein sollte.

Phobien

Neben angemessenen, begründeten und konkreten Ängsten gibt es auch Ängste, die sich in einem extremen Maß zeigen. Hier spricht man von Phobien. Die phobische Angst ist meist stark übersteigert, unbegründet und hält oftmals länger an, als die vermeintliche Gefahr da ist. Was bei den einen eine »normale« Angst ist, ist bei den anderen eine Phobie, zum Beispiel Angst vor Wasser, Fahrstühlen, Menschenmengen usw. Phobien bedürfen einer therapeutischen Behandlung. Bach-Blüten können hier nur begleitend hilfreich sein.

Blüten bei Angst nach Bach

Edward Bach ordnete folgende Blüten der Angst zu:
Rock Rose hilft Menschen, die panische Angst haben
gepaart mit Hysterie. Sie sind »außer sich«. Rock Rose
ist eine der Blüten, die in den Rescue-Tropfen (Seite
127) vorkommen. Menschen, die **Mimulus** brauchen,
zeichnen sich durch Angst vor konkreten Dingen wie
Dunkelheit, Zahnarzt oder vor einer Prüfungssituation
aus. In Menschen, die **Aspen** brauchen, findet sich
dagegen die unkonkrete Angst, das ungute Gefühl, das
Diffuse, das nicht benennbar ist, das aber Ängste be-
reitet. **Cherry Plum** unterstützt Menschen, die vor den
eigenen Gefühlen und vor unkontrollierbaren Kurzschlusshandlungen Angst haben und die die Gefühle
vor anderen und vor sich selbst verstecken. Die Ängste
von Menschen, denen **Red Chestnut** hilft, drehen sich
wiederum in einem erheblichen Maß um andere Menschen, etwa die Kinder, den Partner, die Eltern.
Das Wissen um die Wirkungsweise der Bach-Blüten ist
im Lauf der Zeit umfangreicher geworden. So sind zu
manchen Blüten Aspekte hinzugekommen, die direkt
oder indirekt mit Angstthemen zu tun haben. Das
heißt, dass Sie in allen folgenden Tabellen auch Blüten
finden, die von Edward Bach nicht direkt der Angst
zugeordnet worden sind. Das gilt natürlich auch für
alle anderen Themen in diesem Buch.
Es ist ein innerlicher Wachstumsprozess, wenn man
seine Angst und Furcht überwinden kann und einen
Schritt weitergeht. Hierbei können uns die Bach-Blüten sehr gute Dienste leisten.

Angst, allgemein

Beschreibung	BACH-BLÜTE	Affirmation	Zusätzlich	Blüten-Kombinationen
Angst um andere, Aufopferungsdrang	**Red Chestnut** Seite 116	Ich gebe mir und anderen Platz zum Leben.	Red Chestnut hilft bei Ein- und Durchschlaf-störungen.	**+ Pine** bei Angst um andere mit Schuldgefühlen **+ Chicory**, wenn Sie dabei besitz-ergreifend sind und/oder gegen den Willen der anderen agieren
unbestimmte Angst (z. B. vor Dunkelheit, Geistern, Albtraum)	**Aspen** Seite 98	Ich habe Vertrauen ins Leben und bin geschützt.	Aspen hilft bei Aller-gien, Wetterfühligkeit. Aspen-Menschen reden oft nicht über die Angst, sind eher dünnhäutig.	**+ Mustard** bei unbestimmter Angst mit depressiver Stimmung **+ Olive** bei unbestimmter Angst mit Schwächezustand (z. B. Herz)
konkrete Angst (z. B. vor einer Prüfung, vor Krebs)	**Mimulus** Seite 113	Ich bin mutig und kraftvoll.	Mimulus hilft bei psy-chosomatischen Erkran-kungen, Nervosität, Herzangst, Schwindel. Mimulus-Menschen klagen nicht.	**+ Larch** bei konkreter Angst vor Misserfolg **+ Agrimony**, wenn Sie die Angst nicht zugeben können
akute überwältigen-de Angst, Panik (z. B. direkt nach einem Unfall, Albtraum – sehr akut)	**Rock Rose** Seite 117	Ich bin ruhig und klar.	Krankheiten im kriti-schen Stadium, Todes-panik, z. B. Herzinfarkt, Schlaganfall, Krebs.	**+ Star of Bethlehem** bei nicht ver-krafteten Traumen **+ Clematis** bei akuter Angst mit Ohnmachtsneigung
Angst vor Kontrollver-lust (z. B. Selbst-mordgedanken, Hys-terie, Angst »durch-zudrehen«)	**Cherry Plum** Seite 102	Ich bin in Balance.	Die Blüte hilft bei psy-chotischen Zuständen, quälenden Gefühlen. Sie hilft bei Zerstö-rungswut bei Kindern. Dauert der Zustand län-ger an, suchen Sie einen Arzt auf!	**+ Sweet Chestnut**, wenn Sie sich in einer ausweglosen Situation sehen **+ Impatiens** bei Angst vor Kontroll-verlust mit quälender Unruhe

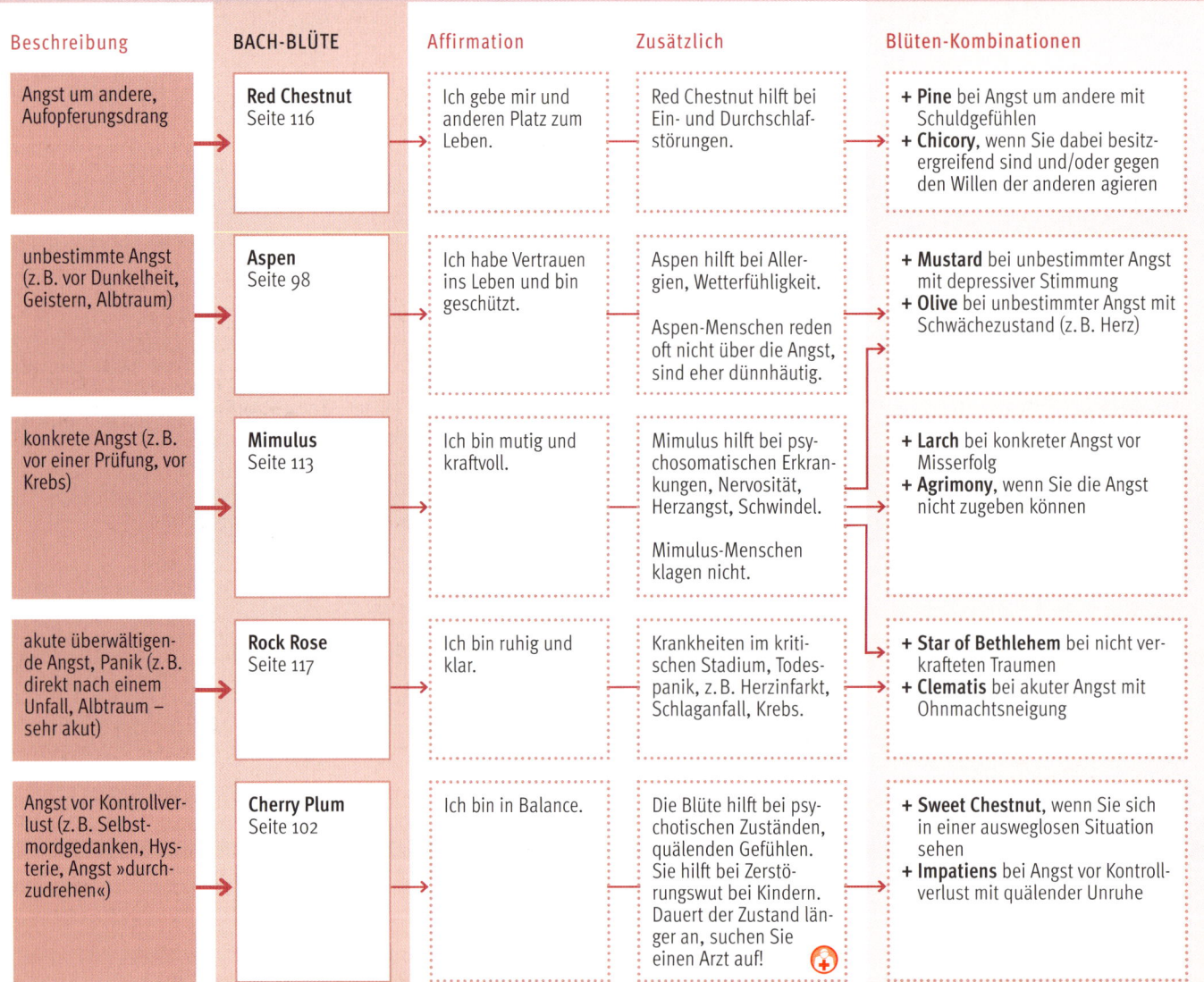

Krankheit

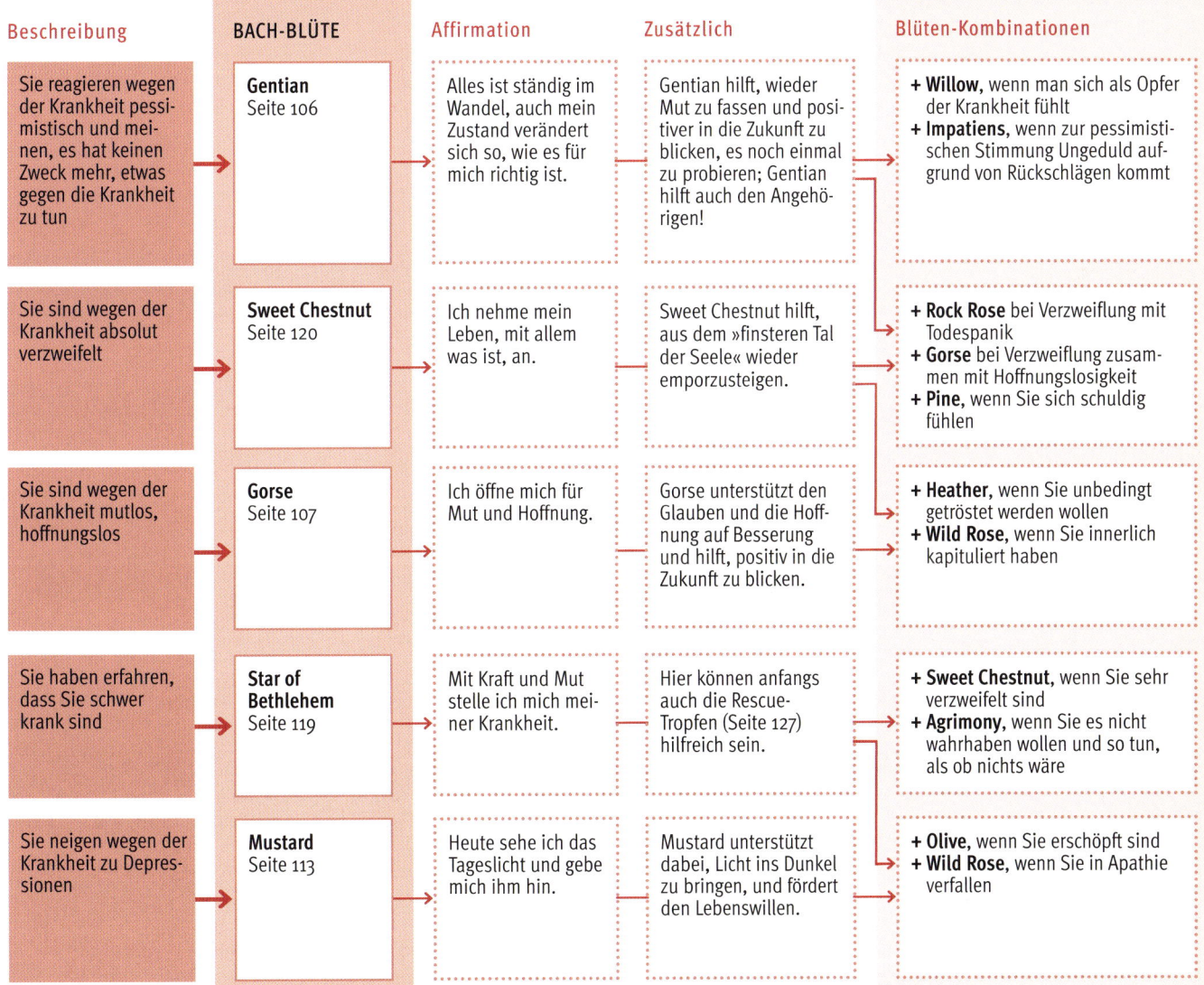

Beschreibung	BACH-BLÜTE	Affirmation	Zusätzlich	Blüten-Kombinationen
Sie reagieren wegen der Krankheit pessimistisch und meinen, es hat keinen Zweck mehr, etwas gegen die Krankheit zu tun	**Gentian** Seite 106	Alles ist ständig im Wandel, auch mein Zustand verändert sich so, wie es für mich richtig ist.	Gentian hilft, wieder Mut zu fassen und positiver in die Zukunft zu blicken, es noch einmal zu probieren; Gentian hilft auch den Angehörigen!	**+ Willow,** wenn man sich als Opfer der Krankheit fühlt **+ Impatiens,** wenn zur pessimistischen Stimmung Ungeduld aufgrund von Rückschlägen kommt
Sie sind wegen der Krankheit absolut verzweifelt	**Sweet Chestnut** Seite 120	Ich nehme mein Leben, mit allem was ist, an.	Sweet Chestnut hilft, aus dem »finsteren Tal der Seele« wieder emporzusteigen.	**+ Rock Rose** bei Verzweiflung mit Todespanik **+ Gorse** bei Verzweiflung zusammen mit Hoffnungslosigkeit **+ Pine,** wenn Sie sich schuldig fühlen
Sie sind wegen der Krankheit mutlos, hoffnungslos	**Gorse** Seite 107	Ich öffne mich für Mut und Hoffnung.	Gorse unterstützt den Glauben und die Hoffnung auf Besserung und hilft, positiv in die Zukunft zu blicken.	**+ Heather,** wenn Sie unbedingt getröstet werden wollen **+ Wild Rose,** wenn Sie innerlich kapituliert haben
Sie haben erfahren, dass Sie schwer krank sind	**Star of Bethlehem** Seite 119	Mit Kraft und Mut stelle ich mich meiner Krankheit.	Hier können anfangs auch die Rescue-Tropfen (Seite 127) hilfreich sein.	**+ Sweet Chestnut,** wenn Sie sehr verzweifelt sind **+ Agrimony,** wenn Sie es nicht wahrhaben wollen und so tun, als ob nichts wäre
Sie neigen wegen der Krankheit zu Depressionen	**Mustard** Seite 113	Heute sehe ich das Tageslicht und gebe mich ihm hin.	Mustard unterstützt dabei, Licht ins Dunkel zu bringen, und fördert den Lebenswillen.	**+ Olive,** wenn Sie erschöpft sind **+ Wild Rose,** wenn Sie in Apathie verfallen

Krankheit

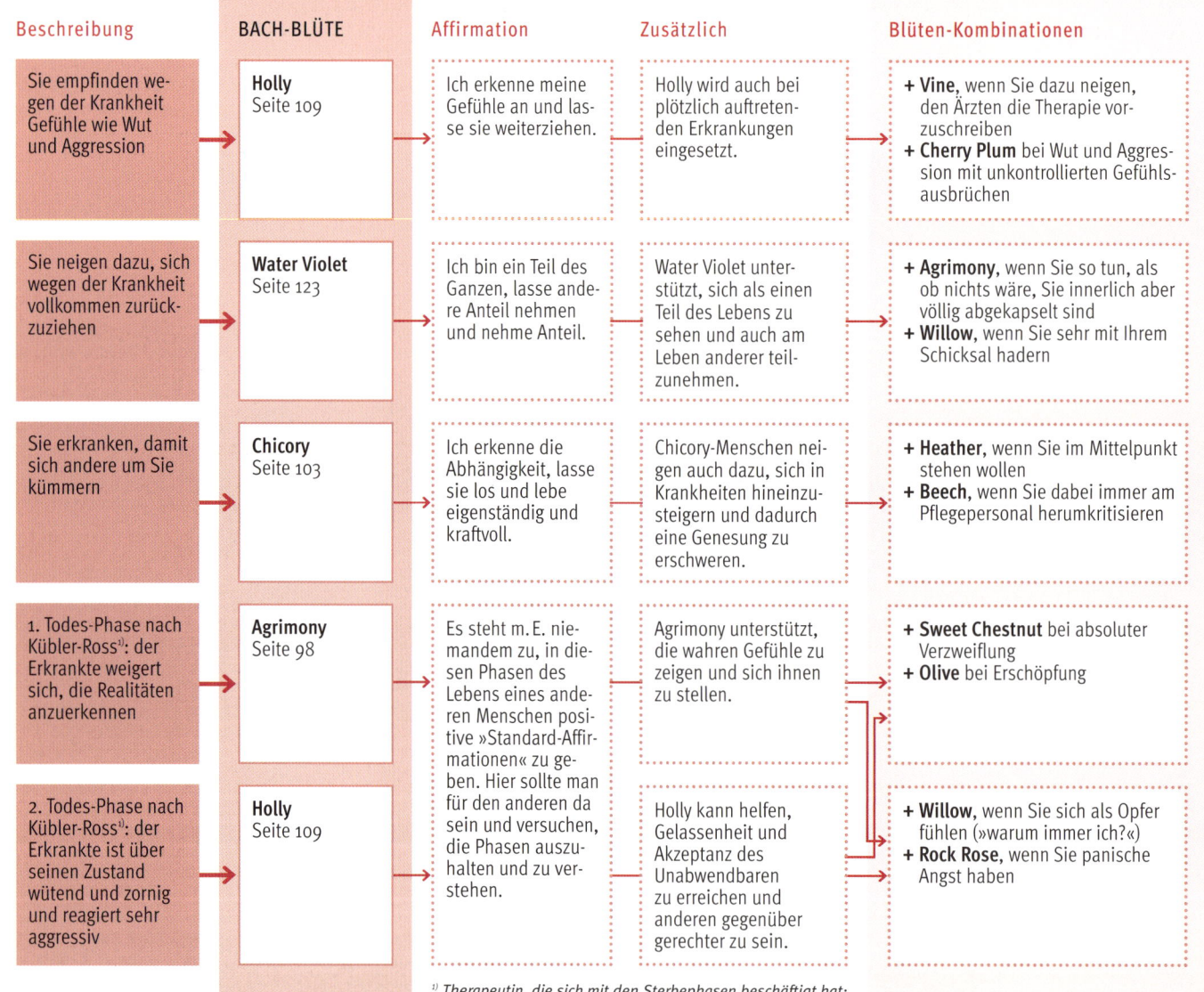

Beschreibung	BACH-BLÜTE	Affirmation	Zusätzlich	Blüten-Kombinationen
Sie empfinden wegen der Krankheit Gefühle wie Wut und Aggression	**Holly** Seite 109	Ich erkenne meine Gefühle an und lasse sie weiterziehen.	Holly wird auch bei plötzlich auftretenden Erkrankungen eingesetzt.	**+ Vine**, wenn Sie dazu neigen, den Ärzten die Therapie vorzuschreiben **+ Cherry Plum** bei Wut und Aggression mit unkontrollierten Gefühlsausbrüchen
Sie neigen dazu, sich wegen der Krankheit vollkommen zurückzuziehen	**Water Violet** Seite 123	Ich bin ein Teil des Ganzen, lasse andere Anteil nehmen und nehme Anteil.	Water Violet unterstützt, sich als einen Teil des Lebens zu sehen und auch am Leben anderer teilzunehmen.	**+ Agrimony**, wenn Sie so tun, als ob nichts wäre, Sie innerlich aber völlig abgekapselt sind **+ Willow**, wenn Sie sehr mit Ihrem Schicksal hadern
Sie erkranken, damit sich andere um Sie kümmern	**Chicory** Seite 103	Ich erkenne die Abhängigkeit, lasse sie los und lebe eigenständig und kraftvoll.	Chicory-Menschen neigen auch dazu, sich in Krankheiten hineinzusteigern und dadurch eine Genesung zu erschweren.	**+ Heather**, wenn Sie im Mittelpunkt stehen wollen **+ Beech**, wenn Sie dabei immer am Pflegepersonal herumkritisieren
1. Todes-Phase nach Kübler-Ross[1]: der Erkrankte weigert sich, die Realitäten anzuerkennen	**Agrimony** Seite 98	Es steht m. E. niemandem zu, in diesen Phasen des Lebens eines anderen Menschen positive »Standard-Affirmationen« zu geben. Hier sollte man für den anderen da sein und versuchen, die Phasen auszuhalten und zu verstehen.	Agrimony unterstützt, die wahren Gefühle zu zeigen und sich ihnen zu stellen.	**+ Sweet Chestnut** bei absoluter Verzweiflung **+ Olive** bei Erschöpfung
2. Todes-Phase nach Kübler-Ross[1]: der Erkrankte ist über seinen Zustand wütend und zornig und reagiert sehr aggressiv	**Holly** Seite 109		Holly kann helfen, Gelassenheit und Akzeptanz des Unabwendbaren zu erreichen und anderen gegenüber gerechter zu sein.	**+ Willow**, wenn Sie sich als Opfer fühlen (»warum immer ich?«) **+ Rock Rose**, wenn Sie panische Angst haben

[1] *Therapeutin, die sich mit den Sterbephasen beschäftigt hat; siehe auch Literatur, Seite 128*

Schock

Beschreibung	BACH-BLÜTE	Affirmation	Zusätzlich	Blüten-Kombinationen
allgemein	**Star of Bethlehem** Seite 119 bzw. **Rescue-Tropfen** Seite 127	In einem Schockzustand ist keine Affirmation möglich.	Lassen Sie einen Menschen im Schockzustand niemals allein.[1]	**+ Cherry Plum**, wenn Sie meinen, es ist nicht mehr auszuhalten **+ Clematis**, wenn der Schock mit einer Ohnmachtsneigung einhergeht
Schock mit dem Gefühl der totalen Erschöpfung	**Olive** Seite 115	Ich nehme mir die Ruhe, die ich brauche.	Als Erstreaktion von Olive kommt oft eine große Müdigkeit.	**+ Hornbeam**, wenn Sie meinen, dass Sie den Tag nicht überstehen **+ Impatiens**, wenn Sie trotzdem durch innere Unruhe nicht schlafen können
Schock mit dem Gefühl, es nicht mehr auszuhalten und durchzudrehen	**Cherry Plum** Seite 102	Ich spüre die Erde unter meinen Füßen, spüre mein Herz und lasse mir helfen.	Dauert der Zustand länger an, suchen Sie bitte einen Arzt auf!	**+ Pine**, wenn Sie sich schuldig fühlen **+ Wild Rose**, wenn der Schock mit Apathie einhergeht **+ Rock Rose**, wenn der Schock mit Panik einhergeht
Schock mit dem Gefühl, Opfer zu sein	**Willow** Seite 126	Eines Tages erkenne ich den Sinn – jetzt ist er mir noch verborgen.	Willow unterstützt, die eigene Verantwortung in allem zu erkennen.	**+ Water Violet**, wenn Sie sich ganz in sich zurückziehen **+ White Chestnut**, wenn Sie an nichts anderes mehr denken können
Sie stehen so sehr unter Schock, dass Sie verdrängen und so tun, als ob nichts wäre	**Agrimony** Seite 98	Ich nehme meine Schmerzen wahr, stelle mich ihnen und lasse sie ziehen.	Agrimony unterstützt, den Tatsachen ins Auge zu blicken und sie auszuhalten.	**+ Cherry Plum**, wenn Sie Angst haben, durchzudrehen **+ Gorse**, wenn Sie sich innerlich in Hoffnungslosigkeit verlieren und aufgegeben haben

[1] *Star of Bethlehem ist die erste und wichtigste Schockblüte und sollte immer Teil der Mischung sein.*

Träume, beängstigende

Beschreibung	BACH-BLÜTE	Affirmation	Zusätzlich	Blüten-Kombinationen
Sie wachen aus einem Traum mit Panik und Hysterie auf	**Rock Rose** Seite 117	Ich bin in Sicherheit und werde beschützt. (Stellen Sie sich eine schützende Lichtkugel um Sie und Ihr Bett vor.)	Rock Rose hilft bei allen Panikanzeichen wie Herzbeschwerden, Atembeschwerden, Schweißausbrüchen oder trockenem Mund.	+ **Cherry Plum**, wenn Sie das Gefühl haben, durchzudrehen und es nicht mehr auszuhalten + **Wild Rose**, wenn zur Panik später Apathie kommt, Sie trauen sich nicht mehr, sich zu bewegen + **Star of Bethlehem**, wenn Sie sich wie im Schockzustand fühlen
Albtraum wegen eines unverarbeiteten Traumas	**Star of Bethlehem** Seite 119	Ich hole mir Hilfe und lasse die Vergangenheit los.	Star of Bethlehem unterstützt dabei, Schockerlebnisse nachhaltig zu verarbeiten; bei Wiederholungen einen Arzt aufsuchen! 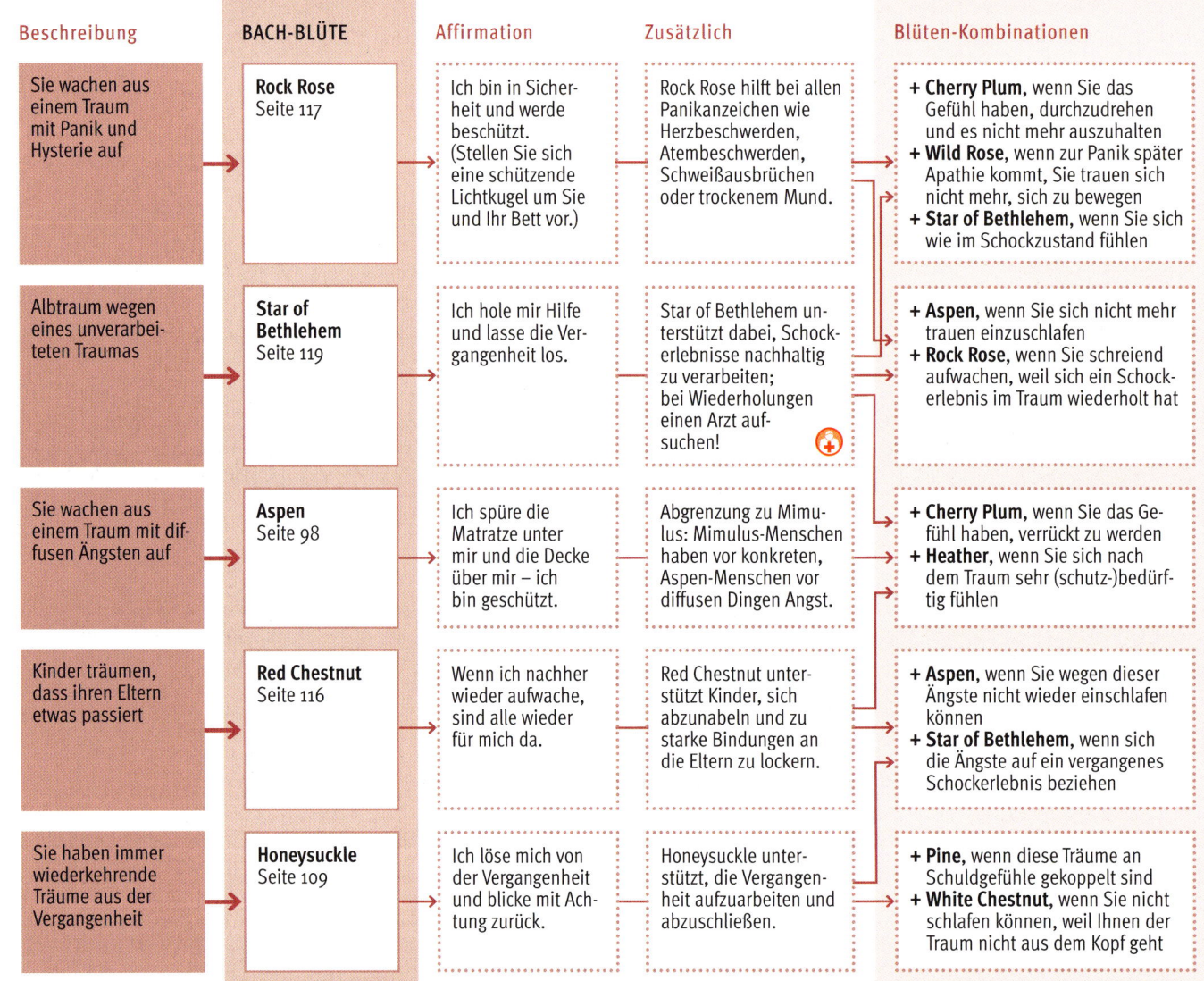	+ **Aspen**, wenn Sie sich nicht mehr trauen einzuschlafen + **Rock Rose**, wenn Sie schreiend aufwachen, weil sich ein Schockerlebnis im Traum wiederholt hat
Sie wachen aus einem Traum mit diffusen Ängsten auf	**Aspen** Seite 98	Ich spüre die Matratze unter mir und die Decke über mir – ich bin geschützt.	Abgrenzung zu Mimulus: Mimulus-Menschen haben vor konkreten, Aspen-Menschen vor diffusen Dingen Angst.	+ **Cherry Plum**, wenn Sie das Gefühl haben, verrückt zu werden + **Heather**, wenn Sie sich nach dem Traum sehr (schutz-)bedürftig fühlen
Kinder träumen, dass ihren Eltern etwas passiert	**Red Chestnut** Seite 116	Wenn ich nachher wieder aufwache, sind alle wieder für mich da.	Red Chestnut unterstützt Kinder, sich abzunabeln und zu starke Bindungen an die Eltern zu lockern.	+ **Aspen**, wenn Sie wegen dieser Ängste nicht wieder einschlafen können + **Star of Bethlehem**, wenn sich die Ängste auf ein vergangenes Schockerlebnis beziehen
Sie haben immer wiederkehrende Träume aus der Vergangenheit	**Honeysuckle** Seite 109	Ich löse mich von der Vergangenheit und blicke mit Achtung zurück.	Honeysuckle unterstützt, die Vergangenheit aufzuarbeiten und abzuschließen.	+ **Pine**, wenn diese Träume an Schuldgefühle gekoppelt sind + **White Chestnut**, wenn Sie nicht schlafen können, weil Ihnen der Traum nicht aus dem Kopf geht

Unfall (alle Formen eines Unfalls, auch Unfallneigung)

Beschreibung	BACH-BLÜTE	Affirmation	Zusätzlich	Blüten-Kombinationen
ein Unfall ist eingetreten, generell erstes Mittel bei jedem akuten Notfall	**Rescue-Tropfen** Seite 127	In der Ruhe liegt die Kraft.	Rescue-Tropfen sollten in jeder Handtasche und in jedem Handschuhfach sein.	**Rescue-Tropfen** enthalten Star of Bethlehem Rock Rose Impatiens Cherry Plum Clematis
Ursache des Unfalls ist, weil Sie zu schnell, unaufmerksam, zu hastig und nervös sind	**Impatiens** Seite 111	Langsamen Schrittes komme ich sicher ans Ziel.	Abgrenzung: Clematis-Menschen sind unaufmerksam, weil sie Tagträume haben, Impatiens-Menschen sind unaufmerksam, weil sie zu schnell, zu oberflächlich, zu zappelig sind.	**+ Chestnut Bud**, wenn Ihnen immer wieder die gleichen Unfälle passieren **+ Willow**, wenn Sie anderen Menschen die Schuld geben, weil diese z. B. zu langsam waren
Ursache des Unfalls ist, dass Sie nicht richtig aufpassen	**Clematis** Seite 104	Achtsam im Hier und Jetzt gehe ich meinen Weg.	Clematis-Menschen neigen zu Ohnmacht.	**+ Honeysuckle**, wenn Sie mit Ihren Tagträumen in der Vergangenheit weilen **+ Star of Bethlehem** bei Schock
Sie reagieren auf den Unfall mit Panik und Hysterie	**Rock Rose** Seite 117	Mein Atem bringt mich zu mir zurück.	Rock Rose ist ein Teil der Rescue-Tropfen, es unterstützt bei überschießenden Reaktionen und Panik.	**+ Cherry Plum**, wenn Sie Angst haben »durchzudrehen« **+ Scleranthus**, wenn Sie sich handlungsunfähig fühlen
Sie geben sich die Schuld an dem Unfall	**Pine** Seite 116	Ich nehme meine Vergangenheit an, lasse los und lebe.	Pine unterstützt dabei, objektiver die eigenen Verantwortungsbereiche zu erkennen.	**+ Olive**, wenn Sie zusätzlich noch erschöpft sind **+ Centaury**, wenn Sie sich jetzt für andere aufopfern **+ Honeysuckle**, wenn Sie gedanklich in der Vergangenheit sind **+ Star of Bethlehem**, wenn Sie ein Trauma noch nicht überwunden haben

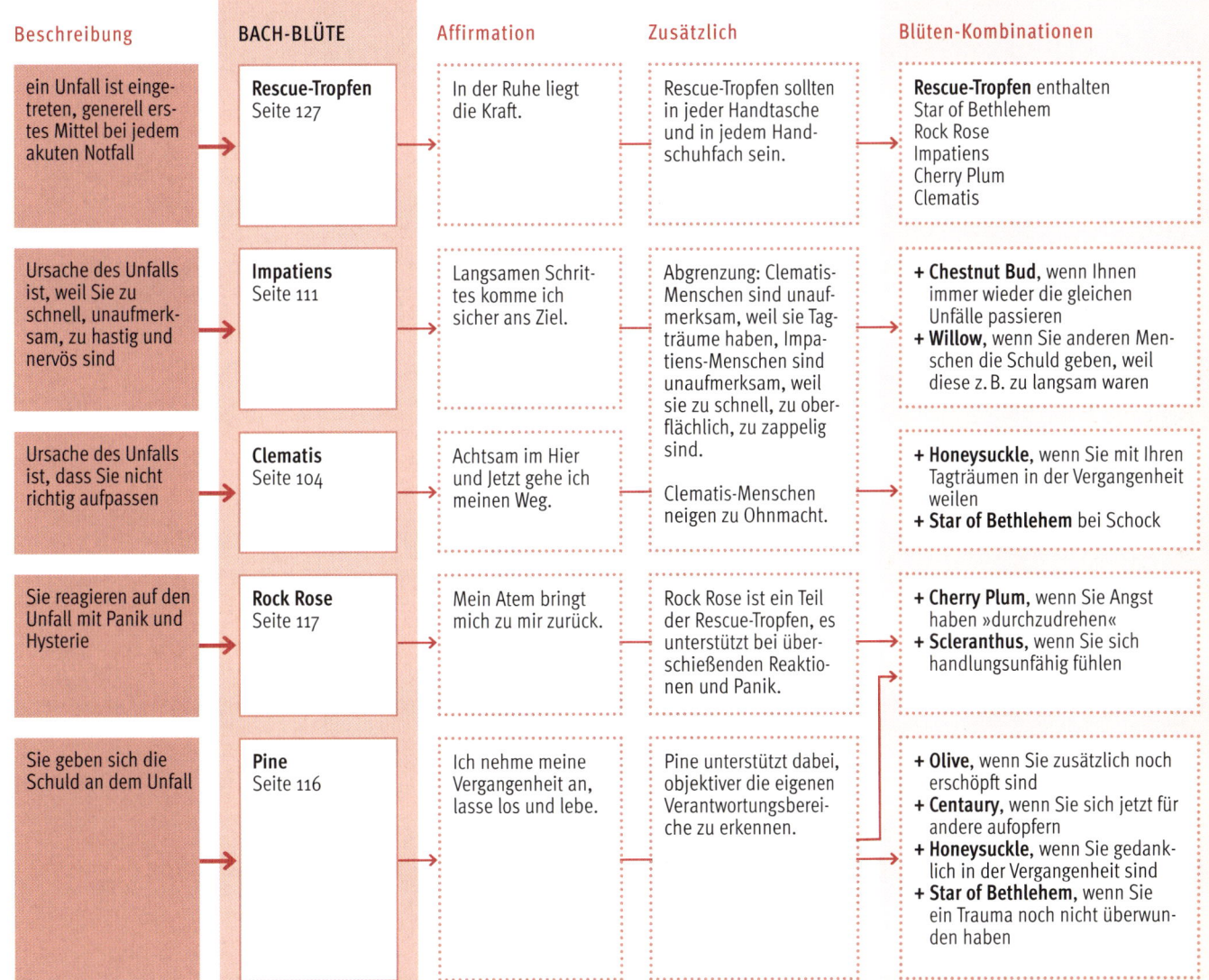

Unglücksgefühle [1)]

Beschreibung	BACH-BLÜTE	Affirmation	Zusätzlich	Blüten-Kombinationen
Sie sind sehr unglücklich und sehr verzweifelt	**Sweet Chestnut** Seite 120	Auf die Nacht folgt das Tageslicht – alles ist ständig im Wandel.	Sweet Chestnut ist oft vor einem längst nötigen Entwicklungsschritt hilfreich.	**+ Star of Bethlehem**, wenn dem Unglück ein Trauma vorausgegangen ist **+ Honeysuckle**, wenn das Geschehene in der Vergangenheit liegt und Sie nicht loslassen können
Sie fühlen sich als Opfer der Umstände, des Schicksals, anderer Menschen	**Willow** Seite 126	Ich gestalte mir mein Leben, niemand hat Macht über mich.	Willow unterstützt, das Schicksal eigenverantwortlich in die Hand zu nehmen und zu tragen.	**+ Holly**, wenn Wut und/oder Rachegefühle dazukommen **+ White Chestnut**, wenn Sie an nichts anderes mehr denken können
niemand soll sehen, wie unglücklich Sie sind	**Agrimony** Seite 98	Ich zeige mein wahres Gesicht und freue mich über meine Ehrlichkeit.	Agrimony-Menschen neigen zu Drogenkonsum, um mit gespielter Fröhlichkeit ihre Maske aufrechterhalten zu können.	**+ Water Violet**, wenn Sie sich ganz in sich selbst zurückziehen **+ Cherry Plum**, wenn Sie das Gefühl haben, es nicht mehr auszuhalten
Sie sind unglücklich aus Schuldgefühlen heraus	**Pine** Seite 116	Schuld und Schicksal sind miteinander verbunden, ich nehme meine Verantwortung an.	Pine unterstützt, aus Selbstvorwürfen Selbstverantwortung zu machen.	**+ Centaury**, wenn Sie sich wegen der Schuldgefühle leicht beeinflussen lassen, sich aufopfern und nicht abgrenzen können **+ Star of Bethlehem**, wenn dem Unglück ein Schockerlebnis zugrunde liegt
Sie akzeptieren Ihr Unglück und unternehmen nichts dagegen	**Wild Rose** Seite 126	Ich verdiene, glücklich zu sein, und kämpfe für mein Glück.	Wild Rose hilft bei Mangelzuständen wie Mineralien- und Vitaminmangel, bei Kraftlosigkeit, dem Gefühl der Unlebendigkeit.	**+ Wild Oat**, wenn Sie keine Zukunftsvision haben **+ Walnut**, wenn Sie anstehende Veränderungen scheuen

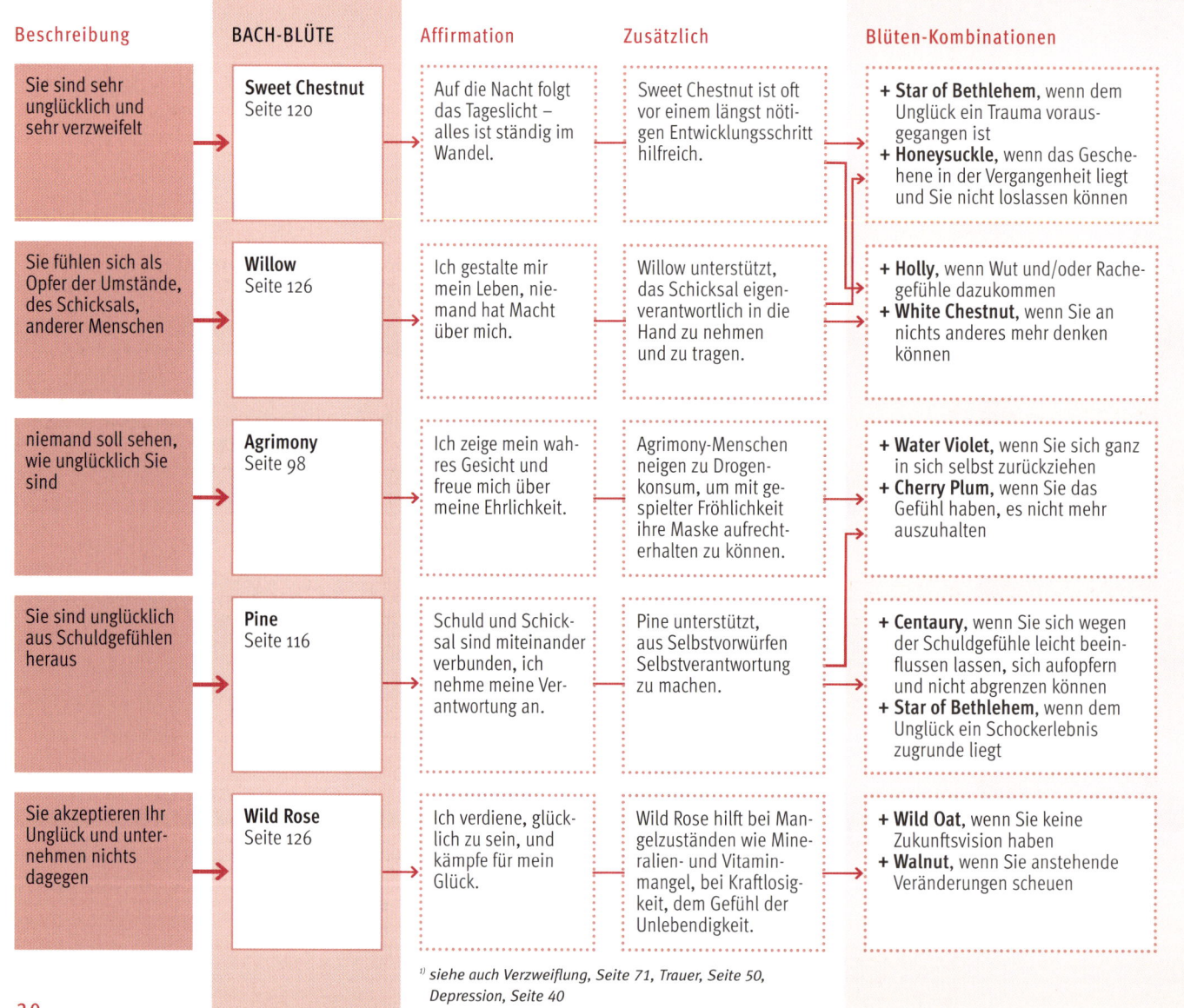

[1)] *siehe auch Verzweiflung, Seite 71, Trauer, Seite 50, Depression, Seite 40*

Zwänge

Beschreibung	BACH-BLÜTE	Affirmation	Zusätzlich	Blüten-Kombinationen
Sie haben zwanghafte Gedanken, die Sie nicht beenden können	**White Chestnut** Seite 124	Ich bin nicht meine Gedanken.	White Chestnut gibt Klarheit im Denken und unterstützt die Konzentration – z.B. auf eine Problemlösung.	**+ Honeysuckle,** wenn sich die Gedanken um Dinge in der Vergangenheit drehen **+ Star of Bethlehem,** wenn es sich um Gedanken über ein unverarbeitetes Trauma handelt
Sie wiederholen etwas Ungutes immer wieder, essen z.B. immer wieder etwas Unbekömmliches	**Chestnut Bud** Seite 102	Ich löse mich vom Alten und lerne.	Abgrenzung: Cherry-Plum-Menschen wiederholen etwas eher zwanghaft, Chestnut-Bud-Menschen wiederholen etwas, weil sie nicht aus ihren Fehlern lernen.	**+ White Chestnut,** wenn sich alle Gedanken nur um die ständige Wiederholung und die daraus führenden Resultate (meist negativ empfunden) drehen
Sie führen »zwanghafte« Handlungen aus, die Sie nicht kontrollieren können, z.B. Nägelkauen, Tics (Zuckungen)	**Cherry Plum** Seite 102	Ich löse mich von meiner Anspannung und bin verbunden mit der Erde und dem Universum.		**+ Agrimony,** wenn Sie die Ursache verdrängen **+ Impatiens,** wenn die zwanghaften Handlungen mit dem Gefühl einer akuten inneren Unruhe einhergehen
Sie leiden unter einem Waschzwang	**Crab Apple** Seite 105	Die Reinheit ist in mir und um mich herum – ich bin geschützt.	Crab Apple hilft, ein gesundes Verhältnis zu Sauberkeit und Ordnung zu bekommen und sich nicht in Details zu verlieren.	**+ Mimulus,** wenn der Waschzwang durch Angst z.B. vor Ansteckung ausgelöst wird **+ Pine,** wenn Schuldgefühle dazukommen **+ Star of Bethlehem,** wenn ein Missbrauch dazukommt
Sie müssen Dinge tun, um »drohendes« Unheil abzuwenden, etwa vor dem Schlafen dreimal das Licht an- und ausschalten, sonst erkranken Sie	**Oak** Seite 114	Ich versuche, einen Schritt aus dem Kreis des Zwanges herauszutreten und schaue mit Distanz auf mein Tun.	Oak-Menschen können schlecht mit ihren Handlungen aufhören, sie machen immer weiter, obwohl sie wissen, dass ihr Tun nicht gut ist.	**+ Sweet Chestnut,** wenn Sie absolut verzweifelt sind **+ Aspen,** wenn Sie unerklärliche Ängste haben **+ Mimulus,** wenn Sie klare Ängste haben

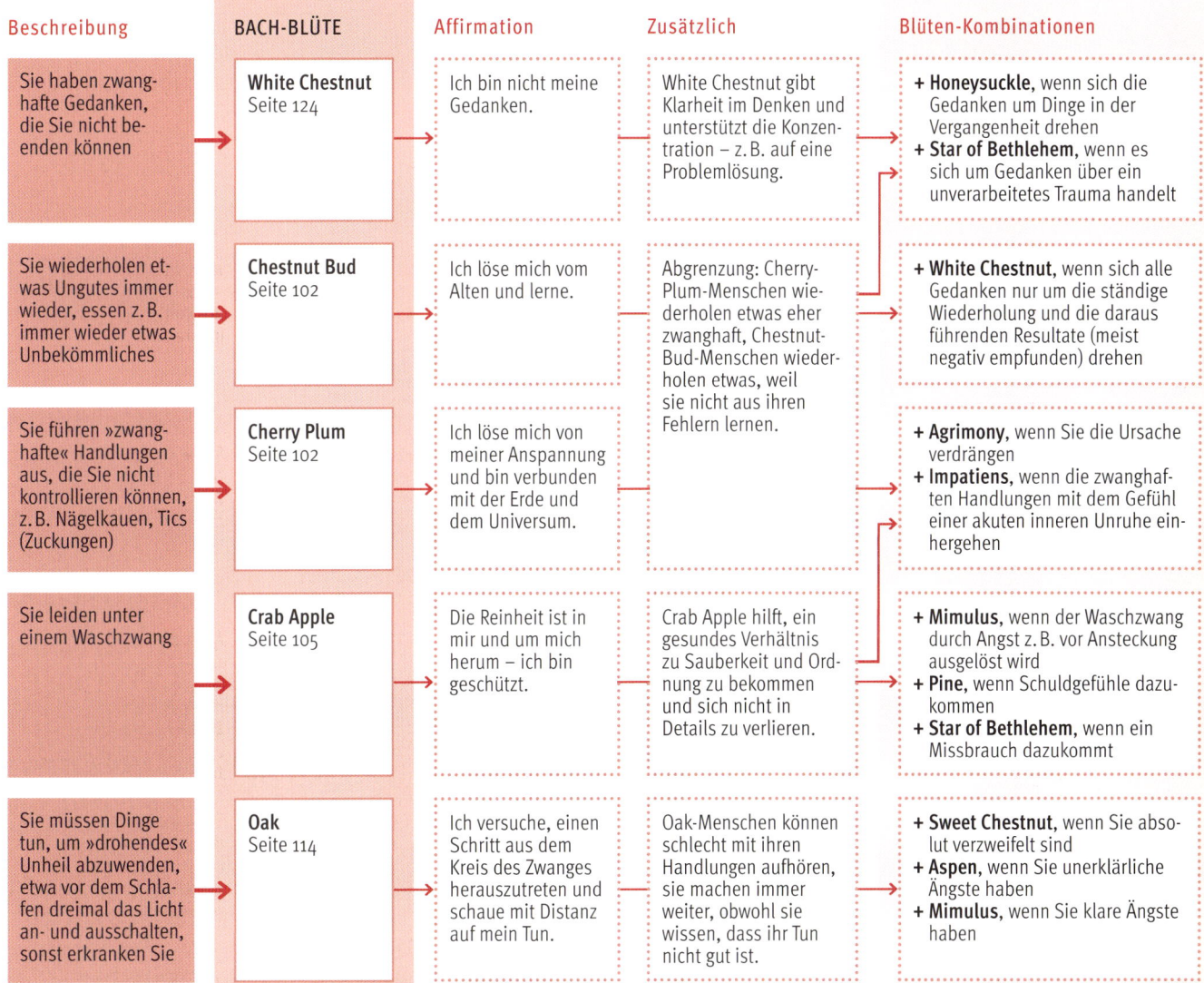

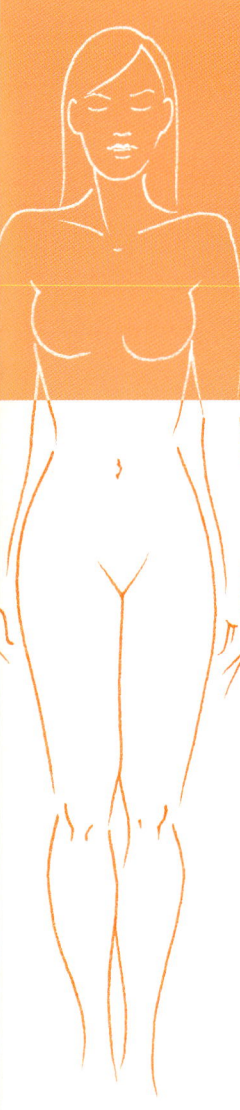

Unsicherheit

Unsicherheit umgibt den Menschen in der heutigen Zeit allerorts. Unsicherheit über die Zukunft, den Arbeitsplatz, die Rente oder die Umwelt tragen dazu bei, dass sich immer weniger »sicher« in ihrem Leben fühlen. Vielleicht ist es eine der größten Herausforderungen, sich dieser Unsicherheit nicht zu beugen. Darin können uns die Bach-Blüten unterstützen.

Gesellschaftliche Unsicherheit

Von jeher lebten Menschen in Unsicherheit. Oft ging es um die Frage des puren Überlebens, um Kriege, Katastrophen, Krankheiten, unerwartete Todesfälle – Unsicherheit auf Schritt und Tritt. Auch in der heutigen Zeit fragen sich viele Menschen: »Werde ich morgen noch Arbeit haben?«, »Kann ich in diese Umwelt noch Kinder setzen?«, »Was kann ich noch mit gutem Gewissen essen?« Man könnte diese Liste unendlich fortsetzen und würde doch keine Antworten erhalten. Auch wenn wir dazu neigen, die »gute alte Zeit« ein wenig zu glorifizieren, Antworten auf die bewegenden Fragen gab es damals wie heute nicht.

Persönliche Sicherheit

Was ist also zu tun? Sicherheit werden wir nicht im Außen finden, sondern immer nur im eigenen Inneren. Vielleicht liegt ein Teil der Lösung darin, dass wir uns auf unsere Fähigkeiten besinnen und weniger auf das, was wir an materiellen Gütern haben oder vermeintlich noch brauchen. Vielleicht ist es (wieder) an der Zeit, sich über das »Sein« und weniger über das »Haben« zu definieren. Denn starres Festhalten an alten Strukturen und Pfründen gibt in der heutigen Zeit kaum noch Schutz, je flexibler und spontaner Sie sich den – immer wieder neuen – Gegebenheiten anpassen können, desto größer wird Ihr Gefühl von Sicherheit.

Die in diesem Kapitel beschriebenen Seelenzustände lassen sich in ihrem Grund auf Unsicherheit zurückführen. Zum Beispiel ist jemand, der sich oft aufspielt und arrogant wirkt, eigentlich unsicher. Er kaschiert die Unsicherheit hinter dieser Maske. Selbstachtung und Selbstvertrauen können aus Unsicherheit nicht sehr ausgeprägt sein. Man reagiert herrschsüchtig, perfektionistisch oder egoistisch und lässt sich leicht beeinflussen.

Blüten bei Unsicherheit nach Bach

Bach ordnete folgende Blüten der Unsicherheit zu:
Cerato hilft Menschen, die unsicher sind, weil sie nicht auf die eigene Intuition und ihre Stimme hören. Sie kennen zwar meistens des Rätsels Lösung, vertrauen aber lieber auf die Meinung anderer. Menschen, die **Scleranthus** brauchen, bleiben dagegen eher für sich mit ihrer Unsicherheit, sie sind unschlüssig und können sich nicht zwischen zwei Dingen entscheiden. Die Stimmungen wechseln ebenso wie die innere Ausgeglichenheit. Anders dagegen Menschen, die **Wild Oat** brauchen. Bei ihnen ist das Ziel unbekannt, sie sind zutiefst verunsichert, weil sie nicht wissen, wohin sie ihr Weg führt. Meistens besitzen diese Menschen viele Fähigkeiten, aber aus Angst, etwas zu verpassen, fällt es ihnen schwer, klar »Ja« zu etwas zu sagen. Die Unsicherheit von Menschen, die **Gentian** brauchen, ist eher an Zweifel und Pessimismus gebunden, ihnen fehlt das Vertrauen ins Leben, sie lassen sich schnell entmutigen und neigen zu Depressionen. Dagegen versinken **Gorse**-Menschen eher in Resignation und Hoffnungslosigkeit. Sie empfinden eine tiefe Unsicherheit in ihrem Leben. **Hornbeam**-Menschen verzweifeln dagegen an ihren Alltagspflichten und meinen, den täglichen Verpflichtungen nicht standhalten zu können, vor allem an Montagen. Abends haben sie es dennoch geschafft!
Und wie den Hornbeam-Menschen ergeht es einem selbst oft. Es gibt meistens einen Weg, wir müssen nur bereit sein, ab und zu mal einen Trampelpfad statt der Schnellstraße zu benutzen.

Arroganz

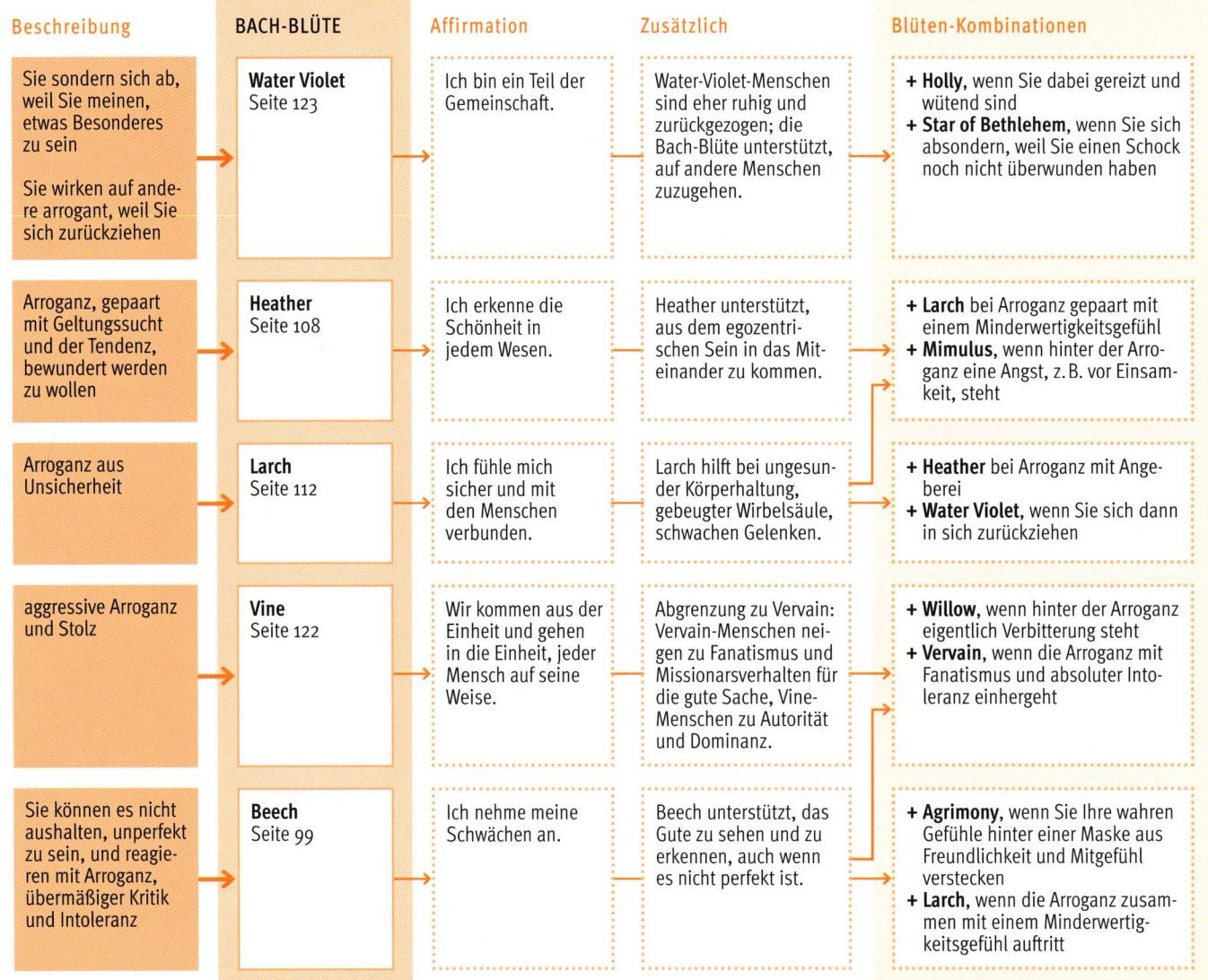

Beschreibung	BACH-BLÜTE	Affirmation	Zusätzlich	Blüten-Kombinationen
Sie sondern sich ab, weil Sie meinen, etwas Besonderes zu sein Sie wirken auf andere arrogant, weil Sie sich zurückziehen	**Water Violet** Seite 123	Ich bin ein Teil der Gemeinschaft.	Water-Violet-Menschen sind eher ruhig und zurückgezogen; die Bach-Blüte unterstützt, auf andere Menschen zuzugehen.	**+ Holly,** wenn Sie dabei gereizt und wütend sind **+ Star of Bethlehem,** wenn Sie sich absondern, weil Sie einen Schock noch nicht überwunden haben
Arroganz, gepaart mit Geltungssucht und der Tendenz, bewundert werden zu wollen	**Heather** Seite 108	Ich erkenne die Schönheit in jedem Wesen.	Heather unterstützt, aus dem egozentrischen Sein in das Miteinander zu kommen.	**+ Larch** bei Arroganz gepaart mit einem Minderwertigkeitsgefühl **+ Mimulus,** wenn hinter der Arroganz eine Angst, z. B. vor Einsamkeit, steht
Arroganz aus Unsicherheit	**Larch** Seite 112	Ich fühle mich sicher und mit den Menschen verbunden.	Larch hilft bei ungesunder Körperhaltung, gebeugter Wirbelsäule, schwachen Gelenken.	**+ Heather** bei Arroganz mit Angeberei **+ Water Violet,** wenn Sie sich dann in sich zurückziehen
aggressive Arroganz und Stolz	**Vine** Seite 122	Wir kommen aus der Einheit und gehen in die Einheit, jeder Mensch auf seine Weise.	Abgrenzung zu Vervain: Vervain-Menschen neigen zu Fanatismus und Missionarsverhalten für die gute Sache, Vine-Menschen zu Autorität und Dominanz.	**+ Willow,** wenn hinter der Arroganz eigentlich Verbitterung steht **+ Vervain,** wenn die Arroganz mit Fanatismus und absoluter Intoleranz einhergeht
Sie können es nicht aushalten, unperfekt zu sein, und reagieren mit Arroganz, übermäßiger Kritik und Intoleranz	**Beech** Seite 99	Ich nehme meine Schwächen an.	Beech unterstützt, das Gute zu sehen und zu erkennen, auch wenn es nicht perfekt ist.	**+ Agrimony,** wenn Sie Ihre wahren Gefühle hinter einer Maske aus Freundlichkeit und Mitgefühl verstecken **+ Larch,** wenn die Arroganz zusammen mit einem Minderwertigkeitsgefühl auftritt

Beeinflussbarkeit

Beschreibung	BACH-BLÜTE	Affirmation	Zusätzlich	Blüten-Kombinationen
Sie lassen sich leicht von anderen beeinflussen, weil Sie Ihrem Gefühl nicht trauen	**Cerato** Seite 101	Ich vertraue mir.	Cerato-Menschen legen viel Wert auf die Meinung anderer und machen jeden Trend mit.	**+ Scleranthus**, wenn die Beeinflussbarkeit gepaart ist mit ausgeprägter Entscheidungsschwäche **+ Pine**, wenn die Beeinflussbarkeit gepaart ist mit der Tendenz zur Aufopferungsbereitschaft
Sie ordnen sich eher unter und lassen sich leicht von dominanteren Persönlichkeiten beeinflussen; Sie können sich schlecht abgrenzen, lassen sich leicht ausnutzen	**Centaury** Seite 100	Unabhängig und klar stehe ich zu mir.	Centaury-Menschen neigen dazu, Angst zu haben, nicht geliebt zu werden, wenn sie ihre Kraft zeigen.	**+ Larch** bei Beeinflussbarkeit mit Mangel an Selbstbewusstsein **+ Mimulus**, wenn Sie Angst haben, für sich selbst einzustehen
Sie lassen sich leicht beeinflussen, weil Sie wenig Selbstbewusstsein haben	**Larch** Seite 112	Ich traue mich, meine Größe zu zeigen.	Larch hilft bei Rückenschmerzen, auch durch schlechte Haltung; oft ist eine Stärkung der Wirbelsäulenmuskulatur nötig.	**+ Red Chestnut**, wenn Sie dabei Ihr eigenes Wohl unter das der anderen stellen **+ Gentian**, wenn Sie dabei einen schwachen Willen und wenig Durchhaltevermögen haben
Sie lassen sich durch Unsicherheit in einer Zeit großer innerer oder äußerer Veränderungen beeinflussen	**Walnut** Seite 122	In meiner Veränderung liegt meine Stärke.	Walnut unterstützt in Übergangszeiten wie Hochzeit, Klimakterium, Rente.	**+ Larch**, wenn Sie zusätzlich wenig Selbstbewusstsein haben **+ Wild Oat**, wenn das eigene Ziel im Unklaren liegt
Sie lassen sich leicht beeinflussen, weil Sie kaum Bezug zur Gegenwart haben	**Clematis** Seite 104	Heute stehe ich für mich ein.	Clematis-Menschen sind leise und haben die Tendenz, möglichst wenig aufzufallen.	**+ Gentian**, wenn Sie dabei einen schwachen Willen und wenig Durchhaltevermögen haben **+ Gorse**, wenn Ihnen alles egal ist

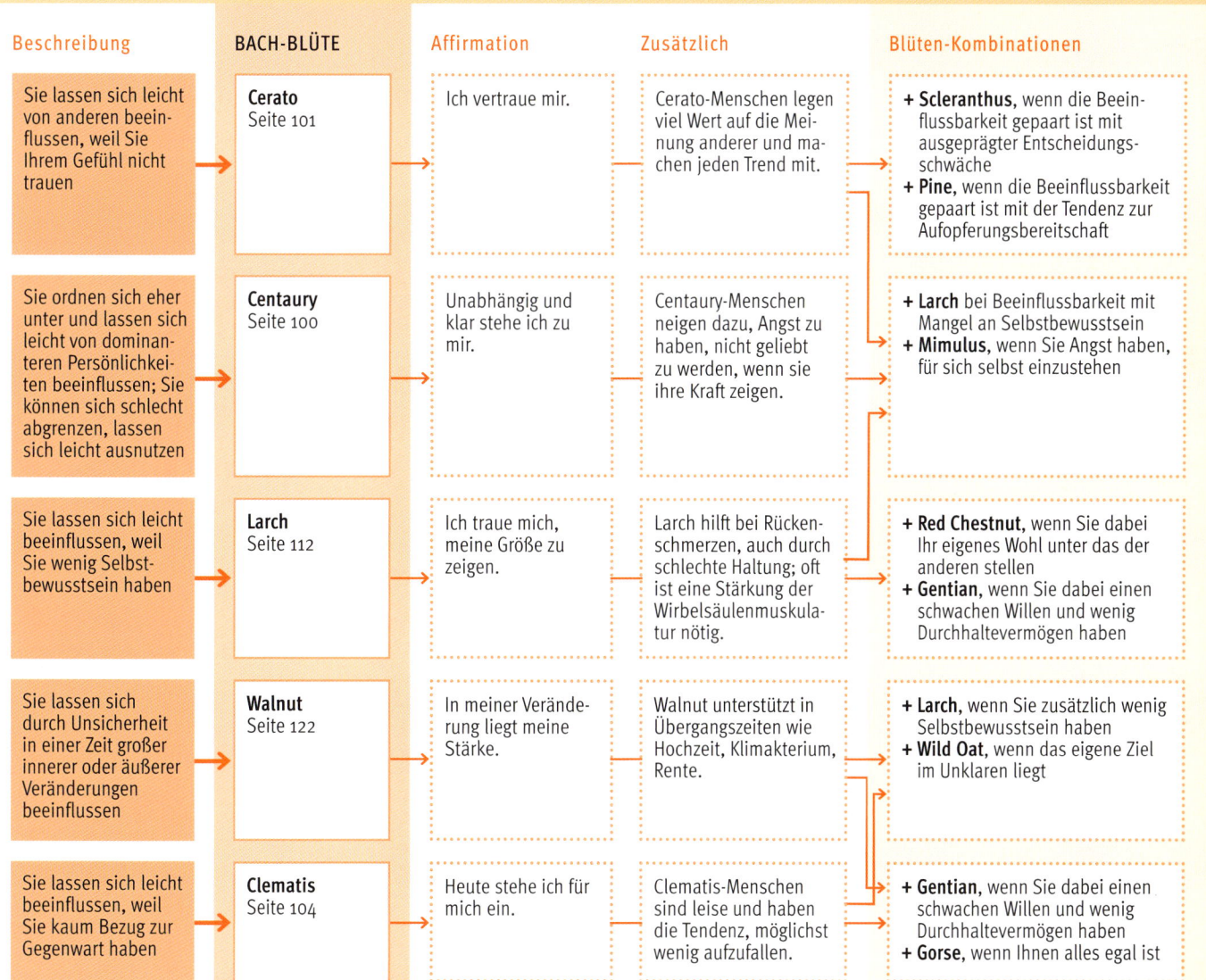

Egoismus

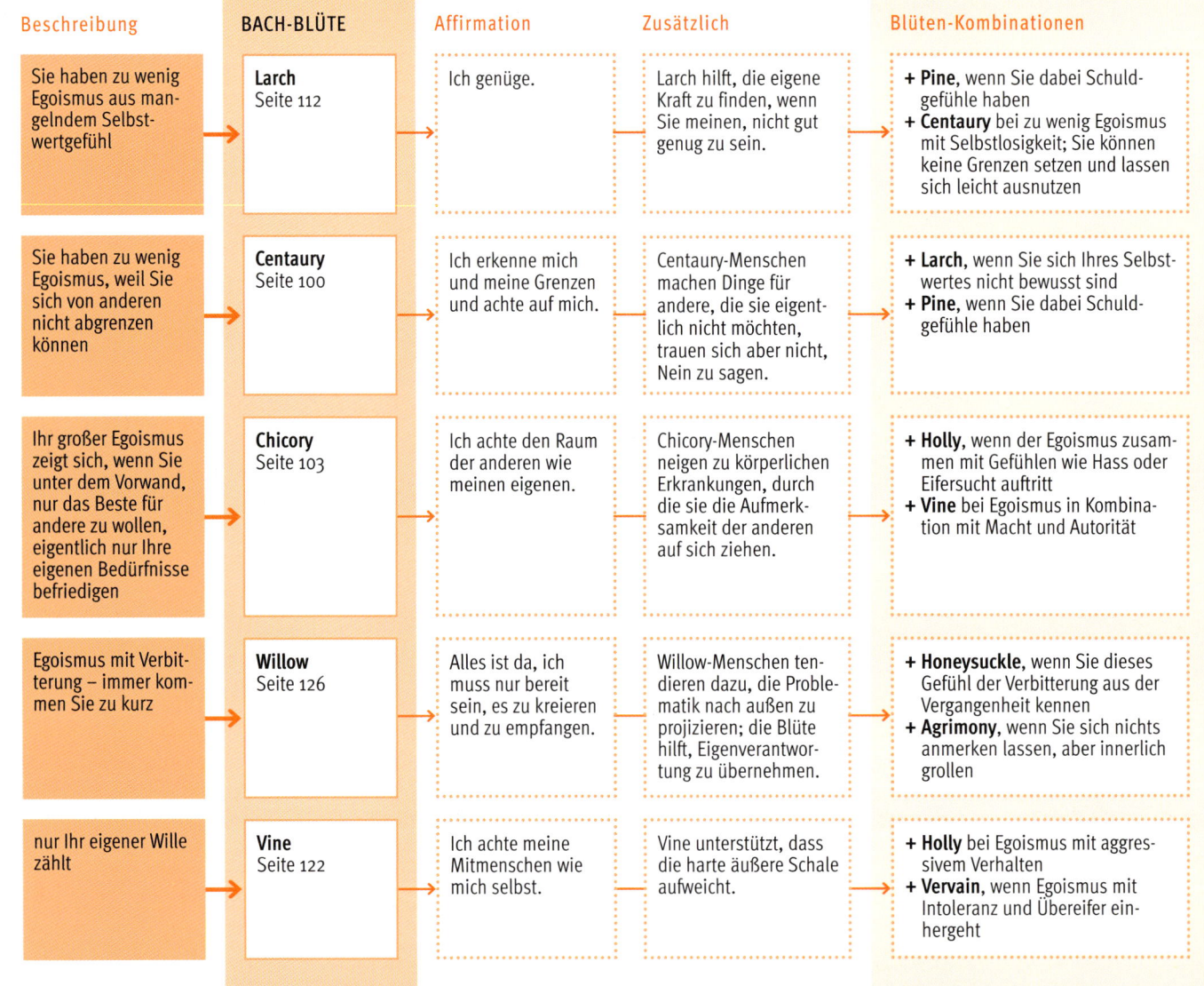

Beschreibung	BACH-BLÜTE	Affirmation	Zusätzlich	Blüten-Kombinationen
Sie haben zu wenig Egoismus aus mangelndem Selbstwertgefühl	**Larch** Seite 112	Ich genüge.	Larch hilft, die eigene Kraft zu finden, wenn Sie meinen, nicht gut genug zu sein.	**+ Pine**, wenn Sie dabei Schuldgefühle haben **+ Centaury** bei zu wenig Egoismus mit Selbstlosigkeit; Sie können keine Grenzen setzen und lassen sich leicht ausnutzen
Sie haben zu wenig Egoismus, weil Sie sich von anderen nicht abgrenzen können	**Centaury** Seite 100	Ich erkenne mich und meine Grenzen und achte auf mich.	Centaury-Menschen machen Dinge für andere, die sie eigentlich nicht möchten, trauen sich aber nicht, Nein zu sagen.	**+ Larch**, wenn Sie sich Ihres Selbstwertes nicht bewusst sind **+ Pine**, wenn Sie dabei Schuldgefühle haben
Ihr großer Egoismus zeigt sich, wenn Sie unter dem Vorwand, nur das Beste für andere zu wollen, eigentlich nur Ihre eigenen Bedürfnisse befriedigen	**Chicory** Seite 103	Ich achte den Raum der anderen wie meinen eigenen.	Chicory-Menschen neigen zu körperlichen Erkrankungen, durch die sie die Aufmerksamkeit der anderen auf sich ziehen.	**+ Holly**, wenn der Egoismus zusammen mit Gefühlen wie Hass oder Eifersucht auftritt **+ Vine** bei Egoismus in Kombination mit Macht und Autorität
Egoismus mit Verbitterung – immer kommen Sie zu kurz	**Willow** Seite 126	Alles ist da, ich muss nur bereit sein, es zu kreieren und zu empfangen.	Willow-Menschen tendieren dazu, die Problematik nach außen zu projizieren; die Blüte hilft, Eigenverantwortung zu übernehmen.	**+ Honeysuckle**, wenn Sie dieses Gefühl der Verbitterung aus der Vergangenheit kennen **+ Agrimony**, wenn Sie sich nichts anmerken lassen, aber innerlich grollen
nur Ihr eigener Wille zählt	**Vine** Seite 122	Ich achte meine Mitmenschen wie mich selbst.	Vine unterstützt, dass die harte äußere Schale aufweicht.	**+ Holly** bei Egoismus mit aggressivem Verhalten **+ Vervain**, wenn Egoismus mit Intoleranz und Übereifer einhergeht

Eifersucht

Beschreibung	BACH-BLÜTE	Affirmation	Zusätzlich	Blüten-Kombinationen
Eifersucht allgemein, auch massiv mit Aggressionen\n\nEifersucht unter Kindern	**Holly**\nSeite 109	Ich besinne mich auf mich und gebe dem anderen seinen Raum.	Holly vermag, unser Herz zu öffnen.	**+ Cherry Plum,** wenn Sie (auch Kinder) zum »Ausrasten« oder zu Wutanfällen tendieren\n**+ Impatiens** bei Eifersucht mit Ungeduld und Gereiztheit dem anderen gegenüber
Sie sind eifersüchtig, weil Sie meinen, nicht gut genug zu sein	**Larch**\nSeite 112	Ich werde um meinetwillen geliebt.	Larch hilft bei Potenzstörungen – auch hier gibt es häufig das Gefühl, nicht gut genug zu sein, woraus Eifersucht entstehen kann.	**+ White Chestnut,** wenn Sie ganz davon erfüllt sind, nicht gut genug zu sein, und nicht mehr davon loslassen können\n**+ Scleranthus** bei Eifersucht mit ständigem Stimmungswechsel
Sie sind eifersüchtig, weil Sie Ihrer Meinung nach selbst am besten wissen, was für den anderen gut ist	**Chicory**\nSeite 103	Jeder hat die Freiheit, seine eigenen Erfahrungen zu machen.	Chicory betrifft oft beide/alle beteiligten Personen, deshalb sollten es möglichst alle Beteiligten einnehmen.	**+ Willow,** wenn Sie verbittert sind und sich als Opfer und ungerecht behandelt fühlen\n**+ Centaury,** wenn Sie meinen, dass Sie sich aufgeopfert haben
Sie sind eifersüchtig, weil Sie Angst haben, den anderen zu verlieren	**Mimulus**\nSeite 113	Ich stehe zu mir – in meiner Angst und in meiner Unabhängigkeit.	Abgrenzung zu Aspen: Aspen-Menschen haben diffuse, oft unbegründete Ängste, die Ängste von Mimulus-Menschen sind konkret.	**+ Cherry Plum** bei Angst vor unbedachten, heftigen Reaktionen\n**+ Chicory,** wenn Sie dazu tendieren, sich anzuklammern
Sie sind eifersüchtig, weil Sie die Vergangenheit nicht loslassen können	**Honeysuckle**\nSeite 109	Ich mache heute den Schritt ins Jetzt.	Abgrenzung zu Clematis: Clematis-Menschen flüchten aus der Gegenwart in Tagträume, Honeysuckle-Menschen flüchten in die Vergangenheit.	**+ Star of Bethlehem,** wenn die Eifersucht mit einem unverarbeiteten Trauma einhergeht\n**+ Pine** bei Eifersucht mit dem Gefühl, schuldig zu sein

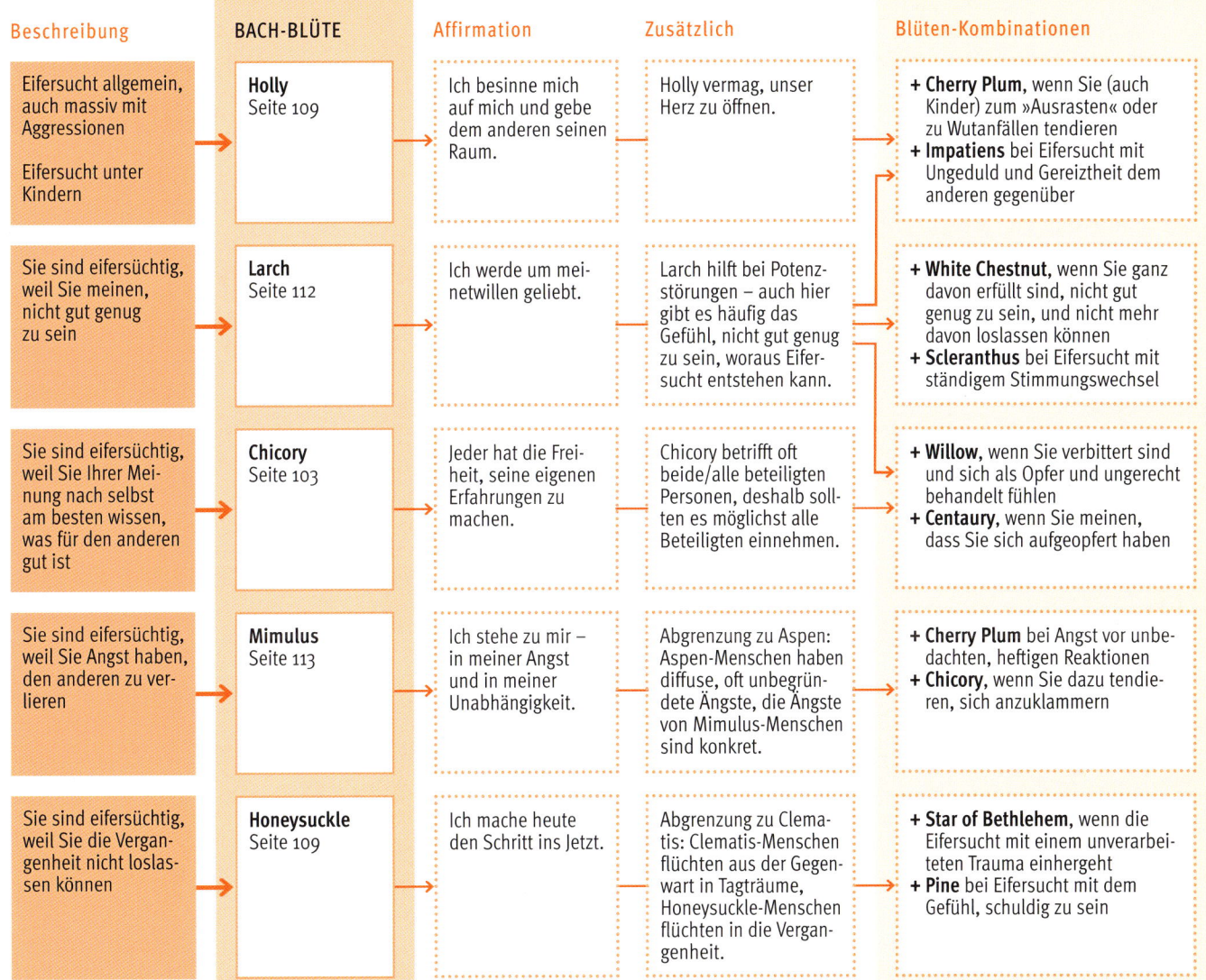

Herrschsucht/Dogmatismus

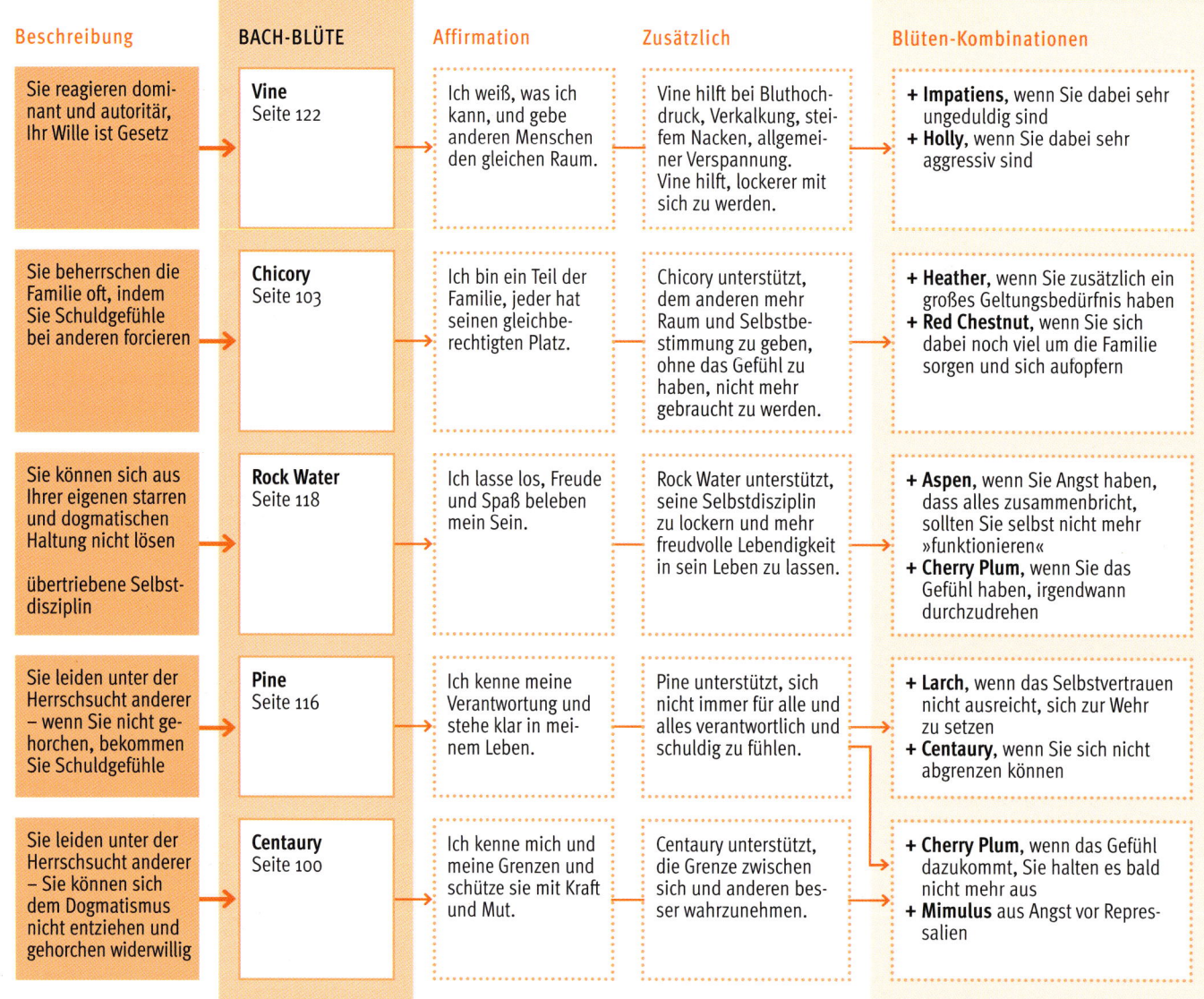

Beschreibung	BACH-BLÜTE	Affirmation	Zusätzlich	Blüten-Kombinationen
Sie reagieren dominant und autoritär, Ihr Wille ist Gesetz	**Vine** Seite 122	Ich weiß, was ich kann, und gebe anderen Menschen den gleichen Raum.	Vine hilft bei Bluthochdruck, Verkalkung, steifem Nacken, allgemeiner Verspannung. Vine hilft, lockerer mit sich zu werden.	**+ Impatiens**, wenn Sie dabei sehr ungeduldig sind **+ Holly**, wenn Sie dabei sehr aggressiv sind
Sie beherrschen die Familie oft, indem Sie Schuldgefühle bei anderen forcieren	**Chicory** Seite 103	Ich bin ein Teil der Familie, jeder hat seinen gleichberechtigten Platz.	Chicory unterstützt, dem anderen mehr Raum und Selbstbestimmung zu geben, ohne das Gefühl zu haben, nicht mehr gebraucht zu werden.	**+ Heather**, wenn Sie zusätzlich ein großes Geltungsbedürfnis haben **+ Red Chestnut**, wenn Sie sich dabei noch viel um die Familie sorgen und sich aufopfern
Sie können sich aus Ihrer eigenen starren und dogmatischen Haltung nicht lösen übertriebene Selbstdisziplin	**Rock Water** Seite 118	Ich lasse los, Freude und Spaß beleben mein Sein.	Rock Water unterstützt, seine Selbstdisziplin zu lockern und mehr freudvolle Lebendigkeit in sein Leben zu lassen.	**+ Aspen**, wenn Sie Angst haben, dass alles zusammenbricht, sollten Sie selbst nicht mehr »funktionieren« **+ Cherry Plum**, wenn Sie das Gefühl haben, irgendwann durchzudrehen
Sie leiden unter der Herrschsucht anderer – wenn Sie nicht gehorchen, bekommen Sie Schuldgefühle	**Pine** Seite 116	Ich kenne meine Verantwortung und stehe klar in meinem Leben.	Pine unterstützt, sich nicht immer für alle und alles verantwortlich und schuldig zu fühlen.	**+ Larch**, wenn das Selbstvertrauen nicht ausreicht, sich zur Wehr zu setzen **+ Centaury**, wenn Sie sich nicht abgrenzen können
Sie leiden unter der Herrschsucht anderer – Sie können sich dem Dogmatismus nicht entziehen und gehorchen widerwillig	**Centaury** Seite 100	Ich kenne mich und meine Grenzen und schütze sie mit Kraft und Mut.	Centaury unterstützt, die Grenze zwischen sich und anderen besser wahrzunehmen.	**+ Cherry Plum**, wenn das Gefühl dazukommt, Sie halten es bald nicht mehr aus **+ Mimulus** aus Angst vor Repressalien

Perfektionismus, übertriebener

Beschreibung	BACH-BLÜTE	Affirmation	Zusätzlich	Blüten-Kombinationen
Perfektionismus in Sauberkeits- und Ordnungsfragen	**Crab Apple** Seite 105	Ich gestatte mir, loszulassen und unperfekt zu sein – alles gehört zu mir.	Crab Apple wird auch bei Waschzwang eingesetzt.	**+ Pine**, wenn Sie Gewissensbisse haben, weil es nicht so ordentlich ist wie gewohnt **+ White Chestnut**, wenn Sie an nichts anderes mehr denken können
Sie sind in allem sehr genau und tendieren zum Kleinlichen	**Pine** Seite 116	Ich erkenne die perfekte Ordnung in allem, was ist.	Pine unterstützt, eine klare Sicht auf die Eigenverantwortung zu bekommen, und hilft, sich für Fehler nicht zu sehr zu verurteilen.	**+ Walnut**, wenn Sie sich stark von anderen beeinflussen lassen **+ Larch**, wenn Sie das Gefühl haben, nicht gut genug zu sein
Perfektionismus aus übermäßigem Ehrgeiz, Sie tendieren zum Zwanghaften prinzipiell bei Perfektionismus	**Oak** Seite 114	Ich lasse los und lasse geschehen.	Oak unterstützt, loszulassen, wo es nötig ist, und das Leben entspannter und leichter zu nehmen.	**+ Vine**, wenn Sie zu Fanatismus tendieren **+ Elm**, wenn Sie das Gefühl haben, überfordert zu sein **+ Water Violet**, wenn Sie dadurch vereinsamen
Sie sind übertrieben perfektionistisch und sehr selbstdiszipliniert	**Rock Water** Seite 118	Ich lasse Leichtigkeit und Lebendigkeit in mein Leben.	Rock Water hilft bei allen Verkrampfungs- und Spannungszuständen, etwa in Nacken, Kiefer, Gelenken.	**+ Pine** bei Perfektionismus aus Schuldgefühlen heraus **+ Willow** bei Perfektionismus mit Verbitterung
Sie sind perfektionistisch, weil Sie von der Sache so sehr überzeugt sind	**Vervain** Seite 121	Viele Wege führen zum Ziel, und das Ziel hat viele Gesichter.	Vervain verhilft zu innerer Toleranz, Ruhe, Verständnis und Geduld für andere Menschen, aber auch für sich selbst.	**+ Rock Water**, wenn zur eigenen ausgeprägten Autorität auch noch Engstirnigkeit und absolute Selbstdisziplin kommen **+ Impatiens**, wenn Sie sich zusätzlich sehr gehetzt und gestresst fühlen

Selbstvertrauen, mangelndes/übermäßiges

Beschreibung	BACH-BLÜTE	Affirmation	Zusätzlich	Blüten-Kombinationen
Mangel an Selbstvertrauen allgemein	**Larch** Seite 112	Ich bin gut.	Bei Mangel an Selbstvertrauen sollte Larch immer mit in der Mischung enthalten sein.	+ **Aspen** bei Mangel an Selbstvertrauen mit allgemeiner Angst + **Centaury** bei Mangel an Selbstvertrauen, weil Sie sich zu wenig abgrenzen können, zur Unterwerfung tendieren + **Walnut** bei Mangel an Selbstvertrauen wegen Neuem und aus mangelnder Selbsterkenntnis
Mangel an Selbstvertrauen durch traumatische Erlebnisse	**Star of Bethlehem** Seite 119	Ich schaffe es mit Freude und Leichtigkeit.	Star of Bethlehem hilft bei allen physischen und psychischen Folgen eines Schocks.	+ **Wild Rose** bei Mangel an Selbstvertrauen aufgrund eines traumatischen Erlebnisses zusammen mit Apathie und Resignation + **Crab Apple** bei Mangel an Selbstvertrauen aufgrund eines Traumas zusammen mit dem Gefühl von Ekel, Unreinheit, Schmutz
Sie vertrauen Ihrem eigenen Gefühl nicht und lassen sich dadurch sehr verunsichern	**Cerato** Seite 101	Ich vertraue meiner Intuition und gehe unbeirrbar meinen Weg.	Cerato-Menschen fragen andere oft um Rat, statt ihrer vorhandenen Intuition zu folgen.	+ **Scleranthus**, wenn Sie sich zusätzlich nicht entscheiden können + **Walnut**, wenn Veränderungen anstehen
Mangel an Selbstvertrauen, weil etwas Neues bevorsteht	**Walnut** Seite 122	Ich bin offen für Neues und schaffe es.	Walnut hilft bei Beschwerden des Klimakteriums.	+ **Mimulus**, wenn Angst vor dem Neuen dazukommt + **Honeysuckle**, wenn Sie an dem Alten hängen
übertriebenes Selbstvertrauen aus Geltungssucht, Angabe	**Heather** Seite 108	Alles ist da, es wird für mich gesorgt.	Heather-Menschen haben oft einen Minderwertigkeitskomplex, den sie durch Angabe kompensieren wollen.	+ **Larch**, wenn Sie sich eigentlich minderwertig fühlen + **Water Violet**, wenn Sie meinen, alles allein zu können

Unsicherheit, emotionale

Beschreibung	BACH-BLÜTE	Affirmation	Zusätzlich	Blüten-Kombinationen
Sie sind unsicher, weil Sie sich für nicht gut genug halten Unsicherheit im Umgang mit anderen Menschen	**Larch** Seite 112	Ich bin gut und stehe sicher mit meinen Füßen auf der Erde.	Larch hat sich bei Prüfungen bewährt – hier helfen evtl. auch die Rescue-Tropfen (Seite 127).	**+ Walnut,** wenn Sie sich zu sehr von anderen Menschen beeindrucken lassen **+ Centaury,** wenn Sie sich nicht von dominanten und autoritären Personen abgrenzen können
Sie sind unsicher, weil Veränderungen anstehen	**Walnut** Seite 122	Mit jeder Veränderung komme ich mir selbst näher, und ich nehme sie freudig an.	Walnut unterstützt dabei, Veränderungen anzunehmen.	**+ Wild Oat,** wenn Sie zusätzlich das Ziel nicht kennen **+ Larch,** wenn Sie Selbstzweifel haben
Sie sind unsicher, weil Sie sich Ihren Aufgaben nicht mehr gewachsen fühlen	**Hornbeam** Seite 110	Sicher und kraftvoll erledige ich heute meine Aufgaben.	Hornbeam-Menschen unterschätzen oft ihre Fähigkeiten und fühlen sich deshalb überfordert.	**+ Gentian** bei Unsicherheit zusammen mit Pessimismus **+ Mimulus** bei Unsicherheit mit Versagensängsten
Sie sind unsicher, weil Sie unausgeglichen sind und ständigen inneren Schwankungen unterliegen Unsicherheit bei Entscheidungen	**Scleranthus** Seite 119	Ich ruhe in mir und lasse die Entscheidung reifen.	Scleranthus-Menschen können auch unter Gleichgewichtsstörungen und Gewichtsschwankungen leiden.	**+ Impatiens,** wenn Sie innerlich ungeduldig und unruhig sind **+ Holly,** wenn Sie zu aggressivem Verhalten neigen
Sie sind unsicher, weil Sie sich selbst nicht vertrauen	**Cerato** Seite 101	Ich kenne mich und vertraue mir, das gibt mir Sicherheit.	Cerato-Menschen sind auch unsicher im Bereich Mode, Trends, Stil und Farben.	**+ Mimulus,** wenn Sie Versagensangst haben **+ Chestnut Bud,** wenn es das letzte Mal auch schiefgegangen ist

Unsicherheit, emotionale

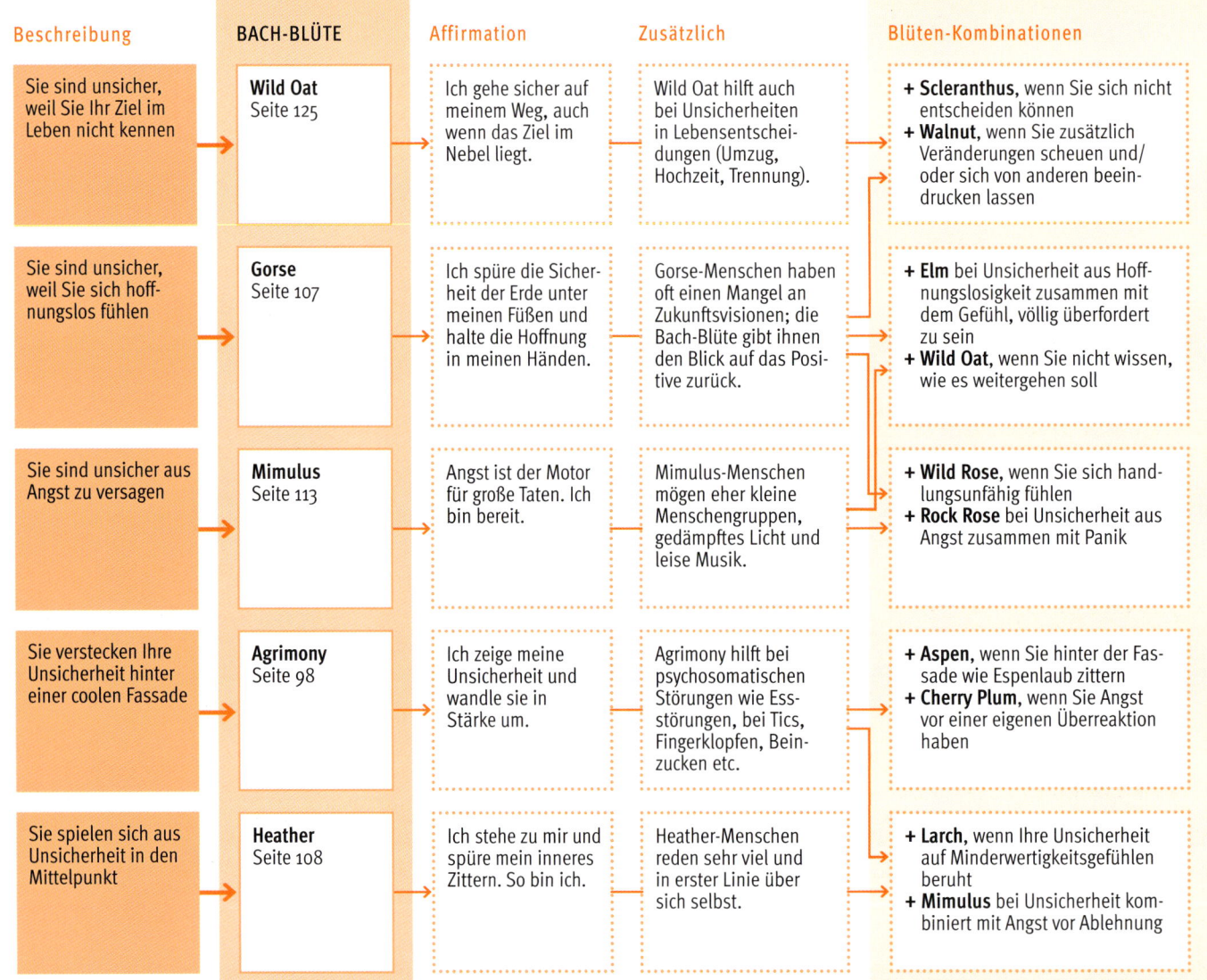

Beschreibung	BACH-BLÜTE	Affirmation	Zusätzlich	Blüten-Kombinationen
Sie sind unsicher, weil Sie Ihr Ziel im Leben nicht kennen	**Wild Oat** Seite 125	Ich gehe sicher auf meinem Weg, auch wenn das Ziel im Nebel liegt.	Wild Oat hilft auch bei Unsicherheiten in Lebensentscheidungen (Umzug, Hochzeit, Trennung).	**+ Scleranthus,** wenn Sie sich nicht entscheiden können **+ Walnut,** wenn Sie zusätzlich Veränderungen scheuen und/oder sich von anderen beeindrucken lassen
Sie sind unsicher, weil Sie sich hoffnungslos fühlen	**Gorse** Seite 107	Ich spüre die Sicherheit der Erde unter meinen Füßen und halte die Hoffnung in meinen Händen.	Gorse-Menschen haben oft einen Mangel an Zukunftsvisionen; die Bach-Blüte gibt ihnen den Blick auf das Positive zurück.	**+ Elm** bei Unsicherheit aus Hoffnungslosigkeit zusammen mit dem Gefühl, völlig überfordert zu sein **+ Wild Oat,** wenn Sie nicht wissen, wie es weitergehen soll
Sie sind unsicher aus Angst zu versagen	**Mimulus** Seite 113	Angst ist der Motor für große Taten. Ich bin bereit.	Mimulus-Menschen mögen eher kleine Menschengruppen, gedämpftes Licht und leise Musik.	**+ Wild Rose,** wenn Sie sich handlungsunfähig fühlen **+ Rock Rose** bei Unsicherheit aus Angst zusammen mit Panik
Sie verstecken Ihre Unsicherheit hinter einer coolen Fassade	**Agrimony** Seite 98	Ich zeige meine Unsicherheit und wandle sie in Stärke um.	Agrimony hilft bei psychosomatischen Störungen wie Essstörungen, bei Tics, Fingerklopfen, Beinzucken etc.	**+ Aspen,** wenn Sie hinter der Fassade wie Espenlaub zittern **+ Cherry Plum,** wenn Sie Angst vor einer eigenen Überreaktion haben
Sie spielen sich aus Unsicherheit in den Mittelpunkt	**Heather** Seite 108	Ich stehe zu mir und spüre mein inneres Zittern. So bin ich.	Heather-Menschen reden sehr viel und in erster Linie über sich selbst.	**+ Larch,** wenn Ihre Unsicherheit auf Minderwertigkeitsgefühlen beruht **+ Mimulus** bei Unsicherheit kombiniert mit Angst vor Ablehnung

Zweifel

Beschreibung	BACH-BLÜTE	Affirmation	Zusätzlich	Blüten-Kombinationen
Sie zweifeln an Ihren Fähigkeiten	**Larch** Seite 112	Ich genüge!	Larch-Menschen sind eher schüchtern und zurückhaltend.	**+ Gentian** bei Zweifel gemischt mit Pessimismus **+ Mustard**, wenn Sie dazu neigen, sich in Depressionen zu flüchten
Sie zweifeln Ihre Intuition an	**Cerato** Seite 101	Ich kenne mich und vertraue mir.	Abgrenzung: Scleranthus-Menschen sprechen nicht mit anderen über ihre Zweifel; Cerato-Menschen sprechen viel mit anderen über ihre Zweifel und sind abhängig von deren Meinung.	**+ Walnut**, wenn Sie sich durch andere stark beeinflussen lassen **+ Wild Oat**, wenn Sie meinen, Ihren Lebensweg nicht zu kennen
Sie zweifeln Ihre Entscheidungen an	**Scleranthus** Seite 119	Ich lasse los und vertraue.		**+ Mimulus,** wenn Sie Angst vor den Konsequenzen haben **+ Larch**, weil Sie meinen, nicht gut genug zu sein
Sie zweifeln, weil Sie schlechte Erfahrungen gemacht haben	**Star of Bethlehem** Seite 119	Jeder Augenblick birgt einen Anfang.	Star of Bethlehem wird auch bei Therapieblockaden eingesetzt.	**+ Honeysuckle**, wenn die schlechte Erfahrung lang her ist, Sie aber immer noch damit hadern **+ Chestnut Bud**, weil Sie Angst vor Wiederholung haben
Sie zweifeln, weil Sie immer wieder enttäuscht wurden	**Gentian** Seite 106	Ich vertraue, dass alles zu meinem Besten geschieht.	Zweifel und Pessimismus von Gentian-Menschen sind eher eine grundsätzliche Einstellung als ein vorübergehendes Phänomen.	**+ Gorse** bei Zweifel mit Hoffnungslosigkeit (z. B. bei Rückfällen im Genesungsprozess) **+ Wild Rose**, wenn Sie zusätzlich resigniert haben

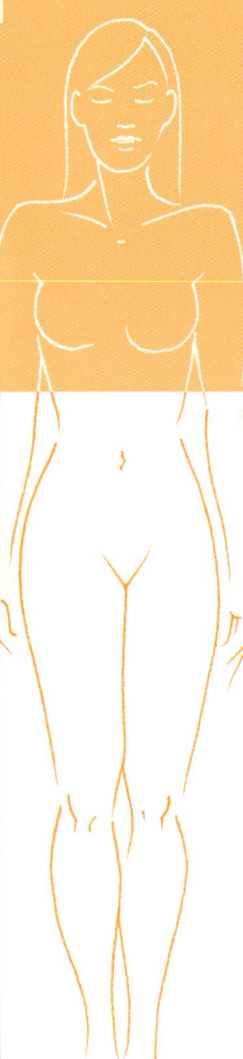

Interesselosigkeit

Wie oft am Tag träumt man sich in die Vergangenheit, baut Luftschlösser für eine bessere Zukunft oder hängt seinen Gedanken nach? Das Interesse an der Gegenwart, am Heute fehlt. Es fällt schwer, bewusst für einen längeren Zeitraum im Hier und Jetzt zu sein. Die Bach-Blüten können helfen, gedanklich wieder in die Gegenwart zu kommen.

Gegenwart

Gegenwart ist der Zeitraum zwischen Gewesenem und Zukünftigem, zwischen gestern und morgen, zwischen eben und gleich. Oftmals ist man nicht in der Lage, die Gegenwart im vollen Umfang wahrzunehmen. Zu schnell ist das Gehirn wieder mitten im Vergangenen oder Zukünftigen, wälzt Probleme und macht sich Sorgen. Zu groß ist die Ablenkung, die uns auf Schritt und Tritt begegnet und uns in ihren Bann zieht. Es verknüpfen sich die Fragen »Was ist Zeit?« und »Was ist Bewusstsein?«. Diese Fragen beschäftigten die Philosophen seit Anbeginn der Zeit, und die Antworten darauf sind vielfältig. Wir leben in jedem Augenblick in der Gegenwart, nur bewusst ist es uns leider selten. Viele Sorgen würden sich auflösen, der Ärger von gestern und die Angst um morgen. Warum gelingt es uns so selten, das Interesse an der Gegenwart zu wecken? Warum ist das Jetzt auf der Zeitachse zwischen gestern und morgen für das Bewusstsein so schwer zu finden? Was müssen wir tun, um Vergangenes loslassen und Zukünftiges entspannt auf uns zukommen lassen zu können?

Probleme durch Interesselosigkeit an der Gegenwart äußern sich zum Beispiel in mangelnder Konzentration und Handlungsfähigkeit, Rastlosigkeit, Entscheidungsschwäche und Vergesslichkeit, Oberflächlichkeit und Depressionen.

Der Weg ins Jetzt

Viele Lehrer der Menschheitsgeschichte lehrten und lehren bis heute Meditation oder Yoga – zwei Methoden, in denen das bewusste Atmen eine zentrale Rolle spielt. Wenn wir uns unseres Atmens in jedem Moment gewahr wären, wir in dem Bewusstsein einatmen, dass die alles umgebende Luft hineinströmt, und in dem Bewusstsein ausatmen, dass diese Luft in diesem Augenblick wieder den

Körper verlässt, dann wären wir am Ziel. Leider gelingt es nur wenigen Menschen, länger als fünf Minuten unabgelenkt und konzentriert mit den Gedanken bei der eigenen Atmung zu verweilen. Probieren Sie es doch einmal aus!

Blüten bei Interesselosigkeit nach Bach

Zu den Blüten Edward Bachs für diese Kategorie gehört **Clematis**. Sie unterstützt Tagträumer, die gern in eine Welt der Fantasie flüchten. Diese Menschen erträumen sich eine vermeintlich bessere Zukunft, aber sie vergessen, diese im Jetzt aktiv zu gestalten. **Honeysuckle** hilft den Menschen, die mehr im Vergangenen leben, ins Jetzt zu kommen. Die Blüte unterstützt dabei, eine Brücke von der Vergangenheit in die Gegenwart zu bauen, die Vergangenheit zu achten und dennoch im Heute zu leben. **Chestnut Bud** hilft Menschen, die der Gegenwart entfliehen, indem sie sie nicht verarbeiten, sondern stattdessen schnell weiterziehen. Dadurch wiederholen sie ihre Fehler. Diese Menschen machen oft den zweiten Schritt vor dem ersten. **Olive**-Menschen können nicht gegenwärtig sein, weil sie viel zu erschöpft und überlastet sind. **Mustard**-Menschen erkennen die Gegenwart vor lauter Schwermut und Traurigkeit nicht, sie neigen zu Weltschmerz, kennen aber die Gründe dafür nicht. **White-Chestnut**-Menschen stecken gedanklich in einem Kreisel fest und können sich nicht mehr davon lösen. Menschen, die **Wild Rose** brauchen, sind teilnahmslos und apathisch, die Gegenwart zieht vorbei, ohne dass sie Interesse daran zeigen.

Interesselosigkeit

Entscheidungsschwäche

Beschreibung	BACH-BLÜTE	Affirmation	Zusätzlich	Blüten-Kombinationen
Sie können sich nicht entscheiden, weil Sie Ihrer eigenen Intuition nicht trauen	**Cerato** Seite 101	Ich bin in mir zu Hause und ver-traue mir.	Cerato-Menschen suchen die Antworten im Außen, obwohl sie innerlich die Lösung bereits kennen.	**+ Centaury,** wenn Sie zusätzlich meinen, Sie müssen es den anderen recht machen **+ Larch,** wenn Sie zusätzlich das Gefühl haben, Ihnen fehlen die Fähigkeiten, die Sie bräuchten
Sie können sich nicht zwischen zwei Alter-nativen entscheiden	**Scleranthus** Seite 119	Wenn der Zeitpunkt gekommen ist, bin ich klar und sicher.	Scleranthus-Menschen neigen zu Unausge-glichenheit und Sprung-haftigkeit, die Bach-Blüte bringt Stabilität und Struktur.	**+ Impatiens** bei Entscheidungs-schwäche mit innerem Druck und Unruhe **+ Mimulus,** weil Sie Angst vor dem Ausmaß der gefällten Entschei-dung haben
Sie können sich wegen Zweifel und Unsicherheit nicht entscheiden	**Gentian** Seite 106	Ich entscheide für mich richtig.	Gentian-Menschen hinterfragen viel und versuchen, alles mit dem Verstand zu verste-hen – das mindert ihre Entscheidungsfähigkeit.	**+ Wild Rose,** wenn Sie daraufhin resignieren und bewegungs-unfähig sind **+ Elm,** wenn Sie sich durch den Entscheidungszwang überfordert fühlen
Sie können sich nicht entscheiden, weil Sie Ihr Ziel/Ihren Lebens-sinn nicht kennen	**Wild Oat** Seite 125	Ich öffne mich für meine innere Füh-rung und gehe den richtigen Weg.	Wild Oat hilft, ein Ziel zu definieren, das braucht manchmal etwas Zeit; Wild Oat sollte deshalb länger eingenommen werden.	**+ Walnut,** wenn zusätzlich noch große Veränderungen anstehen **+ Cerato** bei Entscheidungsschwä-che mit Unsicherheit, Sie trauen Ihrer inneren Stimme nicht
Sie können sich nicht entscheiden, weil Sie Angst haben, zu Ihren Entscheidun-gen zu stehen	**Mimulus** Seite 113	Ich stehe gerade in meinem Leben, mein Atem gibt mir Klarheit.	Mimulus-Menschen haben eine eher emp-findliche Konstitution, sie sind gutmütig und allgemein ängstlich.	**+ Larch** bei Entscheidungs-schwäche mit Minderwertig-keitskomplexen **+ Heather** bei dem Gefühl, nicht mehr geliebt zu werden, wenn Sie sich entschieden haben

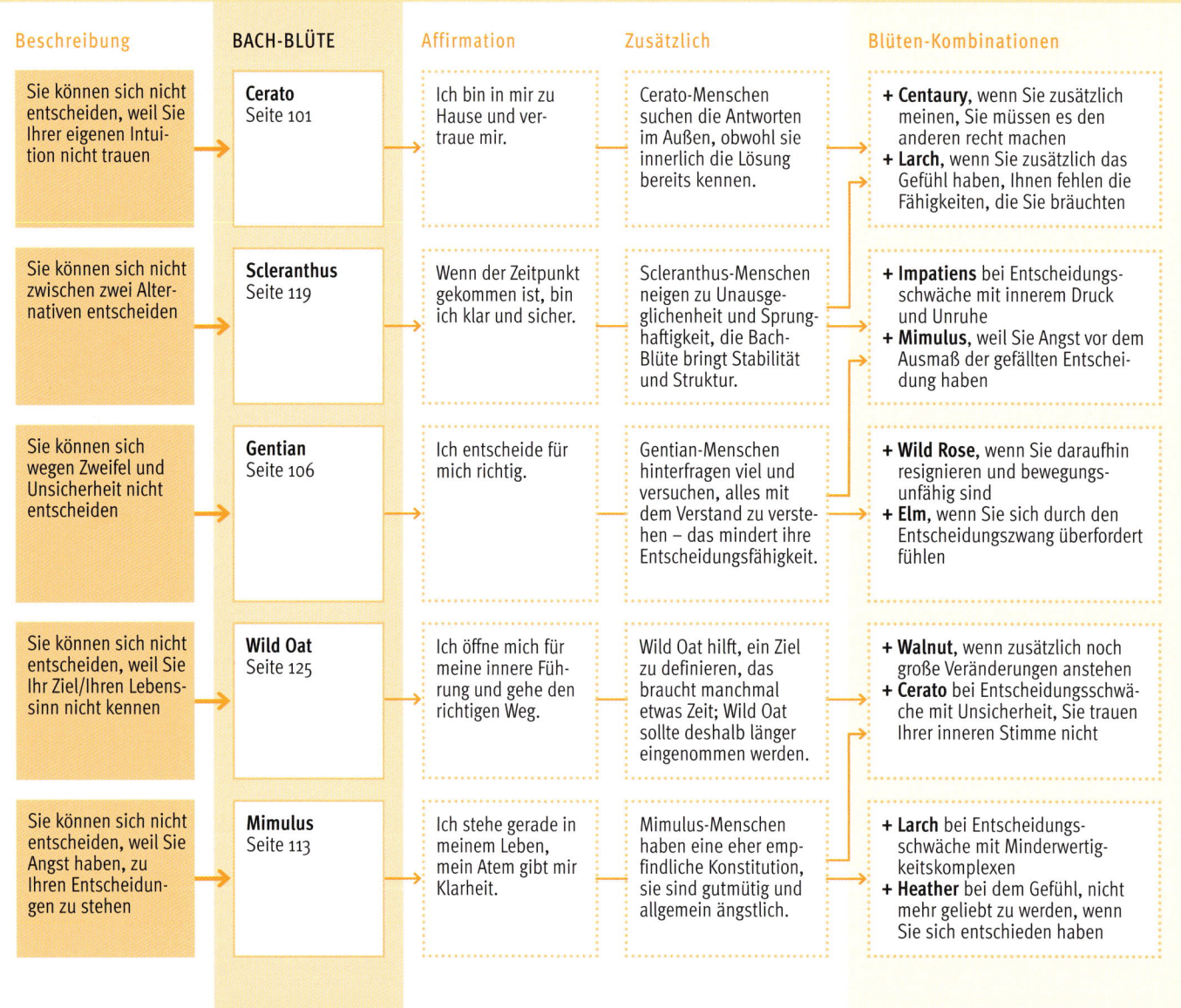

Handlungsunfähigkeit

Beschreibung	BACH-BLÜTE	Affirmation	Zusätzlich	Blüten-Kombinationen
Sie können nicht handeln aus Entscheidungsschwäche, Sie sind innerlich hin- und hergerissen	**Scleranthus** Seite 119	Die Antwort liegt in mir, ich berge sie jetzt.	Abgrenzung zu Cerato: Cerato-Menschen trauen ihrer inneren Stimme nicht und suchen Bestätigung von außen, Scleranthus-Menschen können sich nicht entscheiden, fragen aber andere nicht.	+ **Larch** bei Handlungsunfähigkeit mit zu geringem Selbstvertrauen + **Gentian** bei Handlungsunfähigkeit mit Tendenz zum Pessimismus
Sie kennen das neue Ziel noch nicht, sind unsicher und trauen sich nicht, so beherzt zu handeln, wie es nötig wäre	**Wild Oat** Seite 125	Ich mache, was nötig ist, und komme mit Leichtigkeit ans Ziel.	Wild Oat sollte über einen längeren Zeitraum eingenommen werden.	+ **Mimulus** bei Handlungsunfähigkeit, weil ein Ziel fehlt, kombiniert mit Angst + **Walnut** bei Handlungsunfähigkeit vor anstehenden Veränderungen, weil Sie das Ziel nicht kennen
Sie schränken sich in Ihrer Handlungsfähigkeit ein, weil Sie immer wieder dieselben Fehler machen	**Chestnut Bud** Seite 102	Ich handle mit Bedacht und achte das Erlernte.	Chestnut-Bud-Menschen vergessen und verlieren viel; sie sind gedanklich immer bereits einen Schritt weiter.	+ **Honeysuckle**, wenn Sie in der Vergangenheit festhängen + **Willow**, wenn aus Ihrer Sicht die anderen an diesen Fehlern schuld sind
Sie tendieren zu Panikattacken und sind in diesem Zustand unfähig zu handeln	**Rock Rose** Seite 117	Ich atme ein, ich atme aus.	Je nach Situation können hier auch die Rescue-Tropfen (Seite 127) angezeigt sein.	+ **Cherry Plum** bei Angst vor unkontrollierten Handlungen + **Clematis** bei Handlungsunfähigkeit mit Ohnmachtsneigung
Sie haben schon alles probiert und stecken fest in Resignation und Apathie; Sie haben das Gefühl, jede Handlung ist sinnlos	**Wild Rose** Seite 126	Das Leben hält eine weitere Chance für mich bereit, und ich nehme sie dankbar an.	Wild Rose kann helfen, wieder Lebensfreude zu gewinnen.	+ **Olive** bei resignativer Handlungsunfähigkeit mit Erschöpfung + **Pine**, wenn Sie sich wegen Ihrer Resignation schuldig fühlen + **Clematis** bei Handlungsunfähigkeit durch innere Kapitulation mit Todessehnsucht

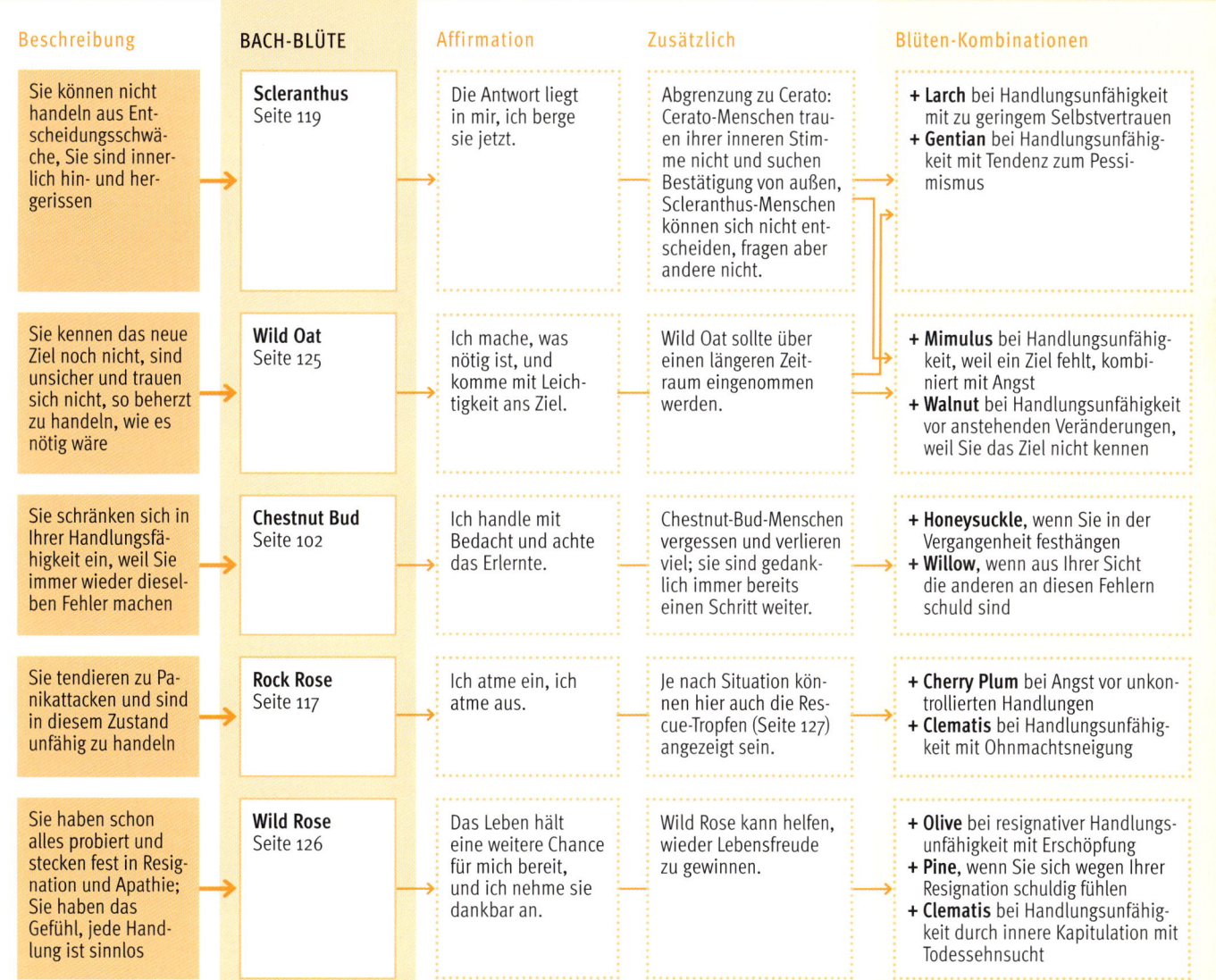

Interesselosigkeit

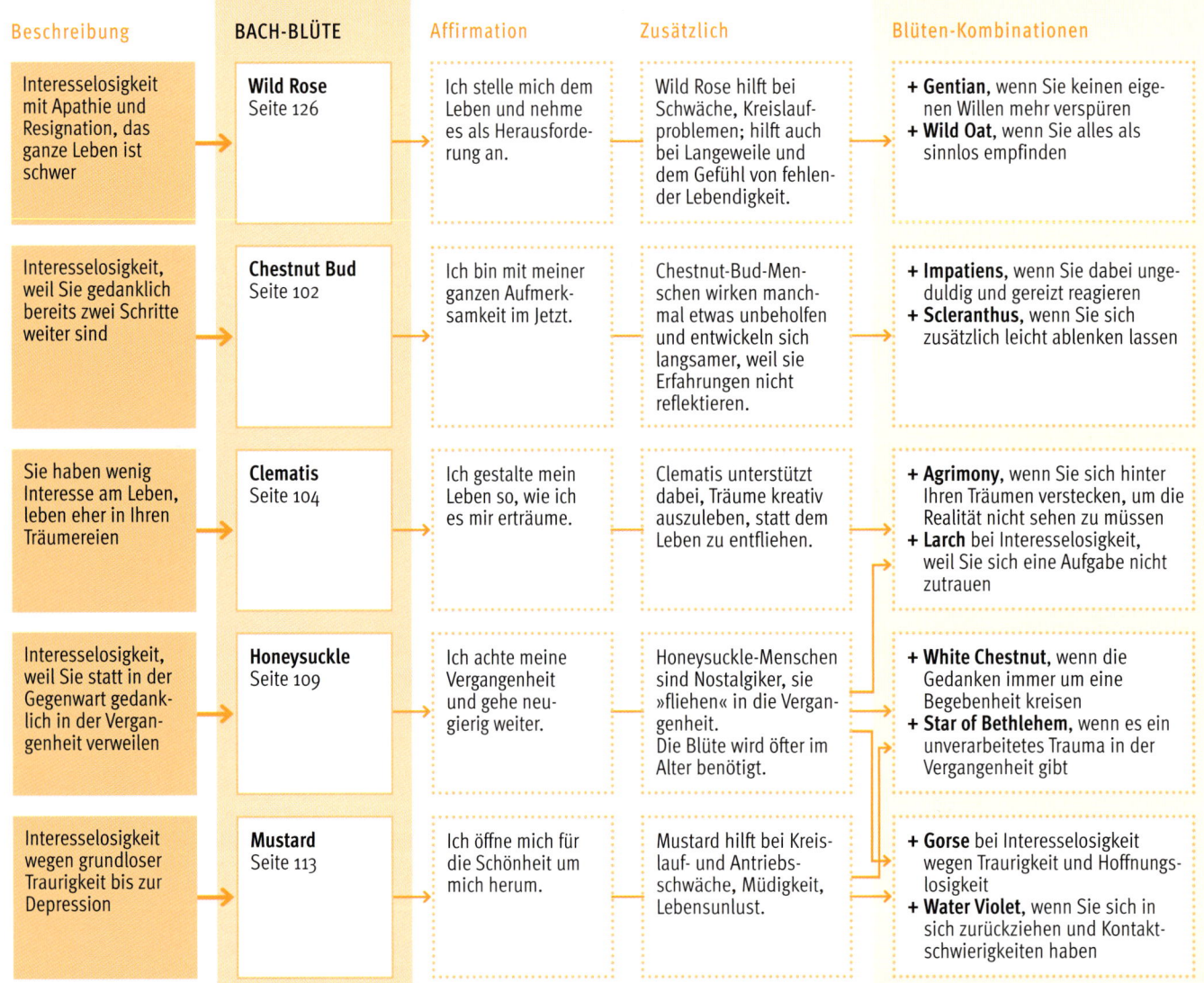

Beschreibung	BACH-BLÜTE	Affirmation	Zusätzlich	Blüten-Kombinationen
Interesselosigkeit mit Apathie und Resignation, das ganze Leben ist schwer	**Wild Rose** Seite 126	Ich stelle mich dem Leben und nehme es als Herausforderung an.	Wild Rose hilft bei Schwäche, Kreislaufproblemen; hilft auch bei Langeweile und dem Gefühl von fehlender Lebendigkeit.	**+ Gentian,** wenn Sie keinen eigenen Willen mehr verspüren **+ Wild Oat,** wenn Sie alles als sinnlos empfinden
Interesselosigkeit, weil Sie gedanklich bereits zwei Schritte weiter sind	**Chestnut Bud** Seite 102	Ich bin mit meiner ganzen Aufmerksamkeit im Jetzt.	Chestnut-Bud-Menschen wirken manchmal etwas unbeholfen und entwickeln sich langsamer, weil sie Erfahrungen nicht reflektieren.	**+ Impatiens,** wenn Sie dabei ungeduldig und gereizt reagieren **+ Scleranthus,** wenn Sie sich zusätzlich leicht ablenken lassen
Sie haben wenig Interesse am Leben, leben eher in Ihren Träumereien	**Clematis** Seite 104	Ich gestalte mein Leben so, wie ich es mir erträume.	Clematis unterstützt dabei, Träume kreativ auszuleben, statt dem Leben zu entfliehen.	**+ Agrimony,** wenn Sie sich hinter Ihren Träumen verstecken, um die Realität nicht sehen zu müssen **+ Larch** bei Interesselosigkeit, weil Sie sich eine Aufgabe nicht zutrauen
Interesselosigkeit, weil Sie statt in der Gegenwart gedanklich in der Vergangenheit verweilen	**Honeysuckle** Seite 109	Ich achte meine Vergangenheit und gehe neugierig weiter.	Honeysuckle-Menschen sind Nostalgiker, sie »fliehen« in die Vergangenheit. Die Blüte wird öfter im Alter benötigt.	**+ White Chestnut,** wenn die Gedanken immer um eine Begebenheit kreisen **+ Star of Bethlehem,** wenn es ein unverarbeitetes Trauma in der Vergangenheit gibt
Interesselosigkeit wegen grundloser Traurigkeit bis zur Depression	**Mustard** Seite 113	Ich öffne mich für die Schönheit um mich herum.	Mustard hilft bei Kreislauf- und Antriebsschwäche, Müdigkeit, Lebensunlust.	**+ Gorse** bei Interesselosigkeit wegen Traurigkeit und Hoffnungslosigkeit **+ Water Violet,** wenn Sie sich in sich zurückziehen und Kontaktschwierigkeiten haben

Konzentrationsschwäche, Konzentrationsstörung

Beschreibung	BACH-BLÜTE	Affirmation	Zusätzlich	Blüten-Kombinationen
Konzentrations-schwäche/-störung durch Schock, Trauma	**Star of Bethlehem** Seite 119	Ich nehme an und lebe.	Star of Bethlehem hilft bei Ein- und Durch-schlafstörungen.	**+ White Chestnut**, wenn die gleichen Gedanken immer wiederkehren **+ Rock Rose** bei Konzentrations-schwäche durch Trauma, kombiniert mit Panik
Konzentrations-schwäche/-störung durch Tagträume, Sie bauen Luftschlösser, sind geistig abwesend	**Clematis** Seite 104	Ich stehe jetzt zentriert in meinem Leben.	Clematis hilft bei Ohnmachtsneigung, Kreislaufschwäche. Abgrenzung: Honeysuckle-Menschen verweilen in der Vergangenheit, Clematis-Menschen haben Tagträume und sind geistig abwesend.	**+ Water Violet**, wenn Sie sich durch die Tagträume immer mehr isoliert fühlen **+ Pine** bei Konzentrationsschwäche durch Träumereien und daraus resultierenden Schuldgefühlen
Konzentrations-schwäche/-störung, weil Sie Vergangenes nicht loslassen können, z.B. Trauer, Erinnerung (Todesfall)	**Honeysuckle** Seite 109	Ich lebe hier und jetzt.		**+ White Chestnut**, wenn die Gedanken an bereits Vergangenes immer wiederkehren und Sie an der Konzentration hindern **+ Rock Rose**, wenn die Gedanken an Vergangenes zu Panik führen
Konzentrations-schwäche/-störung beim Lernen, Sie sind unaufmerksam, uninteressiert am Lernstoff	**Chestnut Bud** Seite 102	Ich lerne aus meinen Erfahrungen und für mein Leben.	Chestnut-Bud-Menschen sind vergesslich, ungenau bis schusselig; die Bach-Blüte hilft Kindern mit Lernschwäche.	**+ Impatiens** bei Unaufmerksamkeit mit Ungeduld und Unruhe (auch »Zappelphilipp«) **+ Clematis** bei mangelnder Konzentration beim Lernen aufgrund von Tagträumen
Sie sind unkonzentriert, weil sich immer derselbe Gedanke im Kopf dreht ungeordnete Gedanken	**White Chestnut** Seite 124	Ich bin nicht meine Gedanken.	White Chestnut hilft bei Kopfschmerzen, Ein- und Durchschlafstörungen, wenn die Gedanken auf »Hochtouren« laufen.	**+ Willow**, wenn die kreisenden Gedanken mit Leiden und Verbitterung einhergehen **+ Cherry Plum**, wenn Sie unkonzentriert sind aufgrund kreisender Gedanken und dann zu hysterischen Reaktionen neigen

Niedergeschlagenheit/Depressionen [1)]

Beschreibung	BACH-BLÜTE	Affirmation	Zusätzlich	Blüten-Kombinationen
grundlos kommt es immer wieder zu Niedergeschlagenheit und Depressionen	**Mustard** Seite 113	Ich nehme mein Leben in die Hand.	Mustard hilft bei Ein- und Durchschlafstörungen, Antriebsschwäche, Müdigkeit.	+ **Honeysuckle**, wenn Sie gedanklich immer wieder in der Vergangenheit sind, z. B. an den Tod eines lieben Menschen denken + **Water Violet**, wenn Sie in dieser Zeit jeden Kontakt meiden
Sie haben innerlich resigniert, das Leben hat keinen Zweck mehr	**Wild Rose** Seite 126	Ich habe Kraft und meistere die Herausforderungen meines Lebens.	Wild-Rose-Menschen sind energie- und kraftlos; Wild Rose unterstützt, wieder in das Leben zu kommen.	+ **Clematis** bei apathischer Niedergeschlagenheit, die mit Todessehnsucht einhergeht + **Hornbeam** bei innerer Kapitulation mit dem Gefühl, überfordert zu sein
Niedergeschlagenheit durch Enttäuschung, Sie haben so sehr gehofft und es hat wieder nicht funktioniert (z. B. Bewerbungsabsagen)	**Gentian** Seite 106	Jeder Moment meines Lebens birgt eine neue Chance.	Gentian hilft bei Therapierückschlägen. Abgrenzung: Gorse-Menschen sind hoffnungslos, sie haben alles probiert und jetzt aufgegeben; Gentian-Menschen sind pessimistisch und zweifeln an einem guten Ausgang der Dinge, damit sie nicht enttäuscht werden.	+ **Pine** bei Niedergeschlagenheit zusammen mit Selbstvorwürfen + **Willow** bei Niedergeschlagenheit mit Verbitterung und dem Gefühl, ein Opfer des Schicksals zu sein
Hoffnungslosigkeit, z. B. bei chronischen Krankheiten	**Gorse** Seite 107	Ich wachse in jedem Augenblick.		+ **Olive** bei hoffnungsloser Niedergeschlagenheit mit Erschöpfung + **Gentian** bei Niedergeschlagenheit mit Pessimismus
Sie fühlen sich ganz allein mit einer außergewöhnlichen Belastung, sind Einzelkämpfer	**Oak** Seite 114	Ich vertraue auf Unterstützung und nehme sie an.	Oak hilft bei Ein- und Durchschlafstörungen.	+ **Olive** bei Niedergeschlagenheit, weil Sie Einzelkämpfer sind, und daraus entstehender Erschöpfung + **Wild Oat**, wenn Sie nicht erkennen, warum Sie diese Mühen auf sich nehmen

[1)] **Bei anhaltender Depression suchen Sie bitte einen Therapeuten auf!**

Rastlosigkeit

Beschreibung	BACH-BLÜTE	Affirmation	Zusätzlich	Blüten-Kombinationen
Sie sind innerlich ungeduldig und hibbelig	**Impatiens** Seite 111	Alles ist richtig zur passenden Zeit, ich ruhe in mir.	Impatiens hilft bei Nägelkauen, Fingertrommeln, Tics (nervösen Zuckungen), Beinzucken etc.	**+ Holly,** wenn Sie die Rastlosigkeit oder innere Ungeduld aggressiv macht **+ Walnut,** wenn Sie sich auf Veränderungen nicht einlassen können/wollen
Sie fangen immer wieder etwas Neues an, suchen rastlos nach dem Lebenssinn	**Wild Oat** Seite 125	Wichtiger als WAS ich mache ist, WIE ich es mache. Ich lasse mich darauf ein.	Wild-Oat-Menschen haben oft mehrere Berufe, neigen zu Unzufriedenheit und haben Angst, dass ihre Individualität im Alltag untergeht.	**+ Mustard,** wenn die rastlose Suche nach dem Lebenssinn Depressionen verursacht **+ Larch,** wenn Sie zusätzlich daran zweifeln, ob die eigenen Fähigkeiten ausreichen
Sie sind gedanklich bereits zwei Schritte weiter, haben aber das Alte noch nicht verarbeitet	**Chestnut Bud** Seite 102	Jeden Schritt meines Lebens gehe ich mit bewusster Aufmerksamkeit.	Chestnut-Bud-Menschen sind zerstreut und unkonzentriert.	**+ Aspen,** wenn Sie getrieben sind von der Angst, etwas zu verpassen
Sie sind rastlos, weil Sie sich zwischen allen Möglichkeiten nicht entscheiden können	**Scleranthus** Seite 119	Zum richtigen Zeitpunkt sehe ich klar.	Abgrenzung zu Cerato: Cerato-Menschen trauen ihrer eigenen Intuition nicht, Scleranthus-Menschen können sich nicht entscheiden.	**+ Elm,** wenn Sie sich überfordert fühlen **+ Wild Rose,** wenn Sie sich überfordert fühlen und deshalb äußerlich in Lethargie verfallen, innerlich aber zwischen den Möglichkeiten hin- und hergerissen sind **+ Mimulus,** wenn Sie Angst vor den Konsequenzen haben
die Gedanken drehen sich rastlos im Kreis	**White Chestnut** Seite 124	Ich bin nicht meine Gedanken, ich lasse sie ziehen und mein Geist wird klar.	White Chestnut hilft bei Ein- und Durchschlafstörungen, Konzentrationsschwäche.	**+ Olive,** wenn Sie nicht mehr zur Ruhe kommen und erschöpft sind **+ Cherry Plum,** wenn Sie es nicht mehr aushalten und Angst haben, die Kontrolle zu verlieren

Sexualität, gestörte

Interesse-
losigkeit

Beschreibung	BACH-BLÜTE	Affirmation	Zusätzlich	Blüten-Kombinationen
Schuldgefühl beim Sex	**Pine** Seite 116	Ich bin richtig.	Abgrenzung zu Crab Apple: Für Crab-Apple-Menschen ist Sex unsauber, sie ekeln sich, Pine-Menschen fühlen sich im Sinne eines Moralkodex schuldig.	**+ Centaury**, wenn Sie sich nicht gegen die Erwartungen einer anderen Person abgrenzen können **+ Mimulus**, wenn Sie dabei Angst haben, z.B. vor einer Schwangerschaft oder Krankheit
gestörte Sexualität durch traumatische Erlebnisse	**Star of Bethlehem** Seite 119	In meinem Körper liegt die Freude.	Star-of-Bethlehem-Menschen können unter Verstopfung leiden.	**+ Honeysuckle**, wenn Sie an Vergangenes denken **+ Crab Apple**, wenn Sie zusätzlich Gefühle von Schmutz und Ekel haben
Lustlosigkeit (auch lustlos aufgrund sexueller Verausgabung)	**Wild Rose** Seite 126	Das Leben ist in mir.	Abgrenzung zu Olive: Olive-Menschen sind vorübergehend total erschöpft und müde, Wild-Rose-Menschen sind eher apathisch.	**+ Mimulus**, wenn Sie Angst haben, z.B. vor einer Schwangerschaft oder Krankheit **+ Elm**, wenn Sie lustlos wegen Überforderung sind **+ Crab Apple**, wenn Sie lustlos sind, weil Sie sich ekeln
Impotenz durch Versagensängste	**Larch** Seite 112	Ich genüge.	Dauert der Zustand länger an, lassen Sie ihn bitte therapeutisch abklären, um organische Gründe auszuschließen.	**+ Olive** bei Impotenz wegen Erschöpfung **+ Agrimony**, wenn Sie so tun, als ob nichts wäre **+ Hornbeam** bei Impotenz mit dem Gefühl, den »Pflichten« nicht mehr gewachsen zu sein
Sie denken ständig an Sex	**White Chestnut** Seite 124	Alles ist da zur richtigen Zeit.	White Chestnut hilft oft auch bei Durchschlafstörungen trotz Müdigkeit.	**+ Larch**, weil Sie sich ohne Sex minderwertig fühlen **+ Heather** mit dem Bedürfnis, andere sollen sich um Ihr Wohlergehen kümmern

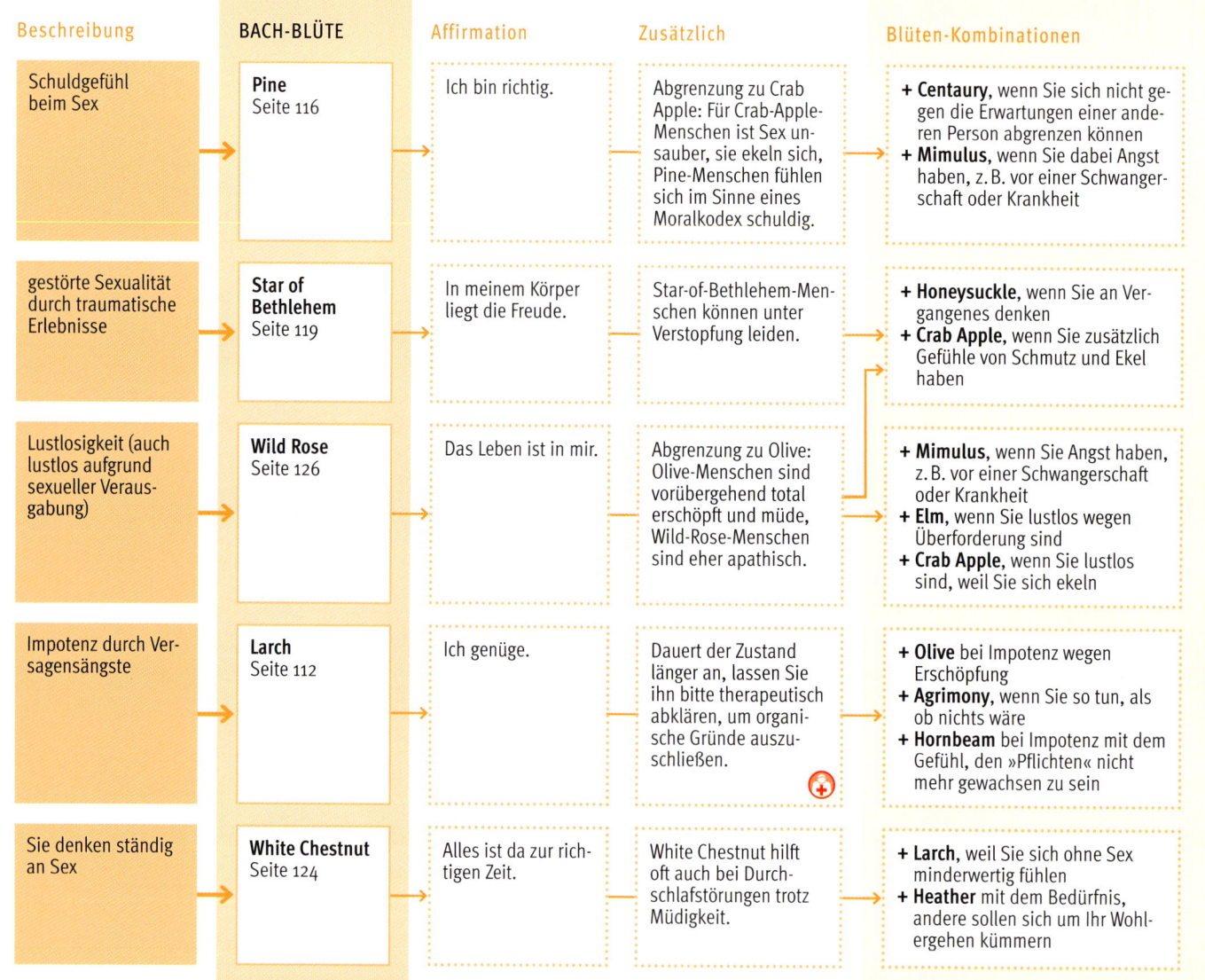

Veränderungen, Probleme mit

Beschreibung	BACH-BLÜTE	Affirmation	Zusätzlich	Blüten-Kombinationen
Sie haben Angst vor Veränderungen der Lebensumstände	**Walnut** Seite 122	Alles ist ständig in Bewegung.	Walnut sollte in Mischungen für Veränderungsthemen immer enthalten sein.	**+ Larch**, wenn Sie Angst haben zu versagen **+ Honeysuckle**, wenn Sie am Alten festhalten möchten **+ Wild Oat** bei unklaren Zielvorstellungen
Sie haben grundsätzlich eher Angst vor Veränderungen	**Mimulus** Seite 113	Ich akzeptiere meine Angst und erkenne in ihr ein geistiges Gebilde, das fern der Realität ist.	Mimulus unterstützt, die Angst in einen realen Bezug zu setzen und somit zu mindern oder zu bewältigen.	**+ Agrimony**, wenn Sie so tun, als ob alles beim Alten wäre, und das Neue nicht akzeptieren wollen **+ Water Violet**, wenn Sie dazu neigen, sich zurückzuziehen **+ Wild Oat**, wenn Sie Angst vor der Veränderung haben, weil Sie Ihr Ziel noch nicht kennen
Sie trauen sich nicht, Veränderungen zuzustimmen, weil Sie Ihrem eigenen Gefühl nicht trauen	**Cerato** Seite 101	Ich weiß, was gut für mich ist, und gehe den nächsten Schritt.	Cerato hilft, der eigenen Intuition mehr Raum zu geben und ihr zu vertrauen.	**+ Walnut**, wenn Sie sich sehr von anderen beeinflussen lassen **+ Aspen**, wenn Sie innerlich bei dem Gedanken an die Veränderung »zittern wie Espenlaub«
Sie akzeptieren die Veränderungen nicht und leben weiter in der Vergangenheit	**Honeysuckle** Seite 109	Ich lebe heute – mit allen Facetten.	Honeysuckle unterstützt bei der Vergangenheitsbewältigung, sodass man einen neuen Schritt wagen kann.	**+ Elm**, wenn Sie sich durch die Veränderung überfordert fühlen **+ Oak**, wenn Sie wider besseren Wissens die Vergangenheit nicht loslassen können
Sie glauben nicht mehr, dass sich Ihre Situation zum Guten verändert	**Gorse** Seite 107	Es ist, wie es ist, und verändert sich von Stunde zu Stunde.	Gorse hilft, hoffnungsvoll zu werden/bleiben; das fördert den Genesungsprozess.	**+ Gentian**, wenn Sie nur noch von schlimmsten Veränderungen ausgehen **+ Olive**, wenn Sie keine Kraft mehr haben weiterzumachen

Interesselosigkeit

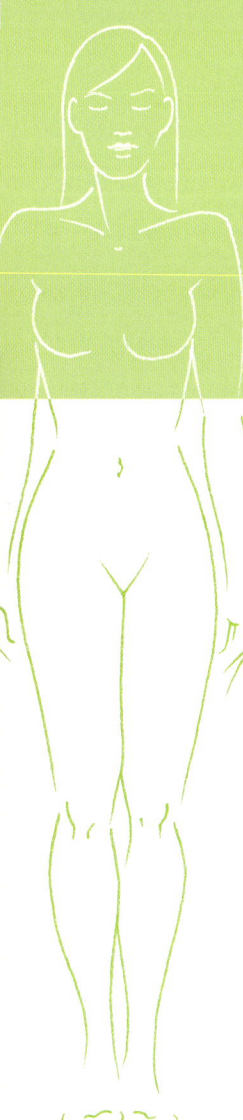

Einsamkeit

Das Gefühl von Einsamkeit ist ein Phänomen, das in der heutigen Zeit massiv zugenommen hat. Nur noch selten leben Menschen in Gemeinschaftsgefügen von Großfamilien oder Dorfgemeinschaften. Das Ausmaß der Isolation in den Städten ist gravierend. Partnervermittlungsagenturen haben Hochkonjunktur, das Internet bietet Kontaktbörsen jeder Art.

Alleinsein und Einsamkeit

Einsamkeit ist das Gefühl, von anderen Menschen isoliert zu sein. Wir fühlen uns allein auf hoher See, und manchmal haben wir selbst im Trubel vieler Menschen das Gefühl, einsam zu sein. Auf der anderen Seite wählen viele Menschen freiwillig das Alleinsein. Hierin liegt der Unterschied zur Einsamkeit: Sie ist unfreiwillig und gibt das Gefühl, abgeschnitten von der Welt und vom Leben zu sein. Dagegen ist das Alleinsein ein angenehmer Zustand, denn wir können uns ganz unseren persönlichen Bedürfnissen und Möglichkeiten widmen und müssen niemandem Rechenschaft über unsere Zeit ablegen.

Vielschichtigkeit der Einsamkeit

Ablenkung lässt die Einsamkeit leichter ertragen. Wir sind stets bemüht, dem Gefühl der Einsamkeit aus dem Weg zu gehen. Die heutige Zeit bietet viele Fluchtmöglichkeiten. Es gibt Fernsehen rund um die Uhr, man trifft sich – allerdings jeder für sich zu Hause vor dem Computer – im Internet und tauscht sich in Foren und Chatrooms aus; Ablenkung ist überall zu finden, über die Zunahme der Einsamkeit, vor allem in den Städten, kann sie trotzdem nicht hinwegtäuschen. Dennoch haben viele Menschen in unserer schnelllebigen und hektischen Zeit eine ungestillte Sehnsucht nach Gemeinsamkeit und Wir-Gefühl, nach Zugehörigkeit zu einem oder mehreren Menschen, nach dem Gefühl, angekommen zu sein.

Die alten Familienstrukturen weichen auf, Patchwork-Familien sind keine Seltenheit. Kinder von getrennt lebenden Eltern haben immer öfter zwei Kinderzimmer, zwei Mütter und zwei Väter. Immer mehr Lebensgemeinschaften versuchen, die Balance zwischen Individualität und Gemeinschaft zu finden. Wir wünschen uns, eingebunden zu sein in ein

klares Gefüge, aber sind wir bereit, Individualität, Freiheit und Unabhängigkeit aufzugeben? Manchmal verschließen wir uns vor wirklichen Begegnungen mit anderen Menschen. Wir haben verlernt, uns zu zeigen, zu öffnen und andere an unserem Leben teilhaben zu lassen. Wir wittern die Konkurrenz, trauen uns nicht mehr, auf andere Menschen zuzugehen.
Weitere Gemütszustände, die mit der Einsamkeit zusammenhängen, sind zum Beispiel Trauer, Kummer, Liebeskummer und Trennungsschmerz. Dazu gehören aber auch Einsamkeit durch Selbstmitleid und eine selbst geschaffene Isolation. Die Auswirkungen der Einsamkeit enden nicht selten in einem Suchtverhalten.

Blüten bei Einsamkeit nach Bach

Bach hat folgende Blüten der Kategorie Einsamkeit zugeordnet: **Water Violet** hilft Menschen, die grundsätzlich gern allein sind. Sie leben zurückgezogen, aber durchaus in sich ruhend. Im verstärkten Water-Violet-Zustand wirken sie allerdings hochmütig, unnahbar und arrogant. Sie isolieren sich. Menschen, die **Impatiens** brauchen, tendieren zur Einsamkeit, weil sie sehr ungeduldig und schnell sind und lieber die Dinge allein machen, anstatt sich dem langsameren Tempo eines anderen anzupassen. **Heather**-Menschen sind einsam, weil sie sehr selbstbezogen und bedürftig sind. Sie sind kaum in der Lage, anderen Menschen zuzuhören oder ihre eigenen Bedürfnisse zurückzustellen.
Die Bach-Blüten können uns helfen, wieder einen Schritt auf andere zuzugehen.

Einsamkeit

Isolation

Beschreibung	BACH-BLÜTE	Affirmation	Zusätzlich	Blüten-Kombinationen
Isolation aus Kummer und/oder Trauer, weil Sie mit Ihren Gefühlen in der Vergangenheit sind	**Honeysuckle** Seite 109	Das Leben ist in mir und um mich herum.	Honeysuckle hilft bei Ein- und Durchschlafproblemen.	**+ Star of Bethlehem** bei Isolation wegen eines traumatischen Erlebnisses **+ Wild Rose** bei Isolation ohne Lebensfreude, ohne Interessen
Sie sind isoliert, weil Sie anderen Menschen gegenüber ungeduldig sind	**Impatiens** Seite 111	Jeder geht in seinem richtigen Tempo.	Impatiens hilft bei Bluthochdruck, Schilddrüsenüberfunktion, nervösen Hautirritationen und Tics (Zuckungen).	**+ Water Violet**, weil Sie sich als etwas Besseres fühlen **+ Heather**, weil Sie sich selbst gut darstellen wollen
Sie sind isoliert, weil Sie aus Konfliktscheue und Unaufrichtigkeit nicht offen gegenüber anderen Menschen sind	**Agrimony** Seite 98	Ich bin richtig und für andere Menschen und Neues offen.	Agrimony steht auch dafür, seine eigenen Unzulänglichkeiten zu erkennen und anzunehmen.	**+ Larch**, wenn Sie sich »nicht in die Karten schauen lassen wollen« aufgrund eines Minderwertigkeitsgefühls **+ Beech** bei Isolation mit Intoleranz bzw. nicht ehrlich gemeinter Toleranz – Sie tun so, als ob
Sie sind Einzelgänger, weil Sie sich distanzieren, sich überlegen fühlen (besser sein), »abgehoben« sind, Kontaktprobleme haben	**Water Violet** Seite 123	Gemeinsamkeit gibt mir Kraft.	Hilft bei muskulären Verspannungen. Water-Violet-Menschen wirken oftmals arrogant, weil sie sich zurückziehen (auch Arroganz, Seite 24).	**+ Holly** bei Isolation mit Misstrauen und/oder Neid **+ Clematis**, wenn Sie sich dabei in Tagträume zurückziehen
Sie sind Einzelgänger, weil Sie immer Ihren Willen durchsetzen möchten	**Vine** Seite 122	Ich bin im Miteinander und akzeptiere die Meinung anderer Menschen.	Vine hilft bei Bluthochdruck, Verkalkungen, Gelenkproblemen, Anspannungen (bei allem »Starren«).	**+ Vervain** bei Isolation mit Übereifer und »eiserner Hand« **+ Impatiens** bei Isolation mit Ungeduld und Gereiztheit

Kummer

Beschreibung	BACH-BLÜTE	Affirmation	Zusätzlich	Blüten-Kombinationen
Sie können Ihren Kummer nicht zeigen	**Agrimony** Seite 98	Ich zeige mich und lasse mir helfen.	Weil Agrimony-Menschen so tun, als ob, leiden sie häufig unter An- und Verspannungen.	**+ Holly**, wenn Sie mit Aggression auf andere reagieren **+ Centaury**, weil Sie Angst vor Ablehnung haben
Sie haben Kummer ohne Grund	**Mustard** Seite 113	Ich nehme meine Gefühle an – dann lasse ich sie los.	Mustard unterstützt, freudvoller zu werden und gelassener mit dem Auf und Ab des Lebens umzugehen.	**+ Olive** bei grundlosem Kummer mit dem Gefühl, dass Ihnen alles zu viel wird **+ Pine** bei grundlosem Kummer mit Schuldgefühlen, weil es Ihnen – vor allem im Vergleich zu anderen – gut gehen müsste
Sie haben das Gefühl, dass Sie vor Kummer Ihr Leben nicht aushalten können	**Star of Bethlehem** Seite 119	Ich gebe meinen Kummer an das Universum ab und biete einen Raum für Neues.	Star of Bethlehem unterstützt, schwere Lebenssituationen zu ertragen.	**+ Willow**, wenn Sie sich dabei als Opfer sehen **+ Cherry Plum** bei Kummer gepaart mit Angst vor unkontrollierten Handlungen **+ Sweet Chestnut** bei Kummer mit absoluter Verzweiflung
Sie haben Kummer, weil es einem anderen Menschen schlecht geht	**Red Chestnut** Seite 116	Ich unterstütze dich in deinem Schicksal und trenne meins von deinem.	Red Chestnut unterstützt, loslassen zu können und das Schicksal anderer anzuerkennen.	**+ Mustard**, wenn Sie dazu neigen, in Depressionen zu versinken **+ White Chestnut**, wenn Sie an nichts anderes mehr denken können
akuter Kummer bis zur Verzweiflung	**Sweet Chestnut** Seite 120	Wenn ich auf der Spitze des Berges stehe, sehe ich den Sonnenaufgang auf der anderen Seite.	Sweet Chestnut ist ein Akutmittel und unterstützt bei der Sinnfindung hinter dem Leiden.	**+ Elm**, wenn Sie das Gefühl haben, allem nicht gewachsen zu sein **+ Rock Rose**, wenn Sie zu Panik tendieren

Einsamkeit

Selbstmitleid

Beschreibung	BACH-BLÜTE	Affirmation	Zusätzlich	Blüten-Kombinationen
Sie fühlen sich als Opfer der Umstände, des Schicksals	**Willow** Seite 126	Es ist, wie es ist, und ich mache das Beste daraus.	Fast jeder Mensch ist einmal in seinem Leben im – meist vorüberge- henden – Willow- Zustand.	**+ Holly** bei Selbstmitleid mit Rachegedanken, Neid oder Eifersucht **+ Honeysuckle** bei Selbstmitleid wegen eines Verlustes **+ Star of Bethlehem** bei Selbst- mitleid wegen eines unverarbei- teten Traumas
Sie drehen sich egozentrisch um sich selbst und tun sich leid	**Heather** Seite 108	Ich bin nicht meine Umstände und habe mein Leben in mei- ner Hand.	Abgrenzung: Chicory- Menschen tun sich leid, weil andere ihnen nicht den gebührenden Re- spekt zollen; Heather- Menschen versinken unabhängig von ande- ren in ihrem Unglück.	**+ White Chestnut**, wenn Sie an nichts anderes mehr denken können
Sie brauchen das Mitleid der anderen »niemand mag mich« Sie machen anderen Menschen ein schlechtes Gewissen	**Chicory** Seite 103	Ich mag mich und ich werde um mei- netwegen geliebt.		**+ Willow** bei Selbstmitleid mit dem Gefühl der Ablehnung **+ Heather** bei Selbstmitleid mit »fishing for compliments«
Sie bemitleiden sich selbst, weil Sie mei- nen, den Sinn Ihres Lebens verfehlt zu haben	**Wild Oat** Seite 125	JETZT ist Zeit zum Handeln.	Wild Oat sollte über einen längeren Zeit- raum eingenommen werden.	**+ Wild Rose** bei Selbstmitleid wegen eines verlorenen Lebens- sinns mit dem Gefühl der Resig- nation und Apathie **+ Mustard**, wenn Sie zu Depressio- nen neigen
Sie nehmen resig- niert das Schicksal hin, ohne Lebens- freude, teilnahmslos	**Wild Rose** Seite 126	Ich gestalte mein Leben mit Kraft und Freude.	Wild Rose hilft bei Krankheiten mit Vita- min- oder Mineralien- mangel, Kraftlosigkeit.	**+ Pine** bei resigniertem Selbstmit- leid mit Schuldgefühl **+ Honeysuckle**, wenn Sie an Ver- gangenem hängen

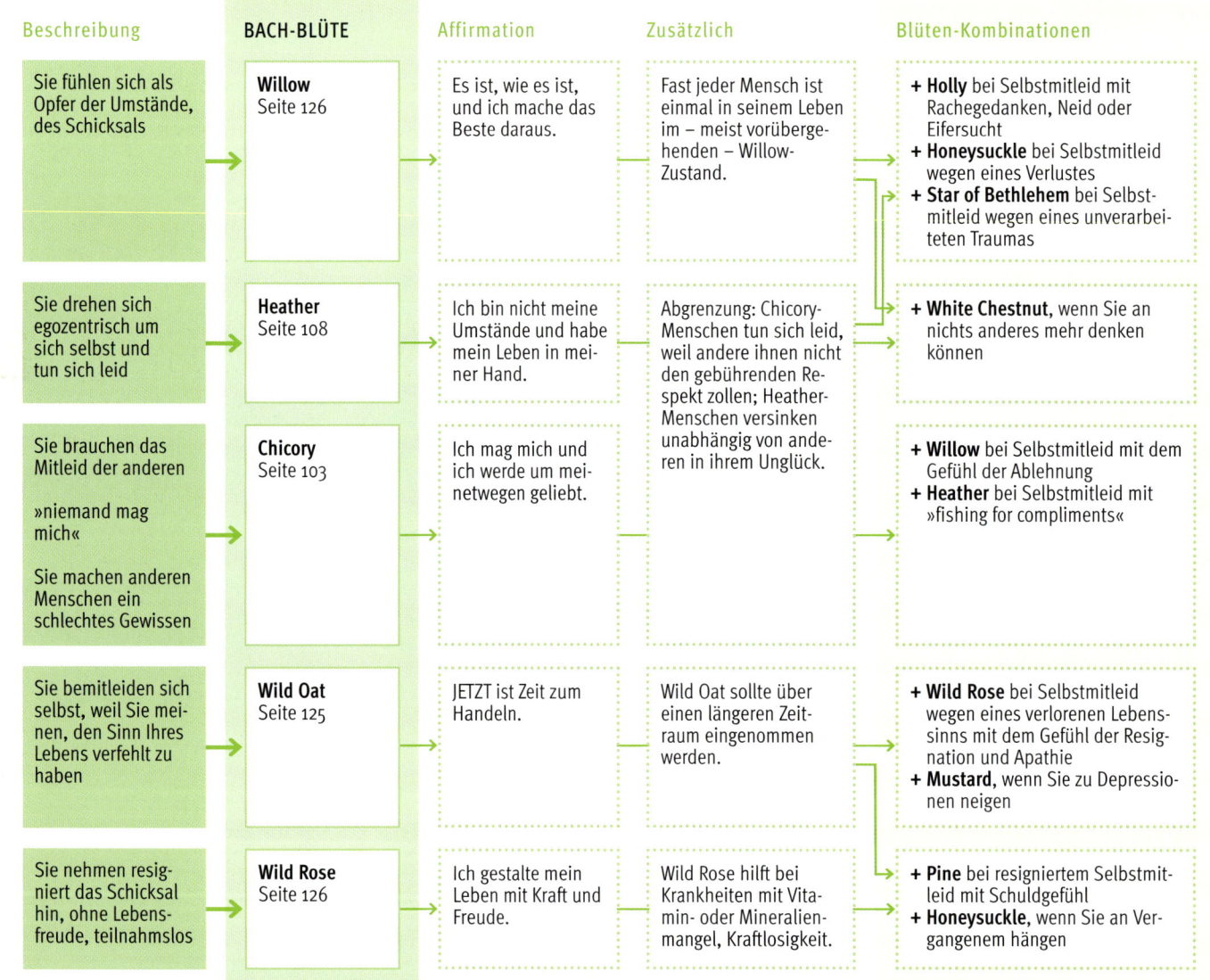

Sucht [1]

Beschreibung	BACH-BLÜTE	Affirmation	Zusätzlich	Blüten-Kombinationen
Sie sind süchtig nach Alkohol, Drogen, Sekten, Spielsucht; die Traumwelt, die Sie durch die Sucht erreichen, ist Ihnen lieber als die reale Welt	**Clematis** Seite 104	Ich liebe meinen klaren Kopf hier und heute.	Abgrenzung: Agrimony-Menschen zeigen nach außen die perfekte Oberfläche, durch diese Maske entziehen sie sich der realen Welt; Clematis-Menschen bauen sich eine Welt aus Illusionen und Tagträumen auf, sie flüchten in diese Welt.	**+ Chestnut Bud**, wenn Sie wider besseren Wissens immer wieder rückfällig werden **+ Wild Rose** bei Resignation, weil alles aussichtslos erscheint **+ Wild Oat**, wenn Sie kein Ziel vor Augen haben, für das sich das Aufhören für Sie lohnt
Ihre Sucht dient als Verdrängung, weil Sie den Tatsachen nicht ins Auge blicken möchten	**Agrimony** Seite 98	Wenn ich in den Spiegel schaue, erkenne ich mein ICH – ich zeige mich.		**+ Star of Bethlehem**, wenn die Sucht mit unverarbeiteten seelischen Traumen einhergeht **+ Sweet Chestnut**, wenn Sie akut verzweifeln würden, würden Sie sich den Tatsachen stellen
Sie können eine innere Anspannung nicht mehr aushalten und betäuben sich deshalb	**Cherry Plum** Seite 102	Ich lasse los, vertraue und hole mir Hilfe.	Cherry Plum unterstützt, mit dem Gefühlsleben besser umzugehen und stark und gelassen zu sein.	**+ Rock Water**, wenn Sie Ihre wahren Bedürfnisse unterdrücken **+ Aspen**, wenn Sie zusätzlich Angst vor etwas Undefinierbarem haben **+ Walnut**, wenn Sie Angst vor einem Neubeginn haben
Sie sind süchtig danach, geliebt zu werden	**Heather** Seite 108	Ich bin mein eigener Mittelpunkt und liebe mich.	Heather unterstützt, von der Meinung und dem Wohlwollen anderer unabhängig zu werden.	**+ Chicory**, wenn Sie – auch ungefragt – alles für andere machen, damit Sie geliebt werden **+ Walnut**, wenn Sie sich deshalb schnell von anderen beeinflussen lassen
Sie brauchen ständig etwas Neues, haben eine Kaufsucht	**Wild Oat** Seite 125	Ich habe alles in mir, ich muss die Schätze nur bergen.	Wild Oat unterstützt, Prioritäten im Leben zu setzen; die Bach-Blüte hilft, bei Entzug durchzuhalten.	**+ Heather**, wenn Sie sich dadurch Anerkennung verschaffen wollen **+ Pine**, wenn Ihre Sucht mit einem anschließenden Schuldgefühl einhergeht

[1] **Bach-Blüten können bei Süchten unterstützen, sie ersetzen aber nicht den Therapeuten.**

Trauer/Traurigkeit

Einsamkeit

Beschreibung	BACH-BLÜTE	Affirmation	Zusätzlich	Blüten-Kombinationen
tiefe Trauer, z. B. wegen des Verlustes eines geliebten Menschen	**Sweet Chestnut** Seite 120	Ich kenne nicht die Antwort auf meine Fragen, ich vertraue dem Leben.	Sweet Chestnut unterstützt, einen Weg aus der Trauer zu finden.	+ **Gorse**, wenn Sie hoffnungslos verzweifelt sind + **Star of Bethlehem**, wenn die Ursache der Trauer ein Trauma ist
Sie schaffen es nicht, aus Ihrer Trauer, die ihre Ursache in der Vergangenheit hat, herauszukommen	**Honeysuckle** Seite 109	Ich lasse die Trauer der Vergangenheit los und wende mich dem Leben zu.	Honeysuckle ist auch ein gutes Mittel gegen Heimweh.	+ **Wild Oat**, wenn Ihnen das Ziel im Leben fehlt + **White Chestnut**, wenn sich alle Gedanken zwingend um die Trauer aus der Vergangenheit drehen
Sie sind traurig, weil Sie ein erlebtes Trauma, z. B. eine Trennung, noch nicht überwunden haben	**Star of Bethlehem** Seite 119	Ich lasse mir Zeit und gebe meiner Lebendigkeit eine Chance.	Star of Bethlehem hilft bei körperlicher Gefühllosigkeit, tauben Extremitäten. Star of Bethlehem ist ein Seelentröster.	+ **Chicory**, wenn Sie sich aufgrund des traumatischen Geschehens und der daraus resultierenden Trauer sehr stark an andere Menschen klammern + **Honeysuckle**, wenn Sie sehr in der Vergangenheit festhängen und es Ihnen schwerfällt, in die Gegenwart zu kommen
plötzliche und grundlose Traurigkeit	**Mustard** Seite 113	Ich nehme meine Trauer an und lasse sie ziehen.	Mustard hilft bei Müdigkeit, Appetitlosigkeit; Mustard-Menschen sind schlapp und antriebsarm.	+ **Gentian**, wenn Sie nicht mehr an eine Besserung glauben, sehr pessimistisch sind + **Clematis**, wenn Sie die Traurigkeit nicht spüren wollen und sich »weg-träumen«
hoffnungslose Traurigkeit	**Gorse** Seite 107	Ich bin traurig, dennoch öffne ich mich für mein Leben und gebe der Freude eine Chance.	Gorse-Menschen leiden still und reden nicht viel mit anderen über ihre Gefühle.	+ **Agrimony**, wenn Sie versuchen so zu tun, als ob nichts wäre + **Sweet Chestnut** bei hoffnungsloser Traurigkeit mit tiefster Verzweiflung + **Olive** bei hoffnungsloser Traurigkeit mit Erschöpfung

Trennung

Beschreibung	BACH-BLÜTE	Affirmation	Zusätzlich	Blüten-Kombinationen
Sie haben Angst vor der Trennung	**Mimulus** Seite 113	Wenn die Zeit gekommen ist, wird aus der Herausforderung eine Chance.	Abgrenzung zu Aspen: Die Angst von Aspen-Menschen ist diffus, die von Mimulus-Menschen ist konkret.	**+ Red Chestnut**, wenn das Wohl der anderen über das eigene geht **+ Larch,** wenn Ihnen der Mut zur Trennung fehlt **+ Rock Rose** bei Angst vor der Trennung mit Panik
Sie hadern mit den Umständen der Trennung und fühlen sich als Opfer	**Willow** Seite 126	Ich fließe mit dem Fluss meines Lebens.	Willow hilft auch bei Herzbeschwerden. Willow fördert die Eigenverantwortung.	**+ Holly,** wenn Rachegedanken, Wut oder/und Eifersucht dazukommen **+ Wild Oat,** wenn Sie sehr ziel- und planlos sind **+ Honeysuckle,** wenn Sie Vergangenes nicht loslassen können
Sie haben Schuldgefühle und/oder ein schlechtes Gewissen, weil Sie sich getrennt haben	**Pine** Seite 116	Ich lerne aus meinem Leben und lasse los.	Pine unterstützt, klar zwischen Ihrer eigenen Verantwortung und der des anderen zu unterscheiden.	**+ White Chestnut**, wenn Sie an nichts anderes denken können **+ Agrimony,** wenn Sie sich nach außen hart geben, die Trennung Sie innerlich aber zerfrisst
Sie können sich nicht entscheiden, ob Sie sich trennen möchten, sprechen aber nicht mit anderen darüber	**Scleranthus** Seite 119	Ich bin in meiner Mitte und bin klar.	Abgrenzung zu Cerato: Cerato-Menschen lassen sich beraten, weil sie ihrem Gefühl nicht trauen, Scleranthus-Menschen können nicht darüber sprechen.	**+ Wild Oat**, wenn Sie nicht wissen, wie es weitergehen soll **+ Walnut,** wenn Sie Angst vor der Veränderung haben **+ Honeysuckle,** wenn Sie gedanklich zu sehr an der Vergangenheit hängen
Sie haben die Trennung noch nicht verkraftet	**Star of Bethlehem** Seite 119	Mit der Zeit lasse ich los und verstehe.	Star of Bethlehem hilft gut am Anfang einer Trennung – hier können Sie eventuell auch die Rescue-Tropfen (Seite 127) einsetzen.	**+ Wild Oat**, wenn Sie nicht wissen, wie es weitergehen soll **+ Walnut,** wenn Sie sich scheuen, Veränderungen zu akzeptieren **+ Agrimony,** wenn Sie so tun, als würde es Ihnen gut gehen, obwohl Sie weinen könnten

Einsamkeit

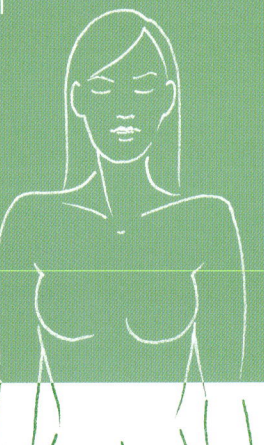

Überempfindlichkeit

Hier geht es um zwei Formen der Überempfindlichkeit: Das eigentliche Anliegen Bachs war, Menschen zu helfen, die überempfindlich gegenüber den Ideen und Einflüssen anderer reagieren. Für sie sind die rechts genannten Blüten gedacht. Heute hat sich aber das Spektrum der Überempfindlichkeit erweitert und damit auch die Anzahl der hilfreichen Blüten.

Überempfindlichkeit

Eine Art der Überempfindlichkeit ist, auf Bemerkungen, Hinweise oder Ideen von anderen Menschen sehr empfindlich zu reagieren. Diese Menschen unterliegen den Einflüssen anderer zu sehr. Sie sind dünnhäutig und gereizt oder ziehen sich in ihr Schneckenhaus zurück. Es fällt ihnen schwer, sich abzugrenzen, Nein zu sagen, zu sich und zu ihrer Meinung zu stehen. Daraus können zum Beispiel Symptome wie Stress, Nervosität, Ungeduld und Schlafstörungen, aber auch Hyperaktivität, Anspannung oder Aggression entstehen. Diese Reaktionen kann man als Versuch werten, der Überempfindlichkeit Herr zu werden. Sie sind teilweise unangemessen, und die Menschen ernten bei ihren Mitmenschen deshalb wenig Verständnis oder gar Zuspruch. Überempfindlich kann man aber auch auf Kritik reagieren, was meist mit mangelndem Selbstbewusstsein zusammenhängt.

Empathie

Edward Bach hat die Bach-Blüten mithilfe seiner sehr ausgeprägten sensitiven Fähigkeiten gefunden. Er konnte die Schwingungen der Pflanzen wahrnehmen und die Wirkungsweise der jeweiligen Pflanzen sofort spüren. Empathische Menschen wie Edward Bach sind Menschen mit einem hohen Einfühlungsvermögen und der Fähigkeit, andere Menschen ganzheitlich zu erfassen und deren Gefühle zu verstehen. Viele behaupten, die Ausprägung der empathischen Menschen heute sei größer als noch vor zwanzig, dreißig Jahren. Es würden außerdem immer mehr Menschen mit sehr ausgeprägten empathischen Fähigkeiten geboren. Menschen mit diesem Einfühlungsvermögen nehmen die Stimmungen und Gefühle anderer wahr und laufen oftmals Gefahr, sich durch ihr sensibles Sein nach außen nicht klar abgrenzen zu können. Sie reagieren manchmal überempfindlich, sensibel,

nervös, angespannt und gereizt und erschweren sich
und anderen den Umgang miteinander.
Grundsätzlich zählt Einfühlungsvermögen heute zu den
gefragten Fähigkeiten. Es ist sowohl im täglichen Miteinander als auch im Berufsleben wichtiger denn je. Es
gehört zu einer sozialen Kompetenz, andere Menschen
zu verstehen, ihnen zuhören zu können, Unterstützung
und Trost zu spenden und respektvoll und achtsam im
Umgang mit den Mitmenschen zu sein.

Blüten bei Überempfindlichkeit nach Bach

Eine der Bach-Blüten, die Edward Bach dieser Kategorie zuordnete, ist **Centaury**. Centaury-Menschen fällt es
schwer, sich von anderen abzugrenzen. Die Blüte unterstützt, die eigenen Grenzen wahrzunehmen, und stärkt
dabei den eigenen Willen. **Agrimony**-Menschen lassen
möglichst niemanden in ihr Innerstes blicken und verstecken sich lieber hinter einer Maske aus Fröhlichkeit
und Freude. **Holly**-Menschen reagieren gereizt und
aggressiv, man findet hier die unverblümte Form der
Überempfindlichkeit. **Walnut**-Menschen sind sehr
empfindlich gegenüber der Intervention anderer Menschen. Sie lassen sich leicht beeinflussen und reagieren
mit Unsicherheit, vor allem bei einer Veränderung der
Lebenssituation oder bei einem Neubeginn.
Je empathischer wir sind, desto wichtiger ist es zum
eigenen Wohlergehen, unsere Grenzen zu erkennen und
gegen andere zu wahren. Die Bach-Blüten unterstützen
uns, dies zu erreichen.

Überempfind-
lichkeit

Aggressionen

Beschreibung	BACH-BLÜTE	Affirmation	Zusätzlich	Blüten-Kombinationen
Aggressionen allgemein	**Holly** Seite 109	Ich atme tief ein und aus und wandle meine Aggression in Sanftmut.	Holly hilft, wenn Kinder nicht ihren Willen bekommen und deshalb herumwüten.	**+ Willow,** wenn die Aggression mit Verbitterung einhergeht **+ Chestnut Bud,** wenn Sie immer wieder unangemessen aggressiv reagieren
Aggressionen sich selbst gegenüber	**Vine** Seite 122	Ich akzeptiere mich und mache alles, so gut ich kann.	Vine-Menschen können mit ihrem harten und herrschsüchtigen Verhalten auch scheinbare Unzulänglichkeiten kompensieren.	**+ Rock Water,** wenn Sie mit sich selbst und anderen Menschen streng sind **+ Oak,** wenn hinter Ihrer Reaktion ein unverrückbares Dogma steht, das Sie nicht loslassen können
Aggressionen mit unkontrollierten Wutanfällen	**Cherry Plum** Seite 102	Ich habe Einfluss auf mein Leben und entscheide über mein Verhalten.	Cherry Plum hilft bei hysterischem Verhalten, Ein- und Durchschlafstörungen, Zittern.	**+ Agrimony,** wenn Sie Ihre Aggressionen verdrängen bzw. versuchen, sie zu verdrängen **+ Red Chestnut,** wenn Sie aggressiv reagieren, weil Sie sich eigentlich Sorgen gemacht haben
Sie reagieren aggressiv, wenn andere Fehler machen	**Beech** Seite 99	Ich weiß, dass jeder sein Bestes gibt.	Beech hilft, einfühlsamer und verständnisvoller zu sein und weniger Druck auf andere auszuüben.	**+ Impatiens,** wenn Sie auf die Fehler anderer aggressiv gereizt und ungeduldig reagieren **+ White Chestnut,** wenn Sie sich hineinsteigern **+ Agrimony,** wenn Ihnen nach Grollen ist, Sie aber versuchen, freundlich zu sein
Aggressionen mit Ungeduld sich selbst und anderen gegenüber	**Impatiens** Seite 111	Jeder Mensch hat sein eigenes Tempo – ich lasse mir Frieden und Zeit.	Impatiens hilft bei Tics, Zuckungen, innerer Unruhe; die Blüte hilft auch hyperaktiven Kindern.	**+ Scleranthus** bei Aggression und Ungeduld gegen sich selbst mit ständigem Stimmungswechsel **+ Water Violet,** wenn Sie dazu tendieren, sich in diesen Situationen über andere zu erheben

Anspannung

Beschreibung	BACH-BLÜTE	Affirmation	Zusätzlich	Blüten-Kombinationen
Sie stehen unter innerem Druck, sind angespannt durch eigene Geschwindigkeit und Ungeduld	**Impatiens** Seite 111	Ich lasse los und lasse Ruhe durch mich fließen.	Impatiens hilft bei nervösen Tics wie Augenzucken, ständigem Räuspern, Fingertrommeln.	**+ Elm** bei Anspannung zusammen mit einer vorübergehenden Überforderung **+ Holly**, wenn Sie zusätzlich gereizt und evtl. auch aggressiv sind
Sie setzen sich unter extremem Druck und haben Angst, durchzudrehen	**Cherry Plum** Seite 102	Ich öffne mich für die Schönheit und Weite und spüre die Erde unter meinen Füßen.	Dauert die Symptomatik länger an, suchen Sie bitte einen Therapeuten auf!	**+ White Chestnut**, wenn Sie an nichts anderes mehr denken können, zu Besessenheit neigen **+ Red Chestnut**, wenn Sie sich zu sehr um andere sorgen **+ Wild Rose**, wenn Panik dazukommt
Anspannung aufgrund von bestimmten Ängsten	**Mimulus** Seite 113	In meiner Angst steckt meine Kraft, jeder Atemzug entspannt mich.	Bei Anspannung vor/bei einer Prüfung helfen auch die Rescue-Tropfen (Seite 127).	**+ Larch** bei Anspannung, die auf Ängsten basiert, kombiniert mit mangelndem Selbstvertrauen **+ Hornbeam**, wenn Sie sich einer Situation nicht gewachsen fühlen
Sie stehen unter Spannung, weil Sie zu viel von sich erwarten	**Rock Water** Seite 118	Ich gebe mir Raum und wachse hinein.	Rock Water hilft bei allen Spannungszuständen im Nacken, in den Gelenken, auch im Kiefer.	**+ Vervain**, wenn Sie sich für eine gute Sache einsetzen **+ Crab Apple** bei Anspannung in Verbindung mit Sauberkeit, Ordnung und Hygiene **+ Vervain**, wenn Sie zu Übereifer neigen
Sie stehen unter Spannung, weil Sie nicht aufhören/aufgeben können, Sie sind verbissen	**Oak** Seite 114	Ich löse mich von meinen Vorstellungen und lasse geschehen.	Oak hilft bei Kieferanspannung, Zähneknirschen.	**+ Agrimony**, wenn Sie versuchen, Ihre Anspannung mit einer Maske aus Fröhlichkeit und Unbekümmertheit zu verdecken **+ Pine**, wenn Sie aufgrund von Schuldgefühlen alles perfekt machen wollen

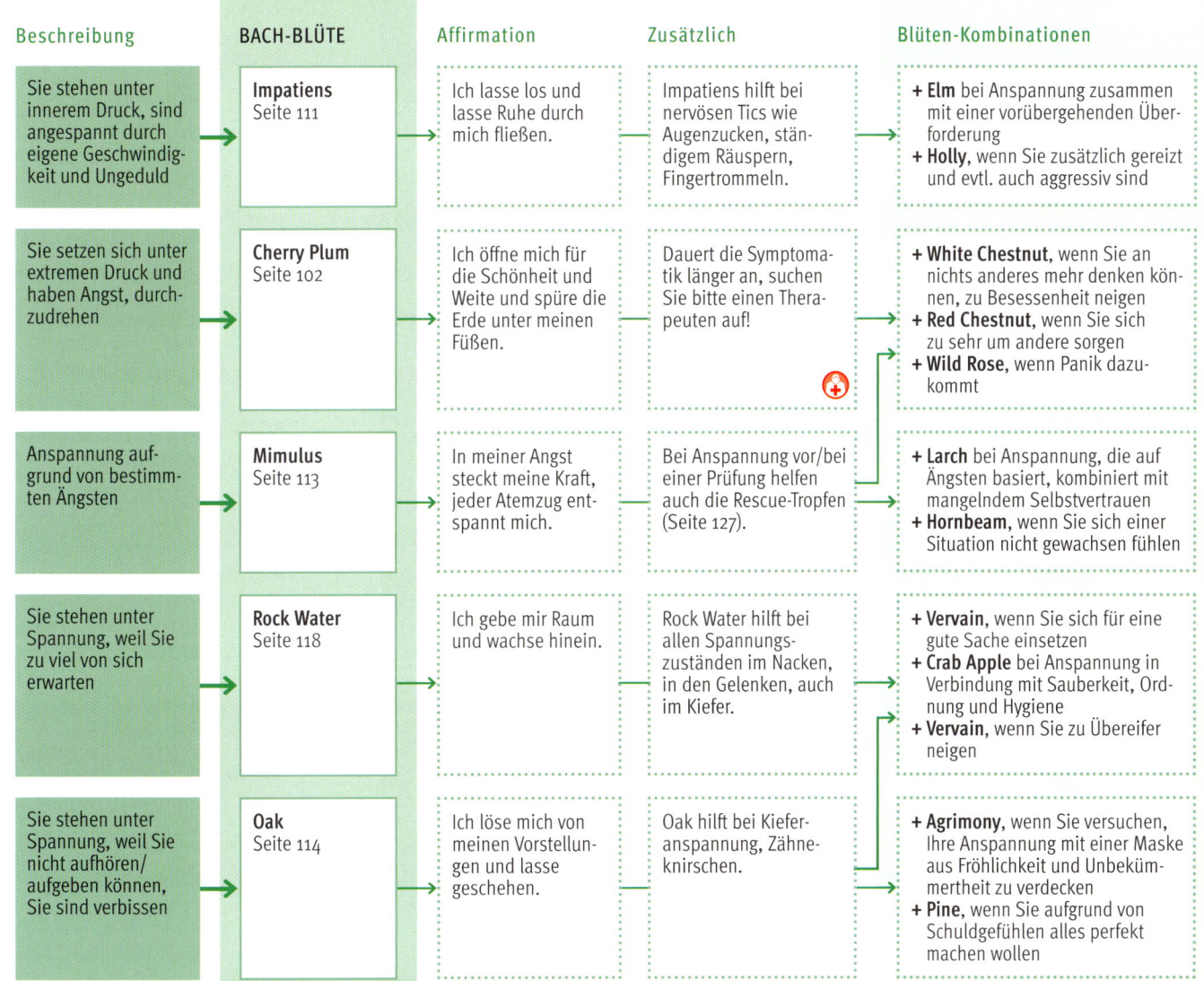

Überempfindlichkeit

Hyperaktivität

Beschreibung	BACH-BLÜTE	Affirmation	Zusätzlich	Blüten-Kombinationen
Hyperaktivität allgemein Sie neigen zu fanatischen Reaktionen, oft für das Gute	**Vervain** Seite 121	Ich entspanne mich und nehme mir Zeit.	Vervain unterstützt, ein gesundes Mittelmaß zu finden.	**+ Holly**, wenn Sie aggressiv, gereizt reagieren **+ Impatiens**, wenn Sie sich gehetzt und getrieben fühlen
Hyperaktivität bei Kindern, sie wüten, schlagen, sind eifersüchtig	**Holly** Seite 109	Für Eltern: Nehmen Sie Ihr Kind in den Arm, auch wenn es sich anfangs etwas wehrt.	Holly unterstützt Kinder in der Trotzphase und wenn sie eifersüchtig auf Geschwisterkinder sind.	**+ Heather** bei aggressiver Hyperaktivität mit Geltungssucht, Kinder wollen immer Mittelpunkt sein **+ Chicory**, wenn die Kinder eigentlich nur geliebt werden wollen
Hyperaktivität mit Hysterie	**Cherry Plum** Seite 102	Ich halte inne und nehme meinen Überaktivismus wahr.	Cherry Plum hilft auch Kindern, die unaufhörlich schreien; die Bach-Blüte hilft, einen inneren Druck abzubauen.	**+ Star of Bethlehem**, wenn damit ein Trauma verdrängt wird **+ White Chestnut**, wenn Sie zu manischen Reaktionen neigen **+ Crab Apple** bei Hyperaktivität mit hysterischen Tendenzen im Ordnungs- und Sauberkeitsbereich
Hyperaktivität mit innerer Unruhe »Nervensäge«	**Impatiens** Seite 111	Ich stehe mit den Füßen auf der Erde, meine Unruhe darf in die Erde fließen.	Impatiens-Kinder sind ständig in Bewegung, können nicht ruhig spielen, sind unkonzentriert (»Zappelphilipp«).	**+ Holly**, wenn Gereiztheit dazukommt **+ Vervain**, wenn Sie verlangen, dass die anderen Menschen genauso schnell, aktiv und engagiert sein müssen wie Sie selbst
Hyperaktivität mit Dominanz, Rechthaberei, Sie wollen stets Ihren Willen durchsetzen, sind ein »Haustyrann« [1]	**Vine** Seite 122	Ich beachte die Bedürfnisse und Wünsche anderer Menschen und lasse los.	Vine-Kinder sind immer Häuptling, nie Indianer; alle müssen sich nach ihren Wünschen richten; sie sind bockig.	**+ Beech**, wenn Intoleranz dazukommt **+ Willow**, wenn Verbitterung dazukommt

[1] *siehe auch Herrschsucht, Seite 28*

Nervosität

Beschreibung	BACH-BLÜTE	Affirmation	Zusätzlich	Blüten-Kombinationen
Sie sind nervös, weil Sie Stress haben	**Elm** Seite 106	Ich atme tief ein und aus und mache einen Schritt nach dem anderen.	Elm hilft, den hohen Anspruch an sich selbst zu relativieren, und unterstützt beim Stressabbau und somit bei der Verringerung der Nervosität.	**+ Impatiens** bei Nervosität mit Ungeduld und Gereiztheit **+ Holly** bei Nervosität mit aggressivem Verhalten
große innere Unruhe und Anspannung, Ungeduld	**Impatiens** Seite 111	Alles geschieht zur richtigen Zeit, ich zentriere mich und bin ganz bei mir.	Impatiens verhilft zu Besonnenheit und innerer Ruhe, auch in Stresssituationen.	**+ Elm** bei Nervosität mit dem Gefühl, dass Sie den Anforderungen nicht gewachsen sind **+ White Chestnut**, wenn Sie sich auch gedanklich nicht lösen können
Sie sind bei großen Menschenansammlungen nervös	**Mimulus** Seite 113	Ich spüre mich in meiner Mitte und bin ein Teil der Menge.	Mimulus unterstützt, bei Menschenmengen besser gewappnet zu sein.	**+ Crab Apple**, wenn Sie viele Eindrücke und Stimmungen von außen aufnehmen und sich ihrer nicht erwehren können
Sie sind nervös, weil Sie sich so sehr um andere sorgen	**Red Chestnut** Seite 116	Ich bin für … (den anderen) da, wenn er/sie mich braucht, ich kenne nicht sein/ihr Schicksal.	Red Chestnut-Menschen neigen dazu, eine Situation zu dramatisieren – das kann auch zu Schlafstörungen führen.	**+ Cherry Plum**, wenn Sie das Gefühl haben, wahnsinnig zu werden **+ Impatiens**, wenn noch Unruhe dazukommt
Nervosität vor einer Rede, einem Auftritt	**Larch** Seite 112	Meine Füße berühren die Erde, ich bin klar und atme tief ein und aus.	Hier können auch die Rescue-Tropfen (Seite 127) helfen.	**+ Rock Rose**, wenn Sie vor Nervosität panisch werden **+ Clematis**, wenn Sie zu Ohnmacht neigen

Überempfind-
lichkeit

Stress

überempfind-
lichkeit

Beschreibung	BACH-BLÜTE	Affirmation	Zusätzlich	Blüten-Kombinationen
Stress und Hektik	**Impatiens** Seite 111	Ich nehme mir Zeit.	Impatiens unterstützt, langsam(er), ruhig(er) und geduldig(er) zu werden.	**+ Elm** bei Stress mit dem Gefühl der Überforderung **+ Willow**, wenn Sie das Gefühl haben, nicht selbstbestimmt zu sein
Sie sind gestresst, weil Sie sich überfordert fühlen	**Elm** Seite 106	Ich schaffe meine Aufgabe und es geht mir gut dabei.	Abgrenzung: Olive-Menschen sind aufgrund starker geistiger, körperlicher oder seelischer Anstrengung überfordert; Elm-Menschen sind überfordert, weil sie sich mit ihrer Aufgabe so stark identifizieren, dass sie die Grenzen der Belastbarkeit nicht mehr wahrnehmen.	**+ Larch**, wenn Sie meinen, nicht gut genug für die Aufgabe zu sein **+ Agrimony**, wenn Sie die Überforderung nicht zugeben können
Sie sind gestresst, weil Sie überlastet und erschöpft sind	**Olive** Seite 115	Ich nehme mir Zeit und bin achtsam mit mir.		**+ Vervain**, wenn Sie unter Leistungszwang stehen **+ Red Chestnut**, wenn Ihnen das Wohl der anderen wichtiger ist als das eigene, z. B. bei der Pflege eines Angehörigen
Sie sind gestresst, weil Sie nicht aufhören können Stress aus Ehrgeiz	**Oak** Seite 114	Ich erkenne meine Grenzen und respektiere sie.	Oak hilft aufzuhören, sich Pausen zu gönnen und sich weniger unter Druck zu setzen.	**+ Centaury**, wenn Sie es nicht schaffen, sich von den Erwartungen anderer abzugrenzen **+ Olive**, wenn Sie zusätzlich erschöpft sind **+ Vervain**, weil es doch für einen guten Zweck ist
Sie sind gestresst, weil Sie Ihre Gefühle unterdrücken	**Cherry Plum** Seite 102	Ich bin ganz da, und meine Gefühle gehören alle zu mir.	Cherry Plum unterstützt, unterdrückte Gefühle wahrzunehmen und sie zu zeigen.	**+ Water Violet**, wenn Sie sich nicht mitteilen, sondern in sich selbst zurückziehen **+ Sweet Chestnut**, wenn Sie verzweifelt sind

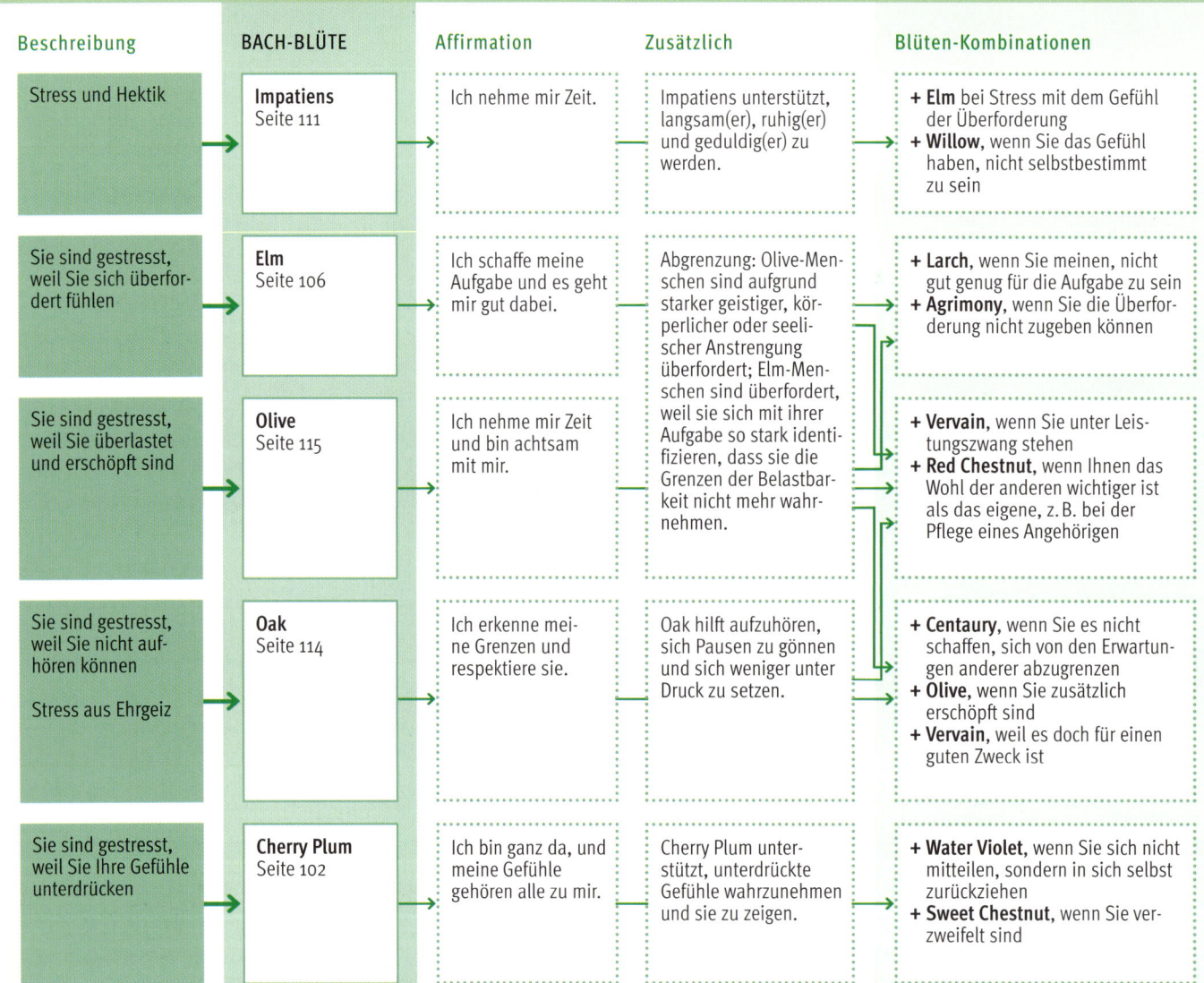

Stress

Beschreibung	BACH-BLÜTE	Affirmation	Zusätzlich	Blüten-Kombinationen
Stress aus Schuld-gefühl	**Pine** Seite 116	Ich weiß um meine Verantwortung und werde sie mit Ruhe tragen.	Durch Stress und Schuldgefühle können auch sexuelle Störungen entstehen.	**+ Star of Bethlehem**, wenn ein nicht verarbeitetes Trauma dahintersteht **+ White Chestnut**, wenn man an nichts anderes mehr denken kann
Sie geraten in Stress, weil Sie immer wie-der das Gleiche falsch machen	**Chestnut Bud** Seite 102	Ich erkenne meinen Fehler und brauche ihn nicht mehr zu wiederholen – so kann Ruhe ein-kehren.	Chestnut Bud unter-stützt, aus Fehlern zu lernen und dadurch Wiederholungen zu vermeiden.	**+ Agrimony**, wenn Sie so tun, als ob das Ihnen nichts ausmacht **+ Cerato**, wenn Sie es eigentlich besser wissen, aber Ihrer Intui-tion nicht trauen
Stress aus Angst vor etwas	**Mimulus** Seite 113	Ruhig begegne ich der Angst und lasse sie los.	Abgrenzung zu Aspen: Die Ängste von Aspen-Menschen sind diffus ohne realen Hinter-grund, die Ängste von Mimulus-Menschen sind konkret.	**+ Walnut**, wenn Sie Angst vor Neuem haben **+ Water Violet**, wenn Sie sich nicht mitteilen, sondern in sich selbst zurückziehen
Sie sind gestresst, weil Sie sich gegen Veränderungen wehren	**Walnut** Seite 122	Gelassen schaue ich Neuem ins Gesicht.	Walnut unterstützt, mehr zu sich selbst zu stehen, sich nicht so sehr beeinflussen zu lassen und Neues im Leben zu integrieren.	**+ Wild Oat**, wenn Sie Ihr Ziel noch nicht vor Augen haben **+ Scleranthus**, wenn Sie sich nicht entscheiden können
Sie sind gestresst, weil Sie meinen, nicht gut genug zu sein	**Larch** Seite 112	In meiner Kraft finde ich meine Ruhe.	Larch unterstützt das Selbstwertgefühl und fördert so eine gesunde Körperhaltung.	**+ Mimulus**, wenn die Angst zu ver-sagen dazukommt **+ Rock Water**, wenn Sie versuchen, die Situation mit übertriebenem Eifer zu kompensieren

Überempfind-lichkeit

Überempfindlichkeit

Beschreibung	BACH-BLÜTE	Affirmation	Zusätzlich	Blüten-Kombinationen
Sie sind überempfindlich gegen Kritik und neigen dazu, sich sofort schuldig zu fühlen	**Pine** Seite 116	Ich stehe zu mir und kann Kritik zulassen.	Pine-Menschen haben oft ein schlechtes Gewissen und machen sich – unberechtigt – Vorwürfe.	**+ Larch** bei Überempfindlichkeit mit Schuldgefühlen und mangelndem Selbstvertrauen **+ Rock Water,** wenn Sie alles perfekt machen wollen **+ Willow,** wenn Sie sich der Kritik machtlos ausgeliefert fühlen
Sie reagieren überempfindlich, weil Sie sich gerade in einem Wandlungsprozess befinden	**Walnut** Seite 122	Ich achte auf meine Bedürfnisse und bin stabil.	Walnut hilft auch bei Lebensübergängen, an denen man öfter instabiler ist als sonst, z. B. Pubertät, Klimakterium, Übergang zur Rente.	**+ Aspen,** wenn Sie sich sehr dünnhäutig fühlen **+ Elm,** wenn Sie sich in diesem Prozess zeitweise überfordert fühlen
Sie reagieren überempfindlich, weil Sie sich nicht angemessen beachtet fühlen	**Heather** Seite 108	Ich sehe mich und kann zurücktreten.	Heather-Menschen stehen gern im Mittelpunkt und können schlecht allein sein.	**+ Agrimony,** wenn Sie so tun, als ob Ihnen das gar nichts ausmacht **+ Mustard,** wenn Sie dadurch depressiv werden
Sie reagieren überempfindlich, weil andere Ihre Leistungen missachten oder herabsetzen	**Larch** Seite 112	Ich weiß um meine Fähigkeiten und ruhe in mir.	Larch hilft bei Haltungsproblemen, z. B. Verspannung durch hochgezogene Schultern.	**+ Water Violet,** wenn Sie sich deshalb zurückziehen **+ Walnut,** wenn Sie sich deshalb zu sehr von anderen beeinflussen lassen
Sie tendieren dazu »einzuschnappen«	**Holly** Seite 109	Ich öffne mich für die Meinungen anderer Menschen und öffne meinen Blick in alle Richtungen.	Holly hilft bei Tendenz zu Bluthochdruck.	**+ Heather,** wenn Sie sich nicht geliebt und anerkannt fühlen **+ Agrimony,** wenn Sie dennoch gute Miene zum Spiel machen

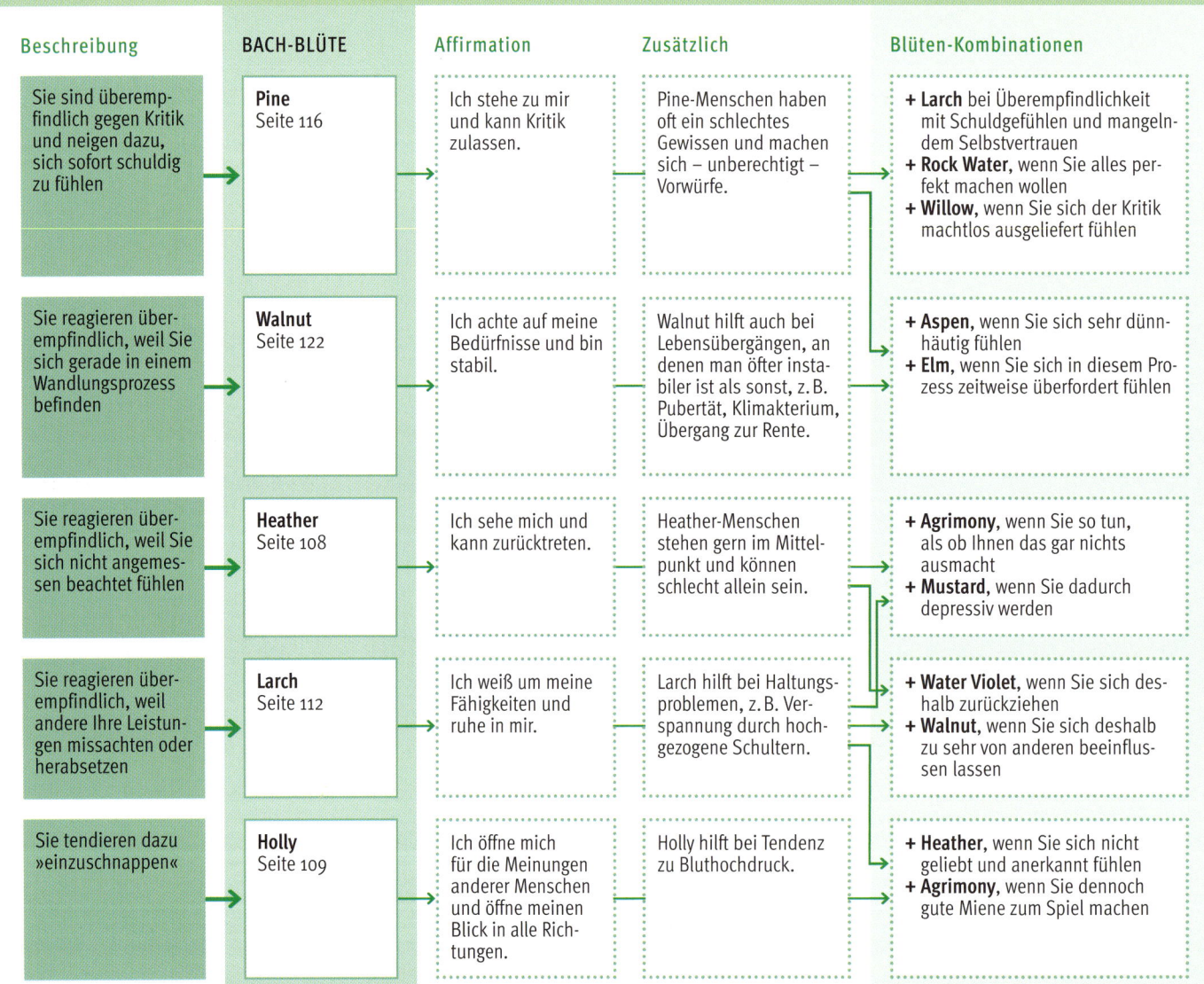

Ungeduld

Beschreibung	BACH-BLÜTE	Affirmation	Zusätzlich	Blüten-Kombinationen
Ungeduld mit anderen	**Impatiens** Seite 111	Die Vielfalt macht die Menschen aus – ich bin geduldig.	Impatiens führt zu mehr Gelassenheit und Umsicht.	**+ Holly,** wenn Sie dabei aggressiv reagieren **+ Vervain** bei Ungeduld mit Tendenz zum Übereifer **+ Beech,** wenn Sie zudem kein Mitgefühl haben
Ungeduld mit sich selbst	**Vervain** Seite 121	Ich gebe mir selbst Zeit.	Vervain hilft bei Spannungszuständen wie Muskelverspannungen oder Ein- und Durchschlafstörungen.	**+ Chestnut Bud,** wenn Sie immer die gleichen Fehler machen **+ Oak,** wenn Sie Ihren eigenen Vorstellungen nicht entsprechen
Sie sind ungeduldig, weil Sie immer einen Schritt weiter und schneller sind als die anderen	**Chestnut Bud** Seite 102	Ich lasse jedem seine Zeit – indem ich langsam bin/ werde, lerne ich.	Chestnut-Bud-Menschen sind meist zu schnell, um eigene Erfahrungen zu verarbeiten, deshalb wiederholen sie häufig Fehler.	**+ Water Violet,** wenn Sie das Gefühl haben, sich lieber allein um alles kümmern zu wollen, weil Sie allein schneller und besser sind **+ Vervain,** wenn Sie sich dabei selbst auf die Nerven gehen
Ungeduld mit Aggressionen	**Holly** Seite 109	Ich bin in mir zu Hause und lasse anderen und mir Raum.	Holly unterstützt, eine positivere und mitfühlendere Haltung gegenüber anderen Menschen zu bekommen.	**+ Centaury** bei aggressiver Ungeduld, weil es Ihnen nicht gelingt, sich von anderen abzugrenzen **+ Heather,** wenn Sie mit Ihrer Ungeduld allen beweisen müssen, wie gut Sie sind
Ungeduld aus Angst, etwas zu verpassen	**Mimulus** Seite 113	Alles kommt zum richtigen Zeitpunkt.	Mimulus-Menschen sind sehr empfindsam, das kann zu übertriebener Ängstlichkeit führen.	**+ Larch,** wenn die ungeduldige Angst, etwas zu verpassen, mit mangelndem Selbstwertgefühl einhergeht **+ White Chestnut,** wenn Sie an nichts anderes mehr denken können

Überempfind-lichkeit

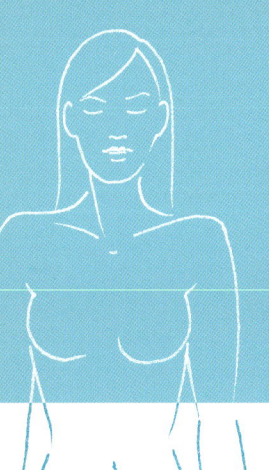

Mutlosigkeit

Jeder kennt in seinem Leben Zeiten der Mutlosigkeit und Verzweiflung. Es sind Zeiten, in denen wir nur Hindernisse auf dem Weg sehen, aus Problemen werden Katastrophen, wir fühlen uns niedergeschlagen. Es fällt schwer, wieder Mut zu fassen und dem Leben eine neue Richtung zu geben. Die Blüten von Bach helfen, daraus gestärkt hervorzugehen.

Hoher Anspruch

Schon als Kind ist es nicht immer selbstverständlich, in seinen Fähigkeiten gestärkt und bekräftigt zu werden. Oft entsprechen die Kinder nicht den Vorstellungen der Eltern und Lehrer, positives Feedback ist für manche Kinder eine Seltenheit. In der Ausbildung wird uns fortwährend gezeigt, wer der Meister und wer der Schüler ist. Die Fähigkeiten, die wir haben, sind nicht immer die, die von uns verlangt werden. Manchmal stellen wir dann als Erwachsene zu hohe Ansprüche an uns selbst. Es mangelt uns an Selbstvertrauen und wir entmutigen uns fortwährend, indem wir meinen, alles sofort und in Spitzenleistung vollbringen zu müssen – selbstverständlich in atemberaubender Geschwindigkeit, dabei gut aussehend und immer Intelligentes von uns gebend. Die Bach-Blüten unterstützen Menschen, die Defizite in ihrem Verhalten, die zu Mutlosigkeit führen, aufzudecken.

Fehlender Widerstand

Hat Mutlosigkeit im Leben Einzug gehalten, fehlt es an Widerstand und Hoffnung, an Kraft und wachen Lebensgeistern. Wir fühlen uns von einer Situation bedroht und stehen ihr hilflos gegenüber. Außerstande zu agieren, können wir bestenfalls reagieren. Das Gefühl, die Fäden halten andere in den Händen, formt sich immer stärker im Bewusstsein. Es mangelt an positiven Gedanken, die helfen können, das Steuer herumzureißen, um dem Geschehen eine andere Wendung zu geben. Misserfolge, mangelnde Durchsetzungskraft, Erschöpfung und Überforderung können sowohl durch Mutlosigkeit entstehen als auch Mutlosigkeit zur Folge haben. Hinter der Tendenz zur Opferbereitschaft steht ebenfalls oft fehlender Mut. Sich gegen andere zu behaupten, für sich selbst einzustehen und klar seine Meinung zu vertreten, das braucht Courage und Entschlossenheit. Die Folgen von Mutlosigkeit können zusätzlich mangelnde Antriebskraft oder ein Schuldgefühl sein. Langsam schleicht sich Verzweiflung ein.

Blüten bei Mutlosigkeit nach Bach

Folgende Blüten ordnete Bach der Mutlosigkeit zu:
Larch lässt den Selbstwert erkennen und mindert die Erwartung von Fehlschlägen und Misserfolgen. **Willow** hilft uns, aus der Opferrolle herauszutreten und die eigene Verantwortung zu erkennen. Somit sind wir bereit, für unser Leben und unseren Erfolg selbst einzustehen. **Pine** relativiert Schuldgefühle und Selbstvorwürfe und damit verbundene Mutlosigkeit, **Star of Bethlehem** unterstützt, den ersten Schock zu überwinden, und **Elm** hilft, maßvoll mit den vorhandenen Ressourcen umzugehen, das heißt Überforderung zu vermeiden und auf unsere Kraft zu achten, um der Mutlosigkeit zu entgehen. **Crab Apple** unterstützt, die eigene moralische Messlatte auf ein verträglicheres Niveau zu bringen. **Oak** lässt Menschen, die zwar willens- und leistungsstark sind, ihre Grenzen erkennen und verhindert dadurch, dass sie sich nicht durch stetes Überschreiten derselbigen entmutigen. **Sweet Chestnut** gibt in der tiefsten Verzweiflung und Mutlosigkeit wieder Kraft und Durchhaltevermögen und schenkt uns manchmal das Erkennen eines Sinns im Leiden.
Die Blüten Edward Bachs unterstützen uns, mutig und kraftvoll neue Wege zu beschreiten und selbst Verantwortung für unser Leben zu übernehmen.

Mutlosigkeit

Antriebslosigkeit [1]

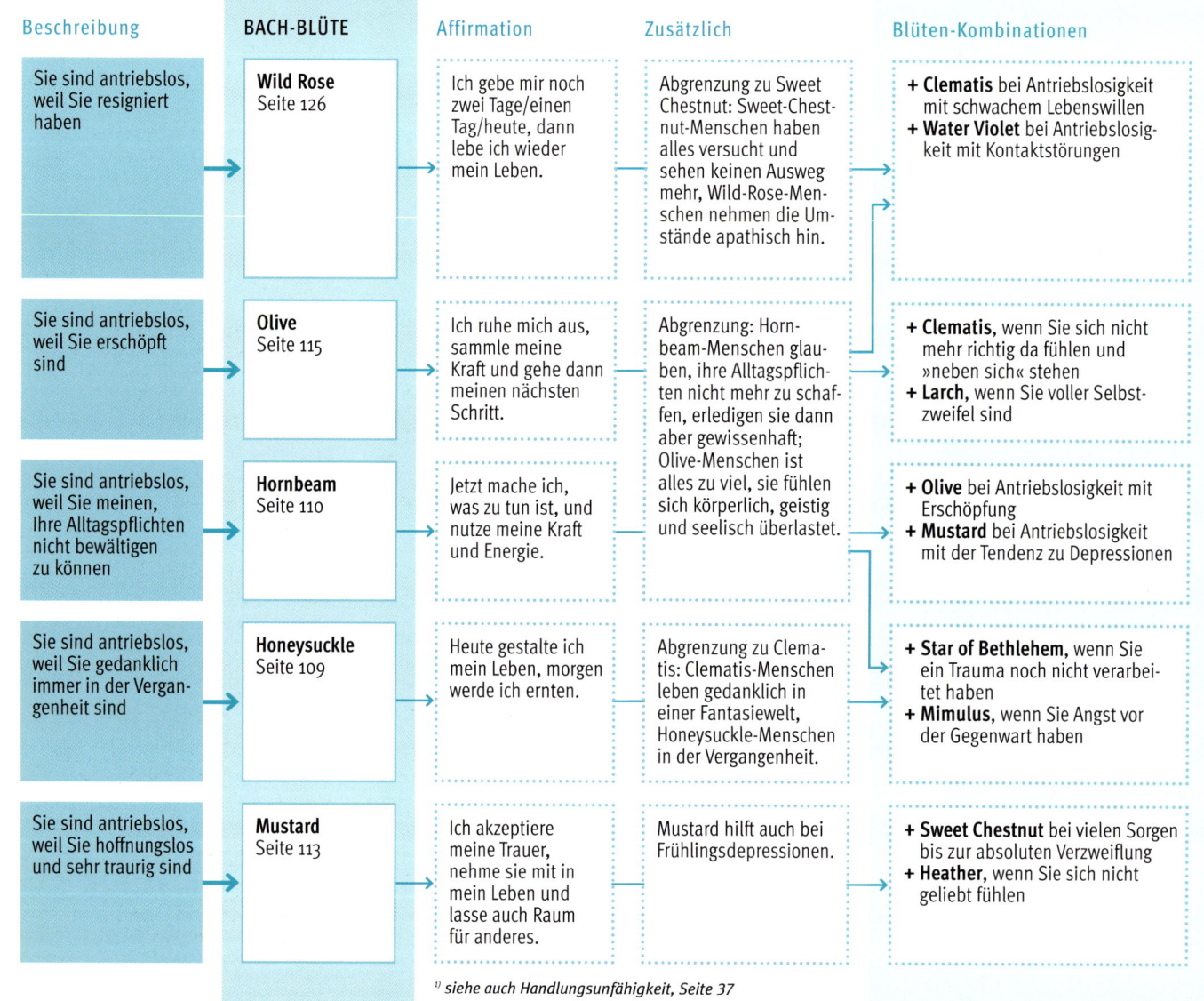

Beschreibung	BACH-BLÜTE	Affirmation	Zusätzlich	Blüten-Kombinationen
Sie sind antriebslos, weil Sie resigniert haben	**Wild Rose** Seite 126	Ich gebe mir noch zwei Tage/einen Tag/heute, dann lebe ich wieder mein Leben.	Abgrenzung zu Sweet Chestnut: Sweet-Chestnut-Menschen haben alles versucht und sehen keinen Ausweg mehr, Wild-Rose-Menschen nehmen die Umstände apathisch hin.	**+ Clematis** bei Antriebslosigkeit mit schwachem Lebenswillen **+ Water Violet** bei Antriebslosigkeit mit Kontaktstörungen
Sie sind antriebslos, weil Sie erschöpft sind	**Olive** Seite 115	Ich ruhe mich aus, sammle meine Kraft und gehe dann meinen nächsten Schritt.	Abgrenzung: Hornbeam-Menschen glauben, ihre Alltagspflichten nicht mehr zu schaffen, erledigen sie dann aber gewissenhaft; Olive-Menschen ist alles zu viel, sie fühlen sich körperlich, geistig und seelisch überlastet.	**+ Clematis**, wenn Sie sich nicht mehr richtig da fühlen und »neben sich« stehen **+ Larch**, wenn Sie voller Selbstzweifel sind
Sie sind antriebslos, weil Sie meinen, Ihre Alltagspflichten nicht bewältigen zu können	**Hornbeam** Seite 110	Jetzt mache ich, was zu tun ist, und nutze meine Kraft und Energie.		**+ Olive** bei Antriebslosigkeit mit Erschöpfung **+ Mustard** bei Antriebslosigkeit mit der Tendenz zu Depressionen
Sie sind antriebslos, weil Sie gedanklich immer in der Vergangenheit sind	**Honeysuckle** Seite 109	Heute gestalte ich mein Leben, morgen werde ich ernten.	Abgrenzung zu Clematis: Clematis-Menschen leben gedanklich in einer Fantasiewelt, Honeysuckle-Menschen in der Vergangenheit.	**+ Star of Bethlehem**, wenn Sie ein Trauma noch nicht verarbeitet haben **+ Mimulus**, wenn Sie Angst vor der Gegenwart haben
Sie sind antriebslos, weil Sie hoffnungslos und sehr traurig sind	**Mustard** Seite 113	Ich akzeptiere meine Trauer, nehme sie mit in mein Leben und lasse auch Raum für anderes.	Mustard hilft auch bei Frühlingsdepressionen.	**+ Sweet Chestnut** bei vielen Sorgen bis zur absoluten Verzweiflung **+ Heather**, wenn Sie sich nicht geliebt fühlen

[1] *siehe auch Handlungsunfähigkeit, Seite 37*

Erschöpfung

Beschreibung	BACH-BLÜTE	Affirmation	Zusätzlich	Blüten-Kombinationen
Sie sind müde, körperlich, geistig und/oder seelisch erschöpft, z. B. durch Aufopferung, Krankenpflege, totale Verausgabung (auch energetisch)	**Olive** Seite 115	Ich teile mir meine Kraft gut ein.	Olive hilft bei schwachem Immunsystem, allen Erschöpfungssymptomen.	+ **Wild Rose**, wenn Teilnahmslosigkeit und Apathie dazukommen + **Star of Bethlehem** in Verbindung mit einem Trauma, mit Tod, Schock
Sie sind durch die gegenwärtige Situation, Stress erschöpft, Sie können nicht delegieren	**Elm** Seite 106	Ich schaffe meine Aufgabe und gebe Pflichten dankend weiter.	Abgrenzung: Hornbeam-Menschen kommen ihre Alltagspflichten unüberwindbar vor, sie werden dann aber trotzdem erledigt; Elm-Menschen haben den Zustand von Überforderung nur vorübergehend bei einem speziellen Projekt.	+ **Gorse**, wenn Sie nicht mehr an einen guten Ausgang glauben, wenn Hoffnungslosigkeit dazukommt + **Olive**, wenn absolute Erschöpfung dazukommt
Sie fühlen sich den täglichen Pflichten nicht gewachsen (vor allem morgens)	**Hornbeam** Seite 110	Ich schaffe meinen Tag mit Leichtigkeit.		+ **Larch**, wenn Sie wenig Selbstvertrauen haben + **Mimulus** bei Erschöpfung mit Versagensangst
Überforderung durch andere Menschen, fehlende Abgrenzung, Sie können nicht Nein sagen	**Centaury** Seite 100	Ich erkenne meine Bedürfnisse.	Hier helfen Aura-Übungen zur Stärkung des Energiefeldes (Literatur, Seite 128).	+ **Pine**, wenn Schuldgefühle dazukommen + **Larch**, um die Selbstbestimmung zu unterstützen + **Agrimony**, wenn Sie so tun, als mache es Ihnen nichts aus
Erschöpfung durch zu viel Ehrgeiz	**Oak** Seite 114	Ich lasse los und lasse geschehen.	Oak hilft bei Ein- und Durchschlafstörungen, Bluthochdruck, Verkrampfungen.	+ **Rock Water**, wenn Sie eine krankhafte Disziplin sich selbst gegenüber haben + **Vine**, wenn Sie Disziplin von anderen verlangen

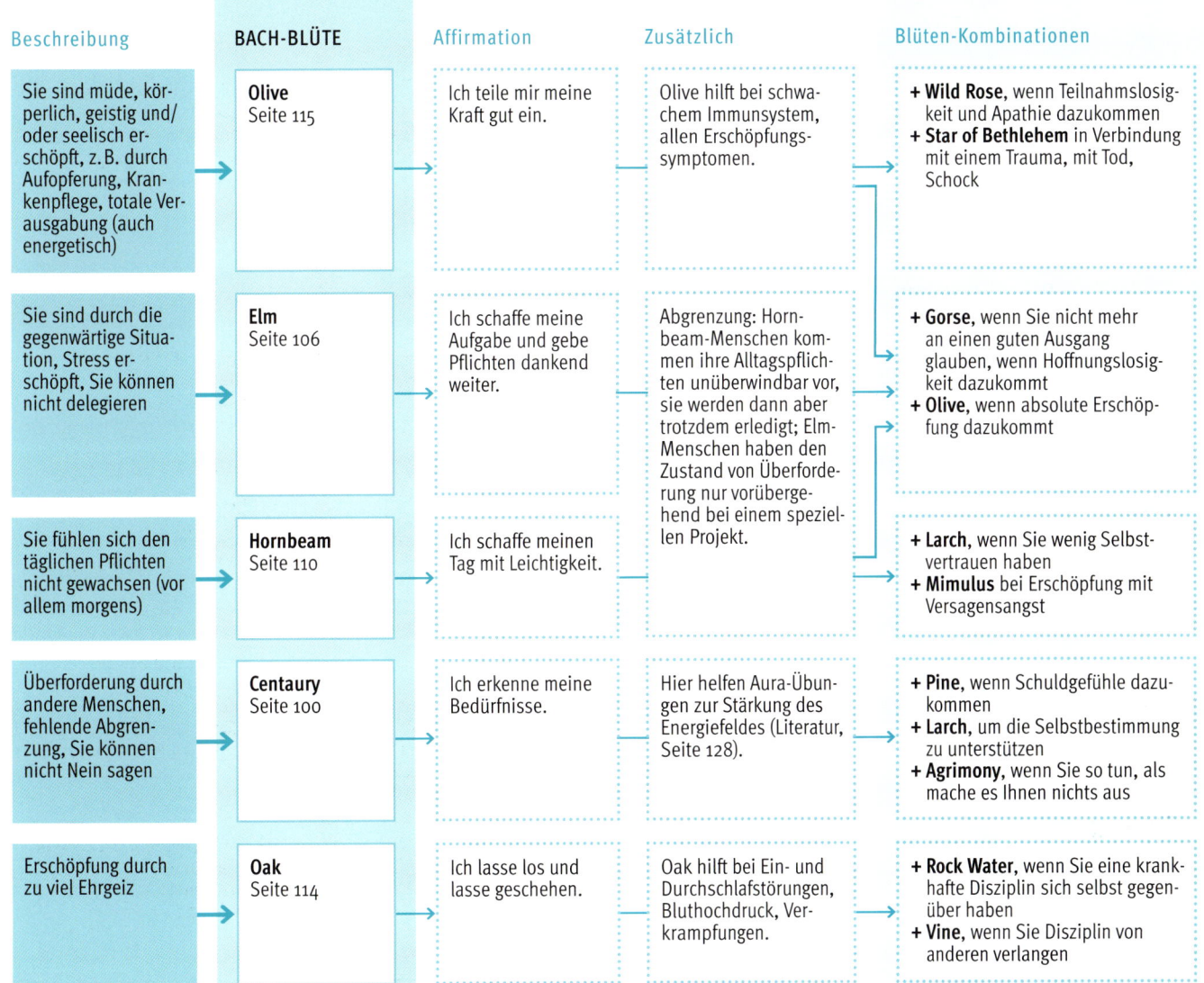

Mutlosigkeit

Misserfolg

Beschreibung	BACH-BLÜTE	Affirmation	Zusätzlich	Blüten-Kombinationen
Sie rechnen mit einem Misserfolg, weil Sie sich die Aufgabe nicht zutrauen (mangelndes Selbstwertgefühl)	**Larch** Seite 112	Ich habe Erfolg.	Kann durch übermäßigen Gebrauch von Stimulantien wie Kaffee, Süßes oder Alkohol begleitet sein.	**+ Hornbeam**, wenn Sie schon vorher die Aufgabe für zu schwer halten **+ Mimulus**, wenn Angst vor dem Versagen dazukommt
Sie glauben nicht mehr an einen Erfolg (z.B. chronische Krankheiten)	**Gorse** Seite 107	Ich gebe mich dem Leben hin und lasse Gutes für mich in mein Leben.	Abgrenzung zu Gentian: Gentian-Menschen sind grundsätzlich pessimistisch und ersparen sich so die Enttäuschung, Gorse-Menschen glauben nicht mehr an den Erfolg.	**+ Chestnut Bud**, wenn Sie immer die gleichen Fehler machen **+ Wild Rose**, wenn Sie innerlich kapitulieren
Sie haben (vorübergehend) das Gefühl, Ihre Aufgabe nicht zu schaffen und rechnen deshalb mit einem Misserfolg	**Elm** Seite 106	Meine Fähigkeiten führen mich zum Erfolg.	Abgrenzung: Hornbeam-Menschen sind vor allem morgens überfordert, schaffen ihre Aufgaben dann aber in der Regel doch; Elm-Menschen überschreiten immer wieder ihre Grenzen (eher akut).	**+ Olive** bei Misserfolg mit Erschöpfung **+ Larch**, wenn Mangel an Selbstvertrauen die Ursache ist
Sie rechnen mit dem Misserfolg, schon bei den Gedanken an die Aufgabe fühlen Sie sich überfordert	**Hornbeam** Seite 110	Mit Leichtigkeit erreiche ich heute mein Ziel.		**+ Mimulus**, wenn Angst vor dem Misserfolg und dem Versagen dazukommt
Sie haben Angst vor dem Misserfolg	**Mimulus** Seite 113	Frei von Angst gehe ich dem Erfolg entgegen.	Abgrenzung zu Aspen: Aspen-Menschen haben Angst vor Unbenennbarem, Mimulus-Menschen haben Angst vor Konkretem.	**+ Star of Bethlehem**, wenn es früher auch nicht geklappt hat **+ White Chestnut**, wenn die Angst alle Gedanken bestimmt **+ Larch**, wenn Sie Ihren Fähigkeiten nicht trauen

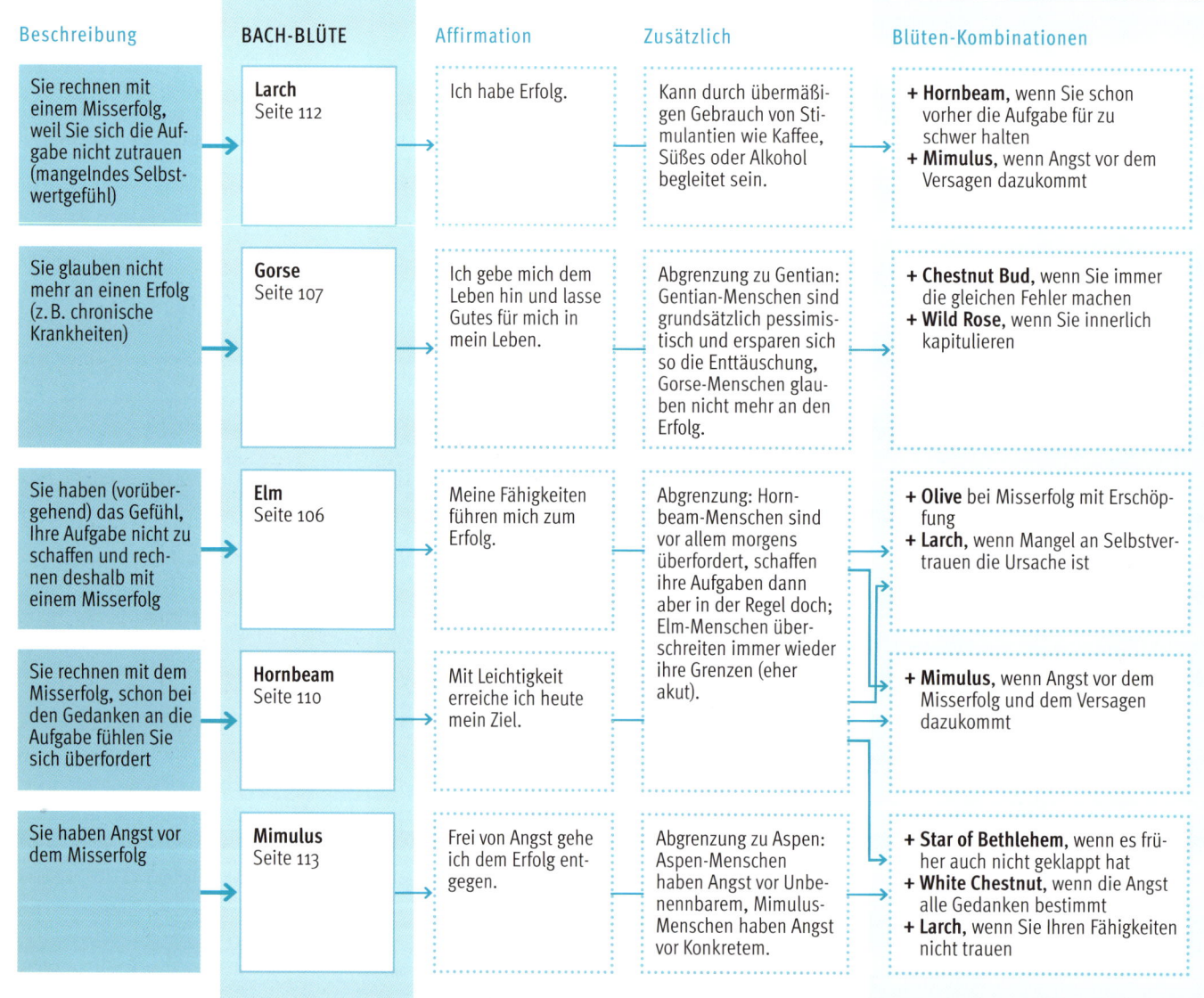

Mut, mangelnder [1)]

Beschreibung	BACH-BLÜTE	Affirmation	Zusätzlich	Blüten-Kombinationen
Sie sehen keinen Ausweg aus Ihrer Situation, haben einen seelischen und/oder körperlichen Zusammenbruch	**Sweet Chestnut** Seite 120	Ich öffne mich für eine Lösung.	Abgrenzung: Der Zustand von Elm-Menschen ist oft nur vorübergehend, kurzfristig; Sweet-Chestnut-Menschen sind in einem akuten Zustand.	**+ Pine**, wenn Sie sich zusätzlich schuldig fühlen **+ Wild Rose**, wenn Sie völlig resigniert haben
Sie denken, dass Sie die gegenwärtige Situation nicht schaffen	**Elm** Seite 106	Ich schaffe das, was ich tun will, mit Leichtigkeit und Freude.		**+ Oak**, wenn Sie keine Kraft mehr zum Kämpfen haben und/oder sich selbst zu hohen Erwartungen aussetzen **+ Olive**, wenn Erschöpfung dazukommt
Mutlosigkeit aus zu geringem Selbstvertrauen	**Larch** Seite 112	Ich bin genug.	Larch hilft bei Haltungsfehlern, verspanntem Nacken und Rücken.	**+ Gentian** bei Mutlosigkeit aufgrund von Selbstwertzweifeln mit Pessimismus **+ Willow** bei Ärger über (wieder) verpasste Gelegenheiten
Sie sind mutlos, weil Sie kein Ziel vor Augen haben	**Wild Oat** Seite 125	Ich werde geführt.	Wild Oat sollte über einen längeren Zeitraum eingenommen werden.	**+ Cerato**, wenn Sie Ihrer Intuition nicht vertrauen **+ Impatiens** bei Mutlosigkeit durch Ziellosigkeit, gepaart mit Ungeduld **+ Walnut** bei Unsicherheit wegen anstehender Veränderungen
Sie fühlen sich der Situation ausgeliefert und stehen ihr machtlos gegenüber; Sie sehen sich als Opfer und sind verbittert	**Willow** Seite 126	Ich habe mein Leben in meinen Händen.	Willow-Menschen neigen dazu, sich zu isolieren, weil sie um sich herum meist Negatives sehen.	**+ Star of Bethlehem** bei seelischen, geistigen oder körperlichen Traumen, Wunden und Schock **+ Water Violet** bei verbitterter Mutlosigkeit mit der Tendenz zu Isolation

[1)] *siehe auch Angst, Seite 14, Verzweiflung, Seite 71*

Mut, mangelnder [1]

Beschreibung	BACH-BLÜTE	Affirmation	Zusätzlich	Blüten-Kombinationen
Sie sind plötzlich aus unerklärlichem Grund schwermütig, mutlos, depressiv	**Mustard** Seite 113	Alles ist richtig.	Bei länger andauernden oder regelmäßig wiederkehrenden Symptomen bitte einen Therapeuten aufsuchen!	**+ Aspen**, wenn die Angst diffus ist **+ Elm**, wenn Sie vorübergehend denken, der Verantwortung nicht gewachsen zu sein
Sie sind mutlos aufgrund eines erlittenen Traumas	**Star of Bethlehem** Seite 119	Kraftvoll gestalte ich mein Leben.	Bei länger andauernden oder regelmäßig wiederkehrenden Symptomen bitte einen Therapeuten aufsuchen!	**+ Pine**, wenn ein Schuldgefühl dazukommt **+ Honeysuckle**, wenn Sie gedanklich in der (traumatischen) Vergangenheit weilen **+ Willow**, wenn Verbitterung und das Gefühl, ein Opfer des Schicksals zu sein, dazukommen
obwohl kraftlos und mutlos, machen Sie immer weiter	**Oak** Seite 114	Ich nehme mir Zeit und sammle meine Kraft.	Oak hilft bei Einschlafstörungen; Oak-Menschen sind so müde, dass sie nicht mehr schlafen können.	**+ Agrimony**, wenn andere den eigenen Zustand nicht sehen dürfen und Sie gute Miene zum bösen Spiel machen **+ Olive**, wenn Sie Ihr Zustand bis zur totalen Erschöpfung treibt
Sie meinen, alles falsch gemacht zu haben	**Pine** Seite 116	Ich schreite voran und tue mein Bestes.	Schuldgefühle können auch zu Erschöpfung führen.	**+ Willow**, wenn Sie trotzdem meinen, dass eigentlich die anderen schuld sind **+ Honeysuckle**, wenn Sie gedanklich noch in der Vergangenheit und bei den verpassten Möglichkeiten hängen
Sie sind mutlos mit totaler Apathie und Resignation	**Wild Rose** Seite 126	Ich nehme mutig eine neue Chance an.	Wild Rose hilft bei Kraftlosigkeit, Vitamin- und/oder Mineralienmangel.	**+ Olive**, wenn absolute Erschöpfung dazukommt **+ Pine**, wenn Sie sich für Ihre resignativen Gefühle schuldig fühlen

[1] *siehe auch Angst, Seite 14, Verzweiflung, Seite 71*

Mutlosigkeit

Schuld

Beschreibung	BACH-BLÜTE	Affirmation	Zusätzlich	Blüten-Kombinationen
Sie fühlen sich schuldig an einer Situation und haben ein schlechtes Gewissen	**Pine** Seite 116	Es gibt keine Schuld, ich tue mein Bestes.	Pine-Menschen entschuldigen sich oft für ihre Fehler und neigen zu Überarbeitung.	**+ Honeysuckle,** wenn Sie die Vergangenheit nicht loslassen können **+ White Chestnut,** wenn Ihre Gedanken immer darum kreisen
andere versuchen, Ihnen das Gefühl von Schuld zu geben, und Sie können sich nicht wehren (auch Selbstaufopferung, Seite 79)	**Centaury** Seite 100	Ich stehe klar in meinem Leben und erkenne meine Grenzen.	Die Blüte hilft bei Erschöpfung, Müdigkeit, Nachgiebigkeit.	**+ Larch,** wenn das Gefühl der Minderwertigkeit dazukommt **+ Red Chestnut,** wenn Sie sich gleichzeitig viele Sorgen um die Person machen **+ Willow,** wenn Sie sich als Opfer empfinden
Sie versuchen, bei anderen ein Schuldgefühl zu erzeugen	**Chicory** Seite 103	Ich mache die Dinge um meinetwegen, es gibt keine Schuld.	Abgrenzung: Vine-Menschen sind direkt und erzeugen in anderen Schuldgefühle; Chicory-Menschen machen etwas und rufen durch ihre Taten Schuldgefühle bei anderen hervor.	**+ Vervain,** wenn Sie sich übereifrig für »die gute Sache« einsetzen und die anderen nicht mitziehen **+ Holly,** wenn Sie aus Neid oder Eifersucht agieren, in Trennungssituationen
Sie geben anderen das Gefühl, dass sie schuld an Ihrer Situation sind	**Vine** Seite 122	Jeder Mensch hat seine eigene Aufgabe im Gefüge des Lebens.		**+ Holly,** wenn Rachegefühle und Wut dazukommen **+ Agrimony,** wenn Sie sich diese Gedanken nicht anmerken lassen und so tun, als ob nichts wäre
Sie meinen, andere sind schuld an Ihrer Situation (auch Selbstmitleid, Seite 48)	**Willow** Seite 126	Ich erschaffe mein Leben und kreiere die Umstände, die mich herausfordern und wachsen lassen.	Willow unterstützt die Eigenverantwortlichkeit.	**+ White Chestnut,** wenn die Gedanken der Schuldzuweisungen zwanghaft werden **+ Water Violet,** wenn Sie sich in sich selbst zurückziehen

Unzufriedenheit

Mutlosigkeit

Beschreibung	BACH-BLÜTE	Affirmation	Zusätzlich	Blüten-Kombinationen
Sie sind grundlos unzufrieden	**Mustard** Seite 113	Alles ist gut, wie es ist.	Mustard hilft bei Appetitlosigkeit, Antriebsschwäche, Lustlosigkeit.	**+ Elm,** wenn Sie sich zeitweise in dem Gefühl verlieren und sich überfordert fühlen **+ Clematis,** wenn Sie sich in Tagträumereien flüchten
Sie sind unzufrieden mit der Situation, die anderen haben es Ihrer Meinung nach viel besser	**Holly** Seite 109	Meine Situation lässt mich wachsen, ich erkenne später den Sinn.	Holly hilft bei Bluthochdruck, Verstärkung bereits vorhandener Unpässlichkeiten.	**+ White Chestnut,** wenn Sie ständig daran denken **+ Water Violet,** wenn Sie sich zurückziehen und hinter Arroganz, Distanz und Stolz verschanzen
Sie sind unzufrieden, weil Sie Ihre Berufung nicht finden und sich ziellos fühlen, die derzeitige Situation ist unbefriedigend	**Wild Oat** Seite 125	Der Weg ist das Ziel.	Wild Oat hilft zu Ruhe und Gelassenheit zurückzufinden und dadurch besser zu erkennen, was man möchte.	**+ Larch,** wenn Sie an Ihren Fähigkeiten zweifeln und sich nicht für gut genug halten **+ Gentian,** wenn Sie grundsätzlich die Situation eher pessimistisch beurteilen
Sie sind unzufrieden, weil andere alles viel besser können als Sie selbst	**Larch** Seite 112	Dankbar schaue ich auf meine Fähigkeiten und freue mich daran.	Larch hilft bei ungünstiger Körperhaltung und den dadurch entstehenden Problemen an Rücken, Knien, Hüfte und Gelenken.	**+ Chestnut Bud,** wenn Sie dazu neigen, immer wieder dieselben Fehler zu machen **+ Holly** bei Unzufriedenheit zusammen mit Neid und Eifersucht
Sie sind unzufrieden, weil Sie sich etwas anderes erhofft haben	**Willow** Seite 126	Ich erkenne das Ganze und nehme es an.	Abgrenzung zu Pine: Pine-Menschen fühlen sich schuldig und haben Gewissensbisse, Willow-Menschen fühlen sich als Opfer, schuld sind eher die anderen.	**+ Chicory,** wenn sich andere Menschen Ihrem Rat entziehen **+ Wild Oat,** wenn Ihnen jetzt das Ziel vor Augen fehlt

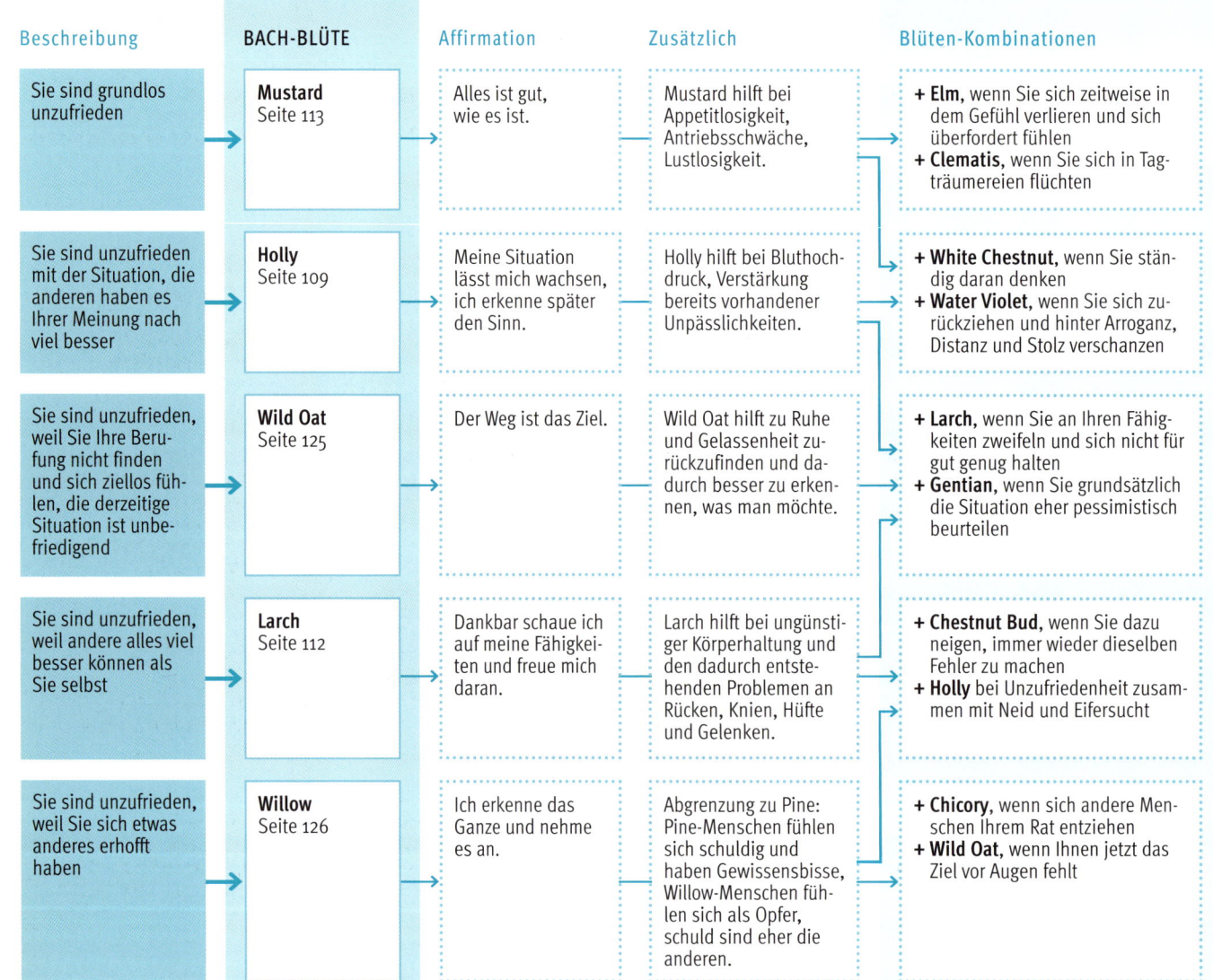

Verzweiflung

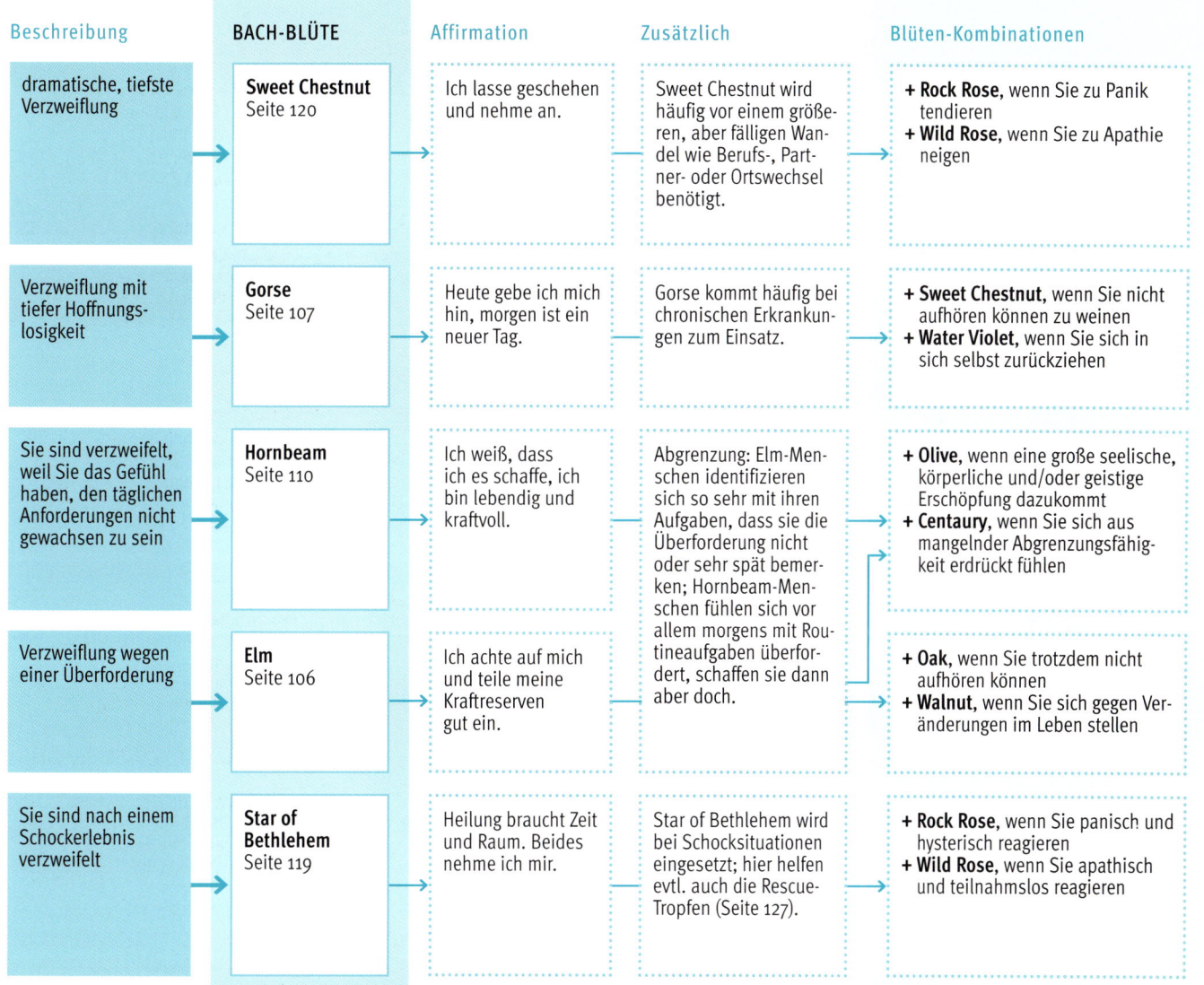

Beschreibung	BACH-BLÜTE	Affirmation	Zusätzlich	Blüten-Kombinationen
dramatische, tiefste Verzweiflung	**Sweet Chestnut** Seite 120	Ich lasse geschehen und nehme an.	Sweet Chestnut wird häufig vor einem größeren, aber fälligen Wandel wie Berufs-, Partner- oder Ortswechsel benötigt.	**+ Rock Rose**, wenn Sie zu Panik tendieren **+ Wild Rose**, wenn Sie zu Apathie neigen
Verzweiflung mit tiefer Hoffnungslosigkeit	**Gorse** Seite 107	Heute gebe ich mich hin, morgen ist ein neuer Tag.	Gorse kommt häufig bei chronischen Erkrankungen zum Einsatz.	**+ Sweet Chestnut**, wenn Sie nicht aufhören können zu weinen **+ Water Violet**, wenn Sie sich in sich selbst zurückziehen
Sie sind verzweifelt, weil Sie das Gefühl haben, den täglichen Anforderungen nicht gewachsen zu sein	**Hornbeam** Seite 110	Ich weiß, dass ich es schaffe, ich bin lebendig und kraftvoll.	Abgrenzung: Elm-Menschen identifizieren sich so sehr mit ihren Aufgaben, dass sie die Überforderung nicht oder sehr spät bemerken; Hornbeam-Menschen fühlen sich vor allem morgens mit Routineaufgaben überfordert, schaffen sie dann aber doch.	**+ Olive**, wenn eine große seelische, körperliche und/oder geistige Erschöpfung dazukommt **+ Centaury**, wenn Sie sich aus mangelnder Abgrenzungsfähigkeit erdrückt fühlen
Verzweiflung wegen einer Überforderung	**Elm** Seite 106	Ich achte auf mich und teile meine Kraftreserven gut ein.		**+ Oak**, wenn Sie trotzdem nicht aufhören können **+ Walnut**, wenn Sie sich gegen Veränderungen im Leben stellen
Sie sind nach einem Schockerlebnis verzweifelt	**Star of Bethlehem** Seite 119	Heilung braucht Zeit und Raum. Beides nehme ich mir.	Star of Bethlehem wird bei Schocksituationen eingesetzt; hier helfen evtl. auch die Rescue-Tropfen (Seite 127).	**+ Rock Rose**, wenn Sie panisch und hysterisch reagieren **+ Wild Rose**, wenn Sie apathisch und teilnahmslos reagieren

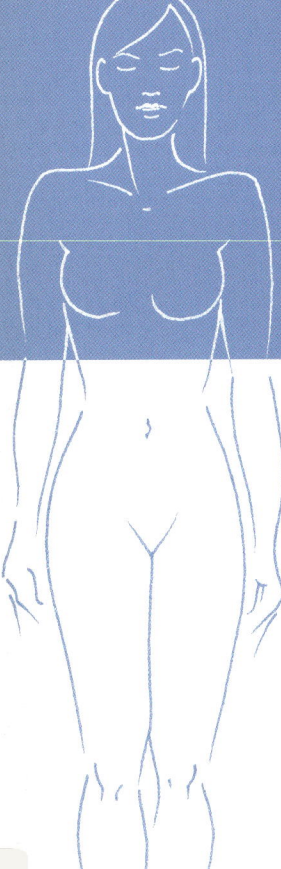

Sorge um andere

Sich um andere Menschen zu kümmern und zu sorgen kommt heute manchmal ein wenig zu kurz. Zu sehr sind wir mit unseren eigenen Problemen beschäftigt und finden nicht die Zeit für die Sorgen anderer. Aber auch umgekehrte Fälle gibt es. Ein Zuviel an Sorge um andere macht es demjenigen schwer, sich zu behaupten und sein eigenes Leben zu leben.

Das Problem mit den Sorgen

Sich um andere Menschen zu sorgen, beinhaltet oftmals mehrere Aspekte: die Sorge um dessen Willen, um sein Wohlergehen, seine Gesundheit, seine Ausbildung usw. Nicht selten sind die umsorgten Menschen nicht so glücklich damit, sie fühlen sich bemuttert, kontrolliert, gegängelt. Hier finden sich Aspekte wie Sorge, Verantwortlichkeit, Mütterlichkeit und Strenge. Manche sehen ihre Lebensaufgabe darin, »sich zu sorgen«. Sie opfern sich auf oder konzentrieren sich nur noch auf die Sorge um andere. Diese Menschen neigen dazu, sich über einen anderen Menschen zu definieren. Wenn es der umsorgten Person gut geht, geht es auch der versorgenden Person gut. Die scheinbare Sorge um andere Menschen gerät ein wenig außer Kontrolle. Wenn die anderen den eigenen Vorstellungen entsprechen »müssen«, ist das zwischenmenschliche Problem vorprogrammiert. Die eigene Kritikfähigkeit ist oftmals nicht so ausgeprägt. Eine Balance zwischen Fürsorge und Sorge, Mitleid und Mitgefühl zu finden ist jeden Tag eine neue Herausforderung, die es zu meistern gilt.

Einerseits ausreichend am Leben und an den Sorgen anderer Anteil zu nehmen und andererseits trotzdem genügend Distanz zu wahren und Raum für das eigene Leben zu erhalten, das ist der schmale Grat, auf dem wir täglich wandeln.

Auch Kinder unterliegen ständig unserer Sorge und Fürsorge, weshalb auch sie hier Erwähnung finden. Viele Menschen müssen ohne die Fürsorge anderer allein leben. Menschlichkeit zeigt sich auch dadurch, mit offenem Herzen und offenen Augen durch das Leben zu gehen, zu helfen, wo es erforderlich ist, und loszulassen, wo die Hilfe nicht gewollt oder nicht mehr nötig ist, andere so zu unterstützen, wie sie es brauchen, und ihnen dennoch einen persönlichen Freiraum zu lassen.

Blüten nach Bach bei Sorge um andere

Bei den Bach-Blüten, die Edward Bach in die Kategorie für »diejenigen, die um das Wohl der anderen allzu sehr besorgt sind« einordnete, sind eher Blüten, denen manchmal das Wohl der anderen etwas aus dem Blickwinkel gerät. **Chicory**-Menschen zum Beispiel sind sehr besorgt um andere und kümmern sich mehr um deren Bedürfnisse, als diese es wünschen. Sie erwarten dafür aber auch eine Gegenleistung, und die Enttäuschung ist groß, wenn ihre Unterstützung nicht dankbar angenommen und anerkannt wird. Menschen, die **Beech** brauchen, mangelt es einerseits oft an Mitgefühl, sie kritisieren häufig, scheuen aber Konflikte. Andererseits können sie übertrieben tolerant und verständnisvoll sein. Menschen, die **Vervain** brauchen, neigen zu Prinzipienreiterei und zu fanatischem Missionarsverhalten, und nicht selten ist das Ziel ihrer Bemühungen ein gesellschaftspolitisches Thema wie Menschen in Armut, Hunger oder Mensch und Umwelt. **Vine**-Menschen setzen stur ihren Willen durch. Sie haben zwar die Fähigkeit, andere zu führen, dabei gehen sie aber manchmal sehr hart, respektlos und rechthaberisch vor. **Rock-Water**-Menschen machen alles hundertprozentig und überkorrekt. Sie unterdrücken ihre eigenen Bedürfnisse und wissen genau, was richtig ist – für sich und für andere.

Die Blüten von Edward Bach helfen, die Balance zwischen Sorge, Fürsorge und Freiraum zu finden.

Kinder

Beschreibung	BACH-BLÜTE	Affirmation [1]	Zusätzlich	Blüten-Kombinationen
das Kind traut sich nicht zu, allein zu bleiben schüchternes Kind, v. a. bei Fremden und Erwachsenen	**Larch** Seite 112	Ich weiß, was ich alles schon kann, und ich traue mich, das auch zu zeigen.	Larch hilft bei schlechter Körperhaltung; unterstützt beim Aufbau von mehr Selbstvertrauen.	**+ Chicory**, wenn das Kind sehr anhänglich ist und nicht allein spielen möchte **+ Rock Rose**, wenn das Kind Panik hat vor dem Alleinsein
das Kind klammert sich immer an einen Elternteil	**Chicory** Seite 103	Ich kann beruhigt spielen gehen, ich bin schon so groß, dass ich kommen kann, wenn es mir nicht gut geht.	Chicory hilft umgekehrt auch den Eltern, ihre Kinder loszulassen; es empfiehlt sich, dass Eltern und Kind Chicory einnehmen.	**+ Water Violet**, wenn das Kind dadurch Kontaktschwierigkeiten mit anderen Kindern bekommt **+ Walnut**, wenn dem Klammern eine größere Veränderung vorausgegangen ist (Umzug, Trennung der Eltern etc.)
Heimweh	**Honeysuckle** Seite 109	Wenn ich wieder zu Hause bin, kann ich alles erzählen, was ich erlebt habe. Mami und Papi denken jetzt an mich.	Für die Klassenfahrt 3 Tropfen Honeysuckle in eine mit Wasser gefüllte 30-ml-Tropfenflasche geben und dem Kind mitgeben.	**+ Rock Rose**, wenn das Kind nicht aufhören kann zu weinen **+ White Chestnut**, wenn das Kind nur noch an zu Hause denken kann
Eifersucht unter Geschwistern das Kind ist aggressiv zu anderen Kindern	**Holly** Seite 109	Wenn ich niemanden ärgere, ärgert mich auch niemand.	Im Holly-Zustand können die Kinder auch eine Zerstörungswut haben und andere Kinder hauen.	**+ Vine**, wenn sich zusätzlich die Trotzphase und der kleine Tyrann zeigen **Heather**, wenn dahinter das kleine, ganz bedürftige Kind zu sehen ist
Altklugheit das Kind ist ein Nörgler	**Beech** Seite 99	Erwachsene sind viel älter als ich, manches kann ich noch nicht wissen.	Beech hilft, mehr Einfühlungsvermögen zu bekommen und andere Kinder mit seinem Wissen zu unterstützen.	**+ Vine**, wenn Besserwisserei dazukommt **+ Willow**, wenn Unzufriedenheit mit sich und seinem Leben dazukommt

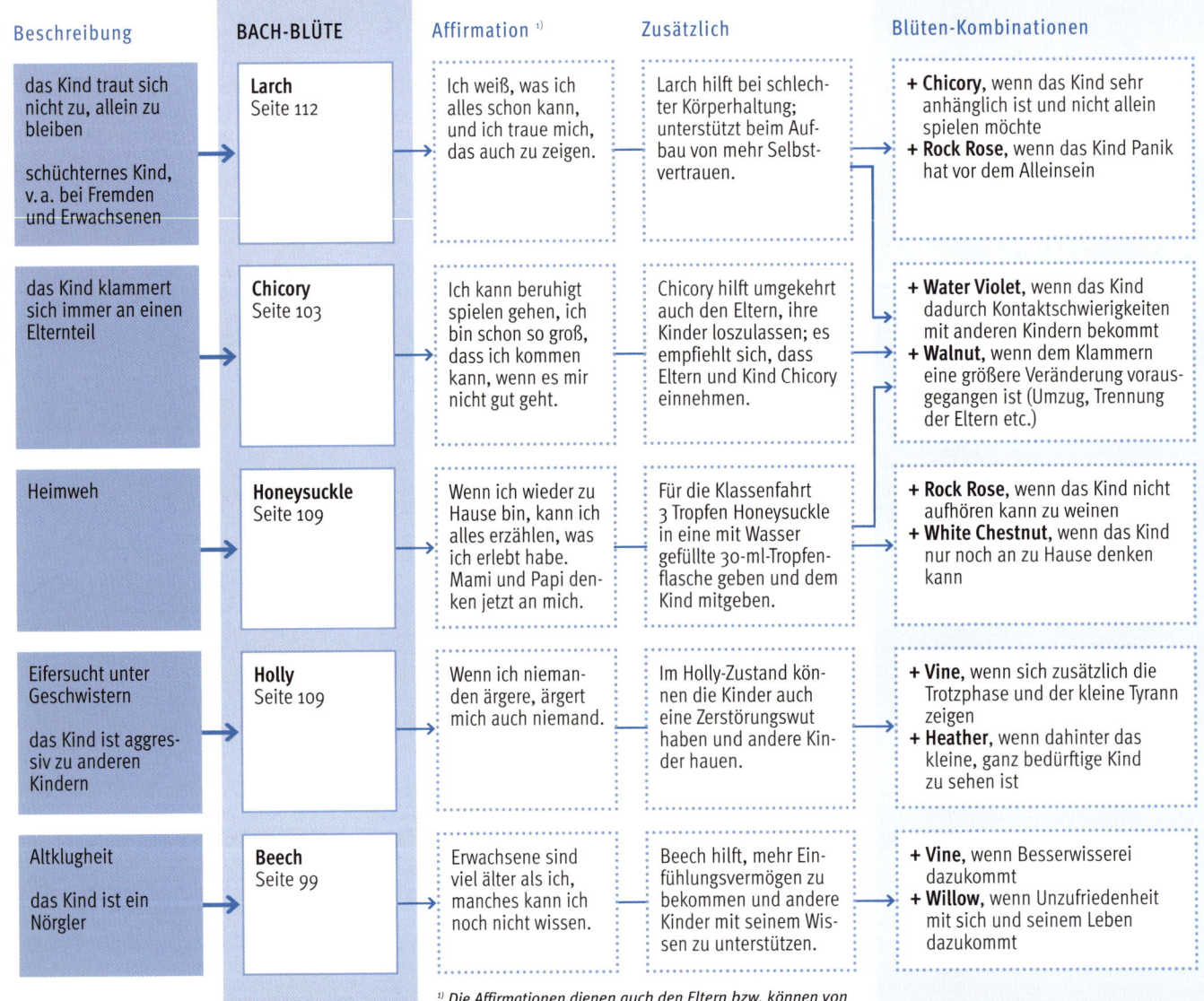

[1] *Die Affirmationen dienen auch den Eltern bzw. können von ihnen dem Kind gesagt werden.*

Kinder

Beschreibung	BACH-BLÜTE	Affirmation	Zusätzlich	Blüten-Kombinationen
das Kind ist zu gut-mütig und lässt sich ausnutzen, es kann nicht Nein sagen	**Centaury** Seite 100	Ich bin selbst stark und mutig und sage, was ich will.	Centaury-Kinder sind oft müde und blass und ziehen sich zurück; die Bach-Blüte stärkt das Kind, klar für sich ein-zustehen.	**+ Mimulus**, wenn das Kind Angst hat, Nein zu sagen **+ Larch**, wenn zusätzlich das Selbstbewusstsein gestärkt werden soll
das Kind hat Trau-matisches erlebt und noch nicht ver-arbeitet	**Star of Bethlehem** Seite 119	Ich kann Mami und Papi alles erzählen, und die helfen mir dann.	Bei einem Trauma emp-fehlen sich zu Beginn auch die Rescue-Tropfen (Seite 127).	**+ Olive**, wenn das Kind trotz Er-schöpfung nicht schlafen kann **+ White Chestnut**, wenn das Geschehene immer wieder im Kopf kreist **+ Rock Rose** bei Albträumen, aus denen das Kind panisch erwacht
das Kind ist hibbelig, zappelig und unruhig	**Impatiens** Seite 111	Wenn ich einmal ganz still bin, freue ich mich, was ich alles hören, sehen und fühlen kann.	Impatiens hilft bei ner-vösen Tics (Nägel kau-en, an den Haaren zup-fen, ständig mit den Füßen an den Tisch stoßen etc.).	**+ Cherry Plum**, wenn das Kind innerlich vor Anspannung »platzt« **+ Heather**, wenn sich das Kind ständig in den Mittelpunkt stellt
Erschöpfung nach Krankheit, das Kind hat noch keine Lust zu spielen	**Olive** Seite 115	Ich gehe jetzt spielen, und wenn ich nicht mehr mag, dann ruhe ich mich aus.	Nach der Einnahme von Olive kann es sein, dass das Kind sehr müde wird und lange schläft.	**+ Elm**, wenn sich das Kind noch vom Alltag überfordert fühlt **+ Hornbeam**, wenn das Kind vor allem morgens nicht in Gang kommt
das Kind will nicht in den Kindergarten gehen	**Walnut** Seite 122	Heute Nachmittag habe ich viel zu erzählen, was ich alles erlebt habe.	Walnut unterstützt bei jeder Form von Verän-derungen, auch Schul-eintritt, Pubertät, Umzug etc.	**+ Chicory**, wenn sich das Kind jeden Morgen an die Mutter klammert und nicht loslassen will **+ Sweet Chestnut**, wenn das Kind sehr verzweifelt ist

Sorge um andere

Kinder

Beschreibung	BACH-BLÜTE	Affirmation	Zusätzlich	Blüten-Kombinationen
das Kind ist unbeständig, es fängt vieles an und macht nichts zu Ende	**Wild Oat** Seite 125	Ich schaue erst genau, was ich eigentlich möchte, dann beginne ich.	Wild-Oat-Kinder machen ihre Aufgaben meist sehr gut, sie legen sich aber nicht fest aus Angst, etwas Besseres zu verpassen.	+ **Larch**, wenn das Kind die Aktivität abbricht, weil es meint, es sowieso nicht zu schaffen + **Scleranthus**, wenn sich das Kind zwischen den Möglichkeiten nicht entscheiden kann
Angst ohne Begründung	**Aspen** Seite 98	Ein Engel passt auf mich auf.	Abgrenzung zu Mimulus: Mimulus-Kinder haben konkrete Angst mit einem Grund, die Angst von Aspen-Kindern ist unbestimmt.	+ **Water Violet**, wenn das Kind dadurch Kontaktschwierigkeiten bekommt + **Clematis**, wenn sich das Kind in Tagträumereien flüchtet
das Kind vertraut nicht auf sein eigenes Können	**Cerato** Seite 101	Ich weiß, was ich kann, und entscheide allein.	Abgrenzung zu Larch: Larch-Kinder sind unsicher aus mangelndem Selbstwertgefühl, Cerato-Kinder sind unsicher, weil sie ihrer Intuition nicht trauen.	+ **Larch**, wenn das Selbstbewusstsein des Kindes nicht genügend ausgeprägt ist + **Gentian**, wenn das Kind eher pessimistisch ist und meint, das Vorhaben funktioniert sowieso nicht
das Kind kann sich nicht entscheiden	**Scleranthus** Seite 119	Ich nehme mir Zeit und entscheide dann klar.	Scleranthus unterstützt dabei, über anstehende Entscheidungen auch zu sprechen, sie abzuwägen und entsprechend zu handeln.	+ **Mimulus**, wenn das Kind Angst vor einer Fehlentscheidung hat + **Cerato**, wenn sich das Kind zu sehr beeinflussen lässt
Lern- und Konzentrationsschwierigkeiten das Kind macht Fehler, weil es schusselig ist	**Chestnut Bud** Seite 102	Ich lerne aus meinen Fehlern.	Chestnut-Bud-Kinder lernen nicht aus ihren Fehlern und stolpern immer wieder über die gleichen Fallen.	+ **Impatiens**, wenn das Kind innerlich sehr unruhig und ungeduldig ist + **Clematis**, wenn sich das Kind »weg-träumt«

Sorge um andere

Kritikfähigkeit, mangelnde

Beschreibung	BACH-BLÜTE	Affirmation	Zusätzlich	Blüten-Kombinationen
Sie kritisieren ohne Mitgefühl	**Vine** Seite 122	Ich habe Verständnis für die Schwächen des anderen und erkenne auch meine eigenen Schwächen an.	Abgrenzung: Beech-Menschen wollen sich nicht in die Welt anderer hineinversetzen und kritisieren mit Intoleranz; Vine-Menschen nehmen aus Dominanzstreben keine Rücksicht auf andere Menschen und kritisieren mit Härte und Macht.	**+ Beech** bei Intoleranz und Machtstreben sowie Tendenz zur Kritiksucht **+ Impatiens**, wenn Sie zusätzlich ungeduldig, gereizt und ungerecht sind
Kritiksucht und intolerantes Verhalten	**Beech** Seite 99	Ich sehe den anderen und erkenne seine Größe und Fähigkeiten an.		**+ Crab Apple**, wenn Sie sich dafür selbst verachten **+ Water Violet,** wenn Sie sich deshalb selbst isolieren **+ Larch**, wenn Sie aus Mangel an Selbstwertgefühl weder Kritik äußern noch vertragen
Sie sind ungeduldig und kritisieren vorschnell	**Impatiens** Seite 111	Ich bin geduldig und erkenne die Bemühungen anderer an.	Impatiens verhilft zu innerer Ruhe und Gelassenheit.	**+ Vine**, wenn Sie zusätzlich noch zu Tyrannentum, Rechthaberei und Hartherzigkeit neigen **+ Oak**, wenn Sie starr dazu neigen, andere und sich selbst zu überfordern
Sie empfinden die Kritik als Undankbarkeit	**Chicory** Seite 103	Ich gebe mir und anderen Freiraum.	Chicory unterstützt dabei, zwischen Kritik und Undankbarkeit zu unterscheiden.	**+ Willow**, wenn Sie sich dabei als Opfer fühlen und verbittert sind **+ Water Violet**, wenn Sie sich jetzt in Ihr Schneckenhaus zurückziehen
Sie nehmen Kritik sehr persönlich und ordnen sich schnell unter	**Centaury** Seite 100	Ich stehe zu meinen Fehlern und gehe gestärkt aus ihnen hervor.	Centaury unterstützt, zu sich zu stehen; die Blüte hilft, die Persönlichkeit zu stärken.	**+ Clematis**, wenn Sie zusätzlich in Träumereien »abtauchen« **+ Pine**, wenn Sie sich dabei schuldig fühlen **+ Agrimony**, wenn Sie so tun, als ob nichts wäre, obwohl Sie sehr verletzt sind

Sorge um andere

Mütterlichkeit, übertriebene

Sorge um andere

Beschreibung	BACH-BLÜTE	Affirmation	Zusätzlich	Blüten-Kombinationen
Sie wachen wie eine Glucke über Ihren Kindern und sorgen sich zu viel	**Red Chestnut** Seite 116	Meine Kinder müssen ihre eigenen Erfahrungen machen, ich kann mich entspannen.	Red Chestnut hilft auch Kindern, eine zu starke Bindung an die Eltern zu lockern.	**+ Mimulus,** wenn die Überfürsorge mit Angst gepaart ist **+ Impatiens,** wenn Sie unruhig sind und z.B. nicht schlafen können, weil nicht alle da sind
Sie mischen sich ständig in die Angelegenheiten Ihrer Kinder ein	**Chicory** Seite 103	Ich achte den Raum meiner Kinder.	Dazu gehört auch, andere Menschen zu bemuttern, zu klammern, zu versuchen, im anderen Schuldgefühle hervorzurufen.	**+ Willow,** wenn Sie sich ungerecht behandelt und unverstanden fühlen, weil die Kinder aufbegehren **+ Wild Oat,** wenn Sie kein eigenes Lebensziel haben und die Einmischung als Ersatz dient
Sie fühlen sich mit Ihren Aufgaben überfordert	**Hornbeam** Seite 110	Ich gehe Schritt für Schritt und achte auf meine Kraft.	Abgrenzung zu Elm: Hornbeam eignet sich, wenn die Alltagsbeschäftigungen überfordern; Elm passt besser in Ausnahmesituationen wie z.B. Überforderung vor einer Prüfung.	**+ Mimulus** bei Angst zu versagen **+ Olive,** wenn totale Erschöpfung dazukommt
Sie lassen sich von Ihren Kindern ausnutzen, weil Sie ein schlechtes Gewissen haben	**Pine** Seite 116	Ich gebe mein Bestes und achte jetzt auf mich und meine Grenzen.	Pine-Menschen leiden stets unter einem schlechten Gewissen und machen sich Vorwürfe.	**+ Chestnut Bud,** wenn das immer wieder passiert **+ Centaury,** wenn Sie sich willensschwach fühlen, sich aufopfern und nicht abgrenzen können
Sie definieren sich über die Leistungen Ihrer Kinder	**Heather** Seite 108	Ich erkenne meine eigene Kraft und nutze sie.	Heather-Menschen sind ungern allein und stehen gern im (Familien-)Mittelpunkt; Heather unterstützt die Entwicklung einer gesunden Eigenliebe.	**+ Larch,** wenn Sie selbst zu wenig Selbstbewusstsein haben **+ Wild Oat,** wenn Sie selbst kein eigenes Ziel vor Augen haben

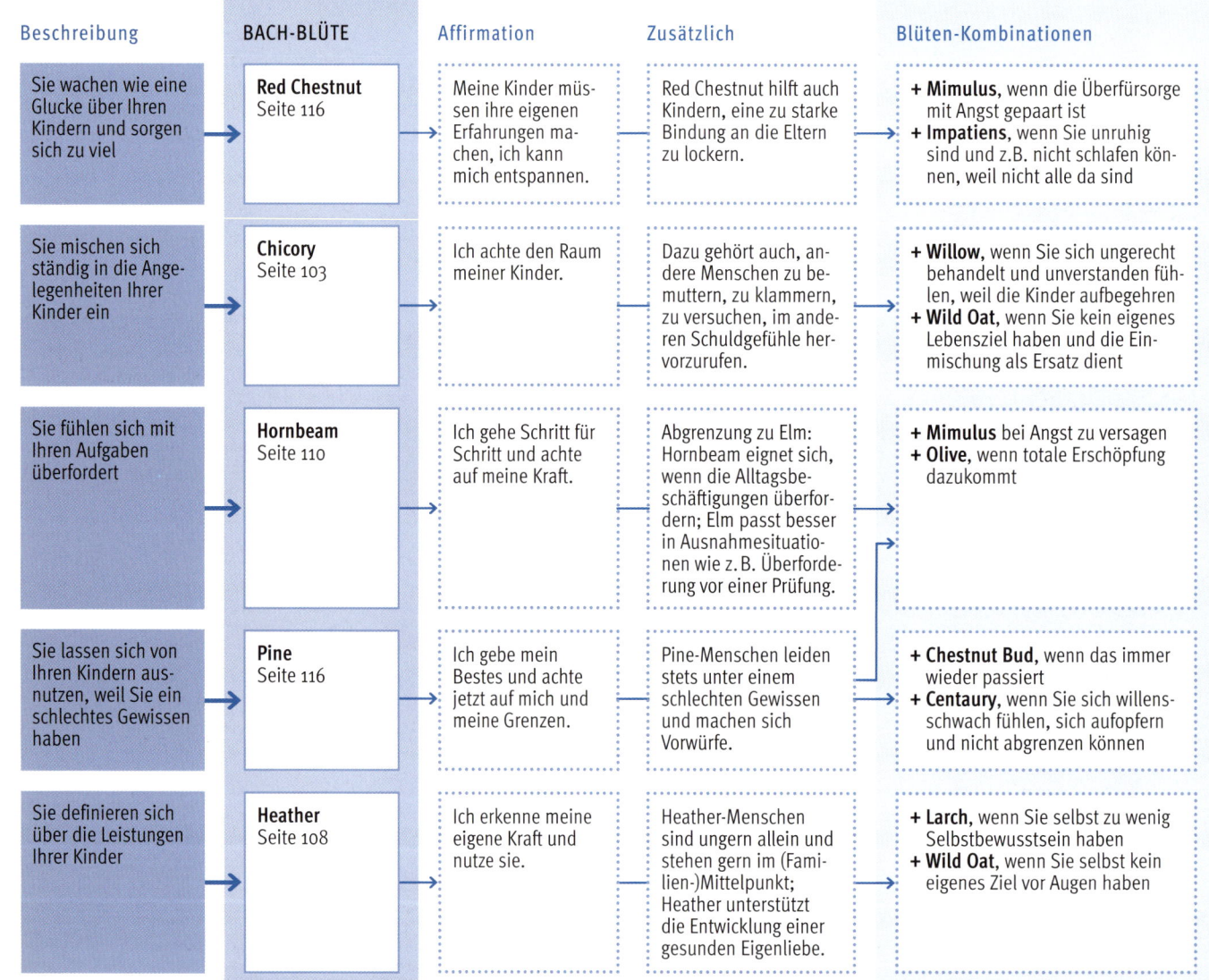

Selbstaufopferung

Beschreibung	BACH-BLÜTE	Affirmation	Zusätzlich	Blüten-Kombinationen
Selbstaufopferung aus Willens- oder Persönlichkeitsschwäche; Sie trauen sich nicht, Nein zu sagen	**Centaury** Seite 100	Ich erkenne meine Grenzen und achte auf meine Kraft.	Die Blüte hilft auch pflegenden Menschen, die ihre Grenzen nicht mehr achten – »Helfersyndrom«.	**+ Pine**, wenn Schuldgefühle dazukommen **+ Red Chestnut**, wenn (übertriebene) Sorge um andere dazukommt **+ Oak** bei Selbstaufopferung »bis zum Umfallen«
Wohltäter, Sie opfern sich für andere auf mit der Erwartung des Dankes als Lohn	**Chicory** Seite 103	Ich liebe und helfe den Menschen um ihrer selbst Willen.	Chicory-Menschen neigen dazu zu erkranken, wenn sie die Dankbarkeit, die ihnen ihrer Meinung nach zusteht, nicht bekommen.	**+ Impatiens**, wenn Sie angespannt, ungeduldig, schnell gereizt sind **+ Mimulus**, wenn Sie Angst haben, dass sich der andere abwenden könnte
andere sind immer wichtiger als Sie selbst	**Red Chestnut** Seite 116	Ich achte meine Kräfte und die Kräfte anderer.	Red Chestnut hat sich als Abnabelungsblüte zwischen Eltern und Kindern bewährt.	**+ Star of Bethlehem**, wenn das Bemuttern einen traumatischen Hintergrund hat **+ Chicory**, wenn Sie das Gefühl haben, unabkömmlich zu sein
Sie können nicht aufgeben; auch wenn es keinen Sinn mehr hat, machen Sie immer weiter	**Oak** Seite 114	Ich erkenne mich an und achte auf mich.	Oak hilft auch pflegenden Menschen, die sich keine Pause gönnen.	**+ Olive** bei absoluter Erschöpfung **+ Cherry Plum**, wenn Sie Angst vor Kurzschlusshandlungen haben **+ Red Chestnut**, wenn Sie sich selbst dabei ganz vergessen
Selbstaufopferung aus Schuldgefühlen heraus	**Pine** Seite 116	Ich lasse los und tue mein Bestes.	Pine hilft bei Rückenproblemen, »schlaffer Körperhaltung« (gebeugt von der Schuld, die auf den Schultern lastet).	**+ Oak** bei Selbstaufopferung »bis zum Umfallen« **+ Red Chestnut**, wenn (übertriebene) Sorge um andere dazukommt **+ Mimulus**, wenn Sie Angst vor dem Alleinsein haben

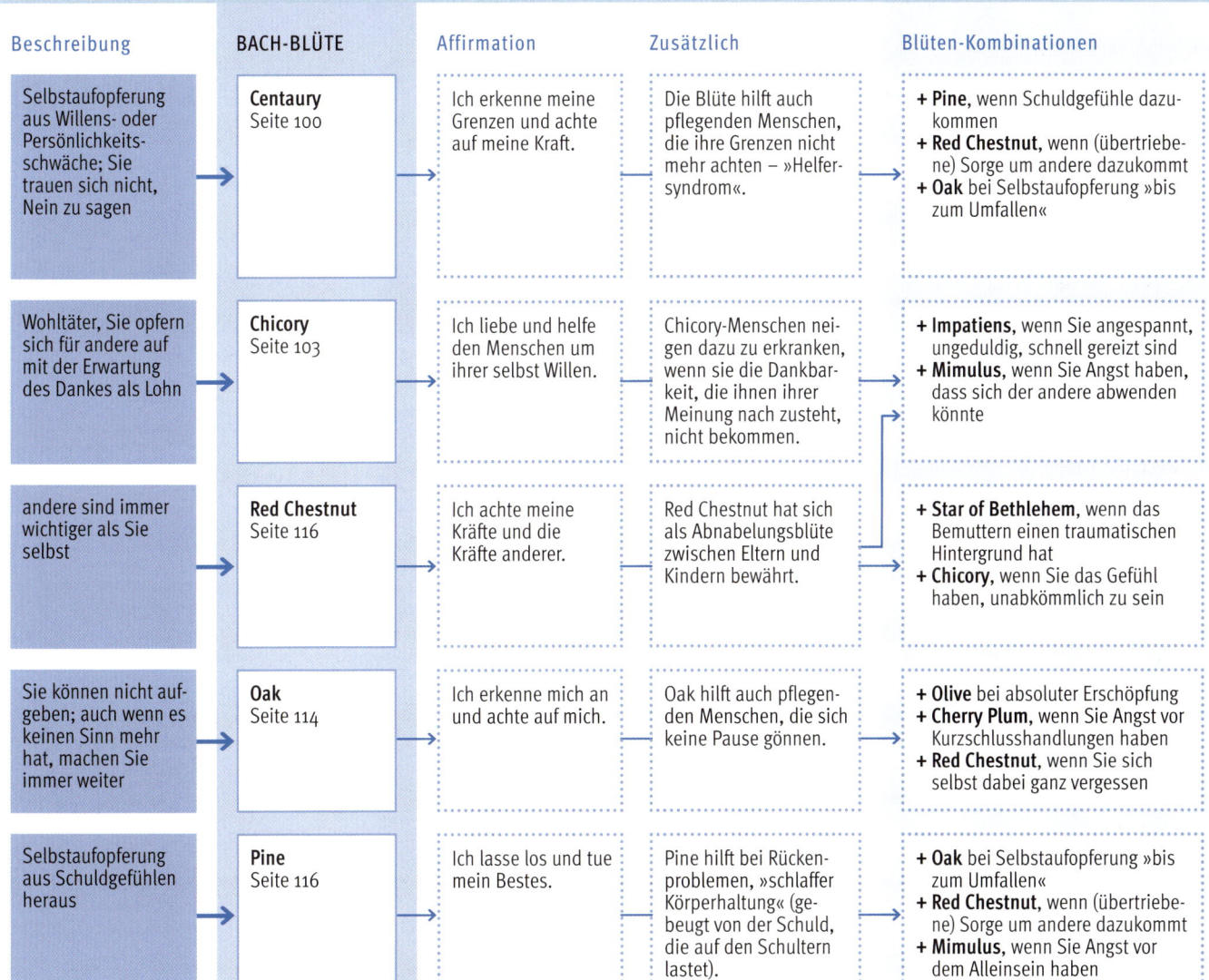

Sorge um andere

Sorgen

Beschreibung	BACH-BLÜTE	Affirmation	Zusätzlich	Blüten-Kombinationen
Sie machen sich zu viele Sorgen um andere Menschen Sorgen allgemein	**Red Chestnut** Seite 116	Indem ich in mir ruhe, bin ich auch für andere Menschen stabil.	Red Chestnut hilft, auch mal an sich selbst zu denken.	**+ Agrimony,** wenn Sie so tun, als wäre es nicht so **+ White Chestnut,** wenn Sie an nichts anderes mehr denken können
übertriebene Fürsorge	**Chicory** Seite 103	Ich ruhe in meinem Raum und übergebe dir deinen Raum.	Chicory unterstützt, selbstloser zu handeln und sich nicht so oft in die Angelegenheiten anderer einzumischen.	**+ Mimulus,** wenn Sie dazu neigen, sich anzuklammern, und Angst haben, verlassen zu werden **+ Heather,** wenn Sie so reagieren, weil Sie geliebt werden möchten
Sie sorgen sich übermäßig und sind deshalb übertrieben selbstdiszipliniert	**Rock Water** Seite 118	Ich tue, was ich kann, und lockere die Zügel.	Rock-Water-Menschen neigen dazu, sich selbst zu kasteien.	**+ Oak,** wenn Sie nicht aufhören können und sich den Zwang auferlegen weiterzumachen **+ Vine,** wenn dominante Strenge und Autorität dazukommen
Sie kümmern sich nur um die eigenen Sorgen	**Heather** Seite 108	Ich spüre mich mit allen Facetten und mache auch für andere Platz in meinem Herzen.	Heather hilft, Einfühlungsvermögen zu entwickeln und auch bei Sorgen und Nöten anderer Menschen zuzuhören.	**+ White Chestnut,** wenn Sie an nichts anderes mehr denken können **+ Willow,** wenn das Leid der anderen Sie nicht mehr interessiert, weil Sie verbittert sind
Sie verstecken Ihre Sorgen hinter einer unbekümmerten Fassade	**Agrimony** Seite 98	Ich zeige mich, und offen nehme ich Hilfe an.	Agrimony unterstützt, ehrlich sich selbst und auch anderen gegenüber zu sein.	**+ Centaury,** wenn Sie zu gutmütig sind und sich aufopfern **+ Mimulus,** wenn Sie Angst haben, aber sich nicht trauen, sie zu zeigen

Verantwortung, übertriebene/fehlende

Beschreibung	BACH-BLÜTE	Affirmation	Zusätzlich	Blüten-Kombinationen
Sie haben das Gefühl, der täglichen Verantwortung nicht gewachsen zu sein	**Hornbeam** Seite 110	Heute trage ich mit Leichtigkeit meine Verantwortung.	Hornbeam unterstützt beim Übergang zwischen Lethargie und Aktivismus.	**+ Larch**, wenn Sie zu wenig Selbstvertrauen haben **+ Mimulus**, wenn Sie Angst haben, den Anforderungen nicht gewachsen zu sein
Sie übernehmen zu viel Verantwortung und tun sich schwer, einen Teil der Verantwortung abzugeben	**Elm** Seite 106	Ich vertraue auf die Fähigkeiten meiner Mitmenschen und gebe Verantwortung ab.	Elm hilft bei stressbedingten Erkrankungen wie Magenbeschwerden oder Verdauungsbeschwerden.	**+ Centaury**, wenn Ihnen die Abgrenzung zum anderen schwerfällt **+ Olive**, wenn körperliche und/oder seelische Erschöpfung dazukommt
Sie möchten keine Verantwortung übernehmen und ziehen sich lieber zurück	**Water Violet** Seite 123	Ich sorge für mich und andere.	Water-Violet-Menschen neigen dazu, sich anderen Menschen zu entziehen; sie tendieren zum Eigenbrödlertum.	**+ Clematis**, wenn Sie sich dann zusätzlich in Tagträume flüchten **+ Mimulus**, wenn Sie Angst davor haben
Sie haben Angst vor der Verantwortung	**Mimulus** Seite 113	Es kommt nicht mehr, als ich tragen kann.	Mimulus hilft, die eigene Situation realistisch einzuschätzen und in ein realistisches Verhältnis zur eigenen Angst zu setzen.	**+ Larch**, wenn das Gefühl dazukommt, zu klein, zu schwach, zu ungenügend zu sein **+ Willow**, wenn Sie die Verantwortung lieber an die anderen abgeben
Sie fühlen sich für alles, was falsch läuft, verantwortlich	**Pine** Seite 116	In die Hände von … gebe ich, was in seine/ihre Hände gehört.	Pine-Menschen fühlen sich oft verantwortlich und schuldig, wenn ihr eigenes Ideal nicht den Tatsachen entspricht.	**+ Chicory**, wenn Sie damit Ihr eigenes Bedürfnis, »gebraucht zu werden«, befriedigen **+ Elm**, wenn Sie das Gefühl von Verantwortung überfordert

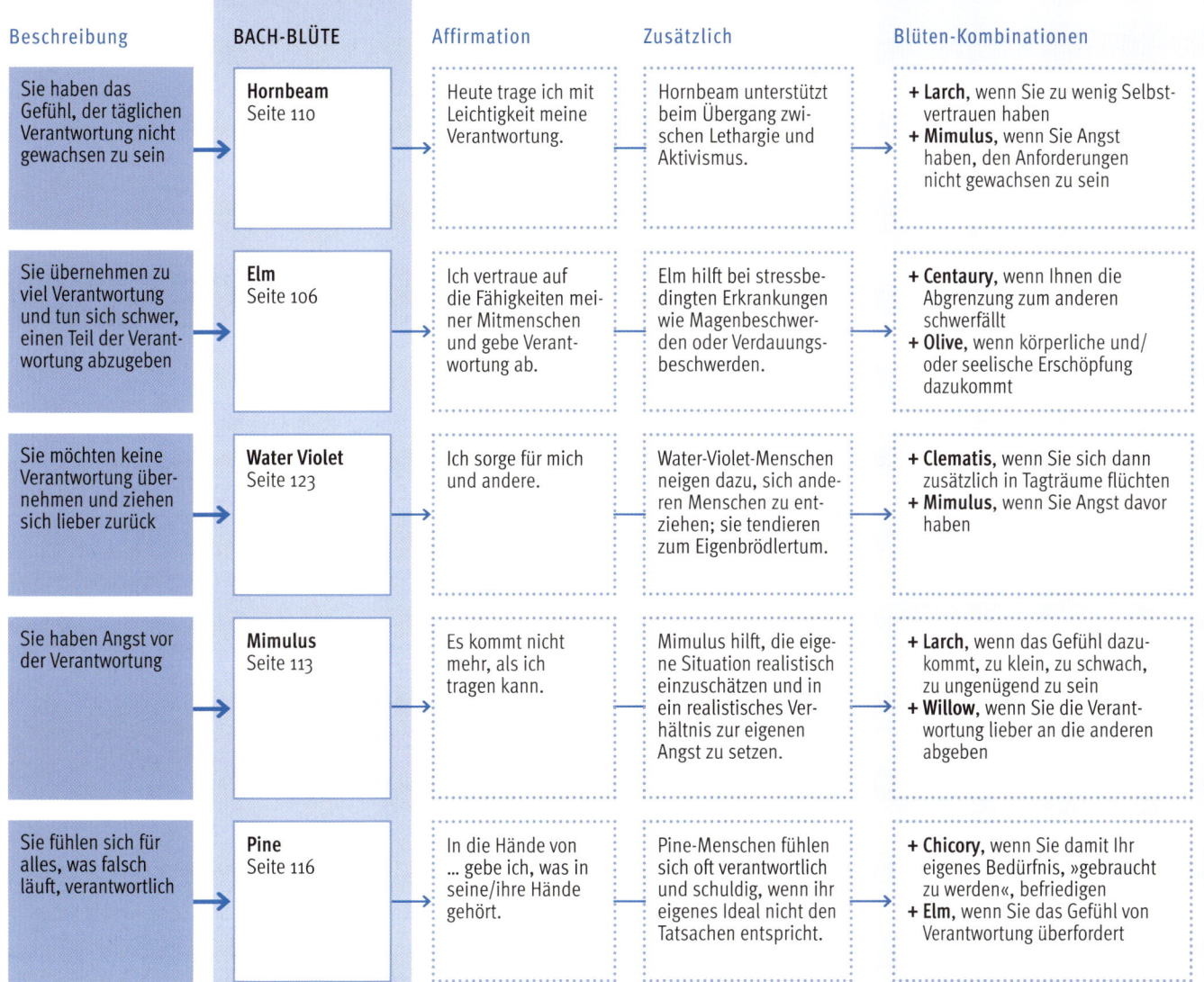

Sorge um andere

81

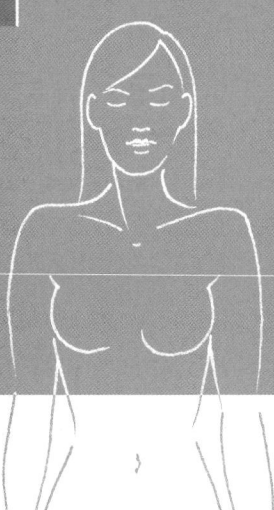

Körperliche Beschwerden

Bach-Blüten sind als Heilmittel für die Seele bekannt. Edward Bach vertrat die Ansicht, dass ein seelisches Ungleichgewicht einer körperlichen Erkrankung vorausgeht bzw. körperliche Beschwerden auslösen kann. Im Umkehrschluss heißt das, dass auch körperliche Symptome durch Bach-Blüten gelindert werden können, wenn die Ursachen psychischer Natur sind.

Was ist Psychosomatik?

Das Wort kommt aus dem Altgriechischen und steht für Psyche = Seele und Soma = Körper. Es handelt sich hier um die Wechselwirkung von Psyche und Körper, beides steht unmittelbar im Zusammenhang. Auch in der Schulmedizin wird dieser untrennbaren Verbindung von Körper und Seele immer mehr Rechnung getragen. Ein Beispiel, das jeder kennt, ist die Angst (auch Seite 12). Angst löst eine Kette von körperlichen Reaktionen aus, die auf Dauer dem Körper Kräfte entziehen oder zu Verspannungen und Schmerzen führen können. Ein weiteres Beispiel aus dem Alltag ist Stress. Sind wir nicht häufiger krank, wenn wir viel unter Druck gearbeitet oder viel emotionalen Stress gehabt haben? Die Nerven sind überlastet, manche Menschen reagieren mit Magenproblemen, Verdauungsstörungen oder Kopfschmerzen, oft ist auch die Haut in Mitleidenschaft gezogen.

Unterstützung hormoneller Veränderungen

Große Umgestaltungen im Leben spielen oftmals eine entscheidende Rolle für unser körperliches, seelisches und geistiges Gleichgewicht. Die Pubertät und das Klimakterium sind typische Zeiten hormoneller Umstellungen und allgemeiner Wandlungen im Leben. Vieles wird neu überdacht, manches »Alte« passt nicht mehr in das Leben. Die alten Strukturen stimmen nicht mehr, neue Ziele müssen definiert werden, alte Aufgaben fallen weg, neue kommen auf uns zu. Das führt leicht zu Verunsicherung. Die Folge bei Frauen sind häufig Menstruationsbeschwerden. Im Klimakterium kann Schwermütigkeit dazukommen. Auch Geburt und Abstillen sind Themen der nächsten Seiten, ebenso das Bettnässen von Kindern, dessen Ursachen fast immer psychische Hintergründe hat. Hier können die Bach-Blüten Klarheit bringen.

Körperliche Symptome

Kopfschmerzen, Verdauungsbeschwerden, Hautprobleme, Menstruationsbeschwerden oder geschwächte Nerven haben ebenfalls oft psychische Ursachen. Es ist jedoch manchmal schwierig, einen Zusammenhang zwischen körperlichen Symptomen und psychischen Ursachen zu erkennen. Schauen Sie für mögliche Gründe auch in den anderen Kapiteln nach. Vielleicht erhalten Sie beim Lesen Denkanstöße und erkennen Ursachen, die Sie auf den ersten Blick gar nicht in diesem Zusammenhang gesehen hätten. Nehmen Sie körperliche Schmerzen und Symptomatiken nicht auf die leichte Schulter. Auch wenn Psyche und Körper zusammenhängen, ist es ratsam, bei länger anhaltenden, plötzlichen oder starken Beschwerden alle körperlichen Ursachen schulmedizinisch abklären zu lassen, um eine mögliche organische Erkrankung ausschließen zu können, bevor Sie Bach-Blüten einsetzen. Bewährt hat sich auch eine parallele Anwendung von Schulmedizin und Bach-Blüten. Einige Ärzte kennen sich mit Bach-Blüten aus und können Sie in Ihrer Auswahl unterstützen. Sollten Sie in Behandlung eines Homöopathen sein, versäumen Sie nicht, ihn von Ihrem Plan, die Blüten einzunehmen, in Kenntnis zu setzen. Grundsätzlich »vertragen« sich die beiden Heilsysteme sehr gut. Ist jedoch eine homöopathische Konstitutionsbehandlung geplant, dann bevorzugen manche Homöopathen die Gabe eines einzigen Mittels. Dann sollten Sie Ihre Therapie mit den Bach-Blüten aussetzen.

Körperliche Beschwerden

Bettnässen

Beschreibung	BACH-BLÜTE	Affirmation[1]	Zusätzlich	Blüten-Kombinationen
Bettnässen aus konkreter Angst vor etwas	**Mimulus** Seite 113	Heute nacht bin ich behütet und beschützt.	Abgrenzung: Mimulus-Kinder können klar sagen, wovor genau sie Angst haben; Aspen-Kinder haben eher ein allgemeines Angstgefühl, häufig können diese Kinder nur im Elternbett ruhig schlafen.	**+ Centaury**, wenn das Kind vor anderen Kindern Angst hat und sich nicht distanzieren kann **+ Honeysuckle**, wenn das Geschehene in der Vergangenheit liegt und gedanklich aber noch sehr präsent ist
Bettnässen aus diffuser Angst vor etwas	**Aspen** Seite 98	Heute nacht bin ich behütet und beschützt.		**+ Water Violet**, wenn sich das Kind deshalb in sich zurückzieht **+ Walnut**, wenn Lebensveränderungen anstehen wie z. B. ein Umzug
Bettnässen nach Albträumen	**Rock Rose** Seite 117	Wenn ich wieder einschlafe, erlebt meine Seele nur Schönes.	3 Tropfen Rock Rose in ein Glas mit stillem Wasser geben, schluckweise trinken lassen, nicht mit einem Metalllöffel umrühren!	**+ Olive**, wenn das Kind durch die Schlaflosigkeit erschöpft ist **+ White Chestnut**, wenn das Kind an nichts anderes mehr denken kann
Bettnässen nach einem Schock, einem unverarbeiteten Trauma, nach Trennung der Eltern	**Star of Bethlehem** Seite 119	Wenn ich die Augen zumache, passt ein Engel auf mich auf.	Star of Bethlehem unterstützt auch bei der Verarbeitung länger zurückliegender Schocksituationen.	**+ Impatiens**, wenn das Kind nach dem Aufwachen innerlich sehr unruhig ist **+ Rock Rose**, wenn das Kind panisch reagiert
Bettnässen nach der Geburt eines Geschwisterkindes	**Holly** Seite 109	Meine Eltern haben mich lieb, und … (Name des Geschwisterkindes) ist kleiner und braucht auch Mamis und Papis Zeit.	Abgrenzung zu Willow: Willow-Kinder fühlen sich als Opfer und sind deshalb frustriert, schlecht gelaunt und wütend; Holly-Kinder sind eher neidisch und aggressiv.	**+ Willow**, wenn das Kind mit Verbitterung reagiert **+ Honeysuckle**, wenn das Kind meint, es ist – wie vor der Geburt des Geschwisterkindes – das einzige Kind

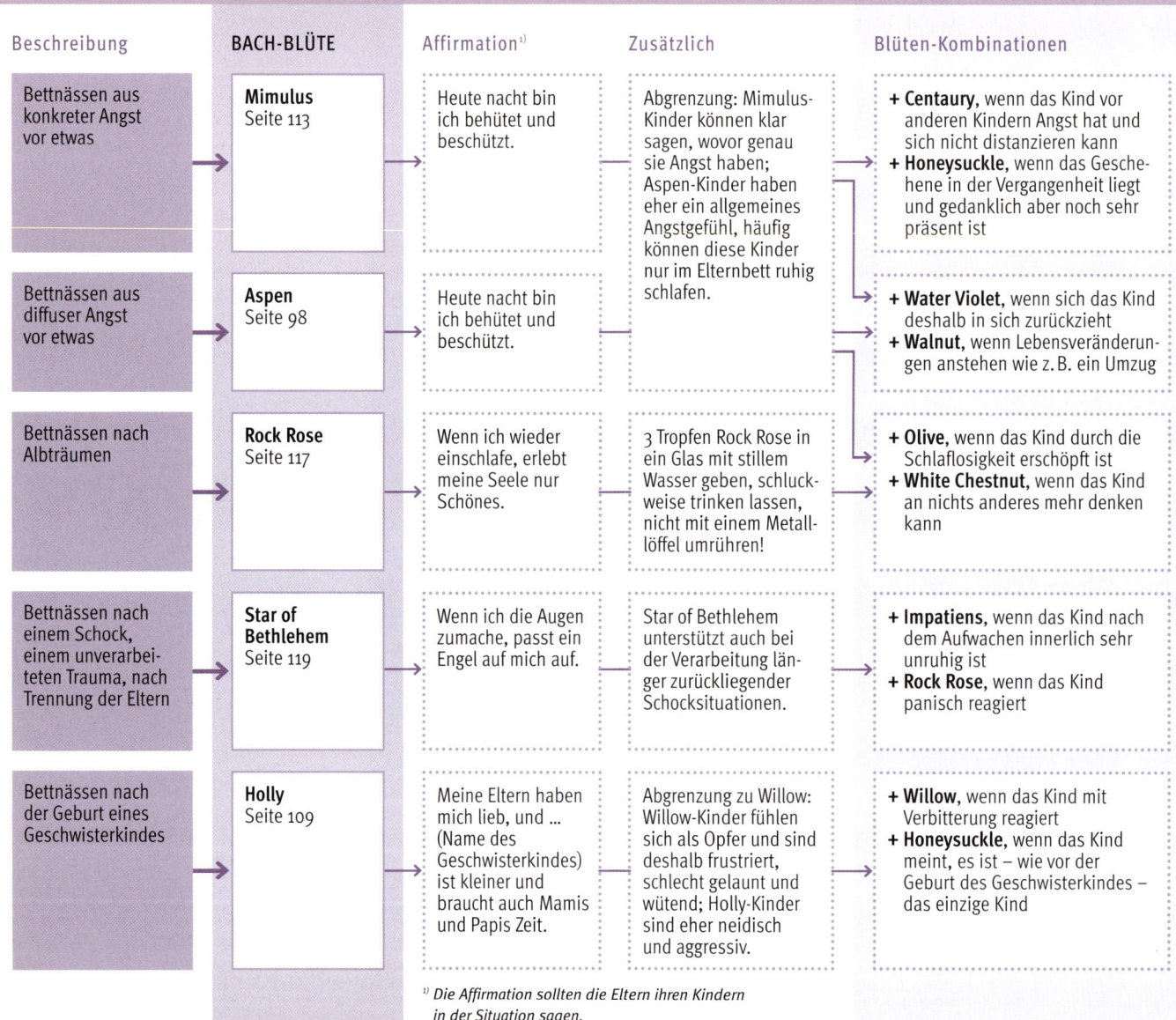

[1] *Die Affirmation sollten die Eltern ihren Kindern in der Situation sagen.*

Geburt und Abstillen

Beschreibung	BACH-BLÜTE	Affirmation	Zusätzlich	Blüten-Kombinationen
traumatische Geburt und/oder Schwangerschaft	**Star of Bethlehem** Seite 119	Ich lasse die Erinnerungen ziehen und genieße, was jetzt ist.	Hier können auch die Rescue-Tropfen (Seite 127) zum Einsatz kommen.	**+ Olive,** wenn Sie sehr erschöpft sind **+ Mustard,** wenn Sie ohne Grund schwermütig und traurig sind (Wochenbettdepressionen) **+ Clematis,** wenn Sie zu Ohnmacht neigen
Sie sind völlig erschöpft	**Olive** Seite 115	Ich gönne mir Ruhe und bitte um Unterstützung.	Nach der Einnahme von Olive kann es kurzfristig zu einer größeren Müdigkeit kommen.	**+ Elm,** wenn Sie das Gefühl haben, völlig überfordert zu sein **+ Oak,** wenn Sie ohne sich auszuruhen tapfer immer weitermachen
Sie fühlen sich überfordert	**Elm** Seite 106	Ich achte auf mich und mache einen Schritt nach dem anderen.	Elm unterstützt, die eigenen Kräfte sinnvoll und achtsam einzuteilen.	**+ Rock Water,** wenn Sie sich selbst stark unter Druck setzen **+ Holly,** wenn Sie meinen, dass Sie das Kind manchmal hassen **+ Cerato,** wenn Sie Ihrer Intuition im Umgang mit dem Baby nicht trauen
Sie haben Angst vor der Geburt	**Mimulus** Seite 113	Ich bin nicht allein, alles geht gut.	Abgrenzung zu Rock Rose: bei Rock-Rose-Menschen ist die Angst eher eine Panik; Mimulus-Menschen haben Angst vor konkreten Dingen.	**+ Star of Bethlehem** und **Honeysuckle,** wenn Sie schon eine traumatische Geburt erlebt und diese noch nicht verarbeitet haben **+ Gentian,** wenn Sie zusätzlich vom Schlimmsten ausgehen
bei fehlender Zuversicht mit diffusen Ängsten	**Aspen** Seite 98	Ich vertraue.	Aspen unterstützt, ein diffuses ungutes Gefühl in Zuversicht und Vertrauen umzuwandeln.	**+ Olive,** wenn die fehlende Zuversicht mit großer Erschöpfung einhergeht **+ Elm,** wenn Sie das Gefühl haben, völlig überfordert zu sein

Geburt und Abstillen

Beschreibung	BACH-BLÜTE	Affirmation	Zusätzlich	Blüten-Kombinationen
Wochenbett-depressionen	**Mustard** Seite 113	Alles verändert sich von Sekunde zu Sekunde, auf Nacht folgt Tag.	Mustard hilft bei Antriebsschwäche, Müdigkeit, Einschlaf-störungen, niedrigem Blutdruck, Kreislauf-schwäche.	**+ Pine**, wenn die Wochenbett-depressionen mit Schuld-gefühlen dem Baby gegen-über einhergehen **+ Sweet Chestnut**, wenn Sie absolut verzweifelt sind
Sie haben Schuld-gefühle, weil Sie sich nicht überschwäng-lich über das Baby freuen	**Pine** Seite 116	Mein Leben ist sehr verändert, ich gebe mir Zeit, mich dar-auf einzulassen.	Pine unterstützt, bes-ser mit den Schuld-gefühlen fertig zu wer-den und die eigene Ver-antwortung zu finden.	**+ Olive**, wenn Sie einfach zu erschöpft sind **+ Holly**, wenn Sie zusätzlich Aggressionen haben, etwa weil das Baby viel schreit
Sie können sich gegenüber anderen Personen (z. B. Eltern/Schwieger-eltern) nicht ab-grenzen	**Centaury** Seite 100	Ich kenne meine Grenzen und traue mich, sie zu wahren.	Centaury unterstützt, sich auch mal bei wohl-gemeinten Ratschlägen zu widersetzen.	**+ Agrimony**, wenn Sie sich nicht zu sagen trauen, dass Sie Ihre Ruhe brauchen, und stattdessen so tun, als ob Sie sich über die Unterstützung freuen **+ Impatiens**, wenn Sie sehr schwa-che Nerven haben
Sie wollen/müssen (z. B. bei Brustent-zündung) abstillen zur Unterstützung von Mutter und Baby beim Abstillen	**Walnut** Seite 122	Auf Zeiten des Wir folgen Zeiten des Ich und Du.	Walnut kann auch bei Übergängen wie Kinder-garten oder Schulein-tritt unterstützen.	**+ Red Chestnut**, wenn Sie sich übermäßig um das Wohlergehen des Babys sorgen **+ Impatiens**, wenn Sie dabei sehr ungeduldig und gereizt sind
Sie sind nach dem Abstillen eine »Über-mutter«	**Chicory** Seite 103	Ich habe meinen Raum, mein Kind hat seinen Raum.	Chicory unterstützt die Mutter bei dem Prozess der Abnabelung von ihrem Baby.	**+ Red Chestnut**, wenn Sie zu abso-luter Selbstaufgabe tendieren **+ Honeysuckle**, wenn Sie der Still-zeit sehr nachweinen

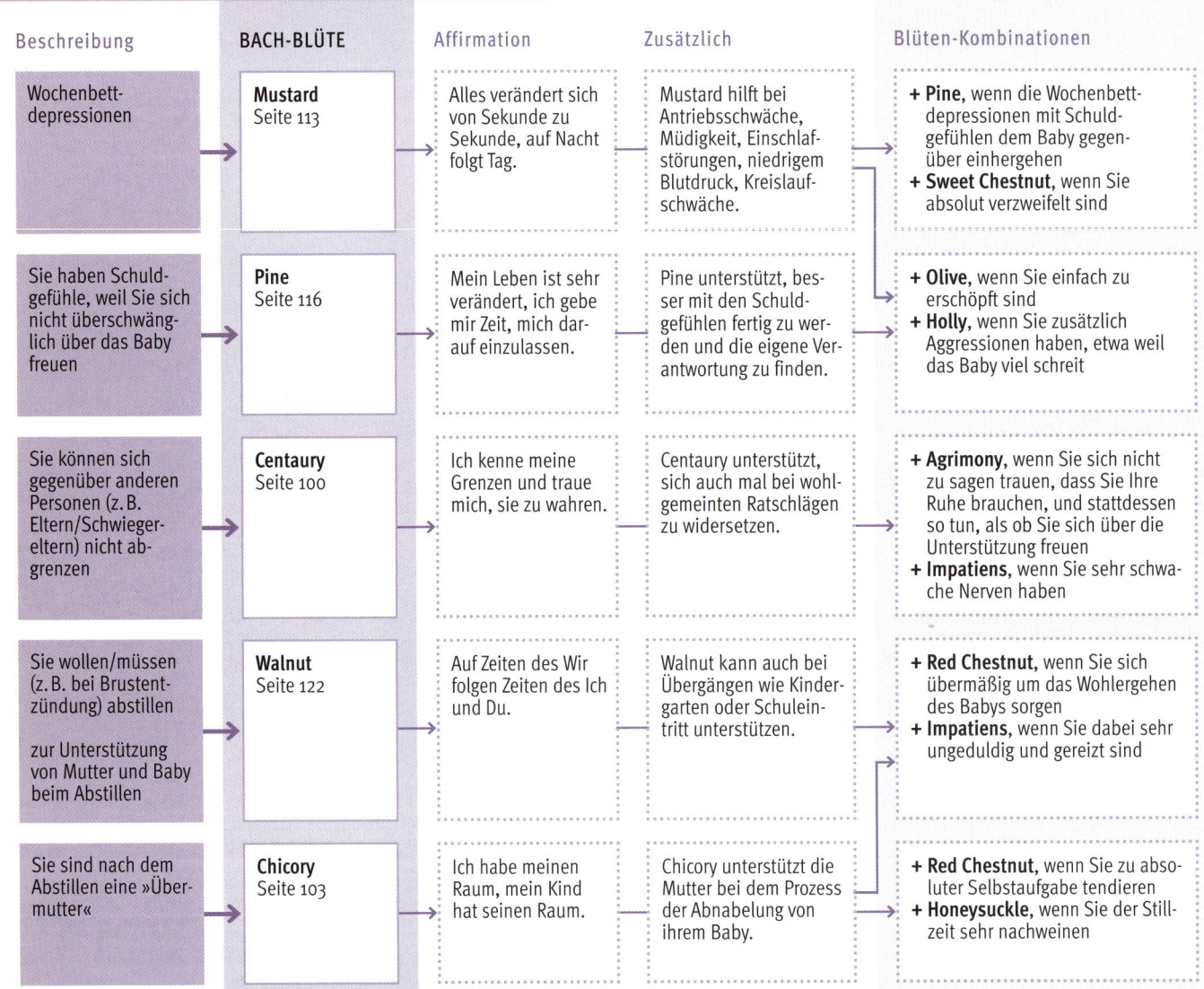

Hautprobleme

Beschreibung	BACH-BLÜTE	Affirmation	Zusätzlich	Blüten-Kombinationen
Hautunreinheiten, Pickel Sie ekeln sich vor Hautausschlag	**Crab Apple** Seite 105	Mit der Akzeptanz dessen, was ist, lebe ich meine Schönheit.	Crab-Apple-Menschen neigen zu Perfektionismus und übertriebener Ordnungsliebe; Sie können die Lösung auch direkt auftragen.	**+ Agrimony**, wenn Sie sich nicht trauen, sich zu zeigen **+ Larch**, wenn Sie wegen Ihres Äußeren Minderwertigkeitskomplexe haben
aggressiver Hautausschlag, brennend, rot	**Holly** Seite 109	Ich schaue in mich und lasse los.	Holly-Menschen können auch unter allergischen Reaktionen leiden; Erstverschlimmerung ist möglich; Haut steht auch für: eigene »Grenzen« setzen.	**+ Willow**, wenn Verbitterung dazukommt **+ Gentian**, wenn Verzweiflung dazukommt
der Juckreiz ist so stark, dass Sie meinen, verrückt zu werden	**Cherry Plum** Seite 102	Ich stehe unter einer »Lichtdusche« und jeder Lichtstrahl nimmt mehr und mehr meinen Juckreiz.	Cherry Plum verhilft zu Gelassenheit.	**+ Holly** bei Aggressivität und Wutanfällen **+ Impatiens**, wenn Sie der Juckreiz innerlich sehr aufwühlt **+ Olive** bei Juckreiz mit großer Erschöpfung aus Schlafmangel
Sie haben immer wieder Hautprobleme, Hautausschläge kommen und gehen	**Scleranthus** Seite 119	Ich halte die Balance und bin von Tag zu Tag klarer.	Scleranthus-Menschen neigen zu stetig wechselnden Symptomen.	**+ Gentian**, wenn Sie die Rückschläge jedes Mal wieder pessimistischer machen **+ Mustard**, wenn Hoffnungslosigkeit dazukommt
Sie haben das Gefühl, dass der Ausschlag auch dazu dient, andere Menschen auf Distanz zu halten	**Water Violet** Seite 123	Ich bin ich und mittendrin.	Water Violet hilft bei Nackensteifheit, Muskelverspannung; die Blüte hilft, sich leichter in eine Gemeinschaft einzufügen.	**+ Larch**, wenn Ihr Selbstwertgefühl angeschlagen ist **+ Star of Bethlehem** nach einer seelischen Erschütterung

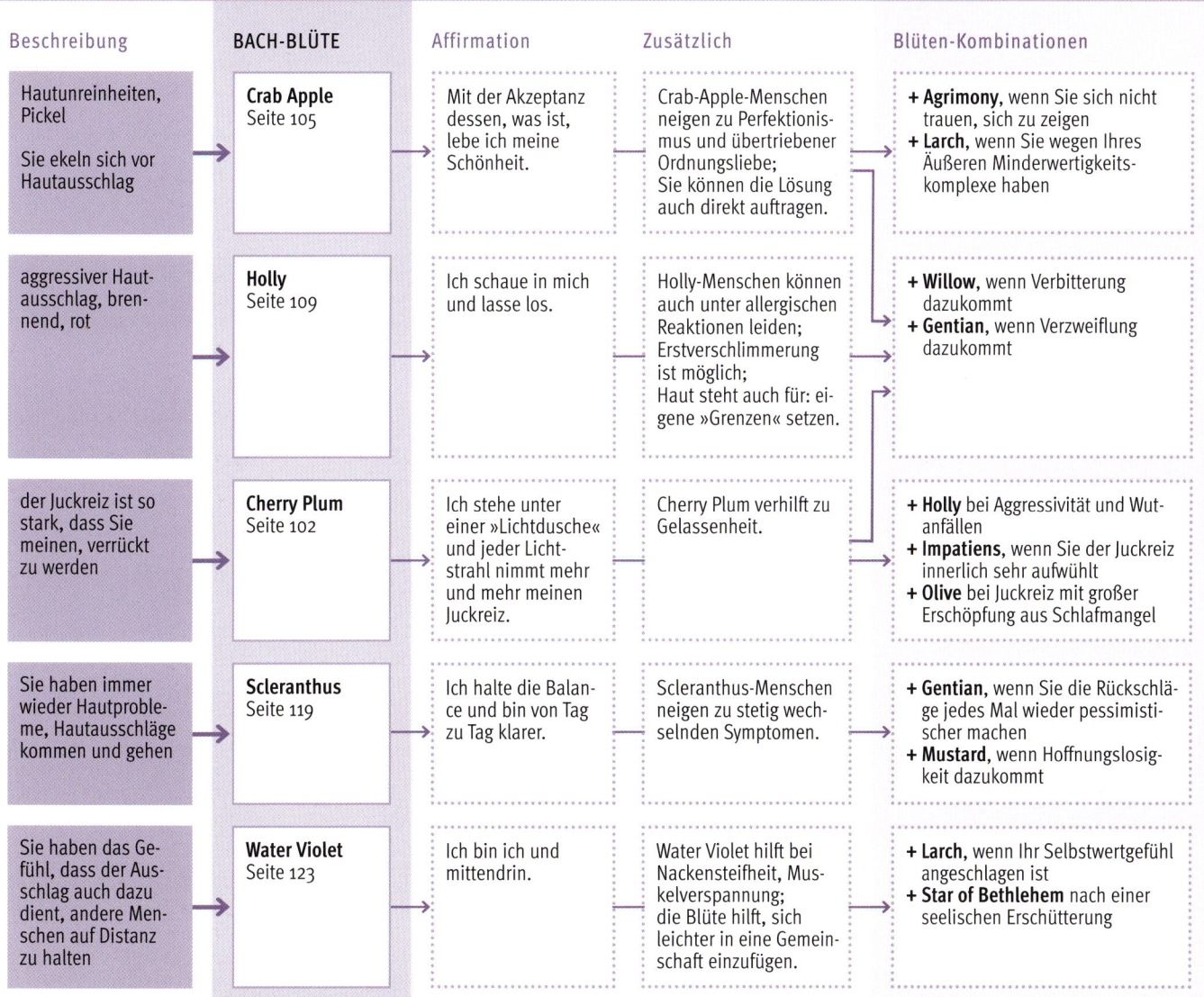

Körperliche Beschwerden

Klimakterium

Beschreibung	BACH-BLÜTE	Affirmation	Zusätzlich	Blüten-Kombinationen
Sie können schlecht mit allgemeinen und/oder körperlichen Veränderungen umgehen	**Walnut** Seite 122	Ich öffne mich für neue Möglichkeiten und lasse mich darauf ein.	Walnut unterstützt auch bei Trennung von den Kindern.	**+ Scleranthus** bei ständig wechselnden Launen **+ Mimulus,** wenn Sie Angst vor den Veränderungen haben
Sie neigen zu Verbitterung, weil Sie nicht mehr »gebraucht« werden (z. B. weil die Kinder nicht mehr zu Hause sind)	**Willow** Seite 126	Ich genieße es, mich um mich selbst zu kümmern.	Hilft bei Bluthochdruck, Herzbeschwerden; Willow hilft, vom Opferdasein wieder in die aktive Lebensgestaltung zu kommen.	**+ Chicory,** wenn Sie sich trotzdem oft ungefragt einmischen **+ Holly,** wenn Sie gereizt, aggressiv reagieren
Sie sind unsicher über das weitere Lebensziel	**Wild Oat** Seite 125	Ich habe viele Optionen, zur richtigen Zeit wird mein Lebensweg immer klarer.	Abgrenzung: Scleranthus-Menschen sind innerlich hin- und hergerissen und können sich nicht entscheiden; Wild-Oat-Menschen haben ihr Ziel nicht vor Augen, deshalb können sie sich zwischen der Fülle der Möglichkeiten nicht entscheiden.	**+ Cerato,** wenn Sie Ihrem eigenen Gefühl nicht trauen und stattdessen die Antwort bei anderen Menschen suchen **+ Elm,** wenn Sie sich mit der Aufgabe überfordert fühlen **+ Walnut,** wenn Angst vor Veränderungen dazukommt
Sie leiden unter stetig wechselnden Gemütszuständen	**Scleranthus** Seite 119	Ich nehme meine Launen an und ziehe mit dem Strom.		**+ Agrimony,** wenn Sie nach außen so tun, als wäre alles bestens, Sie zeigen nicht Ihre Unsicherheiten **+ Water Violet,** wenn Sie sich innerlich zurückziehen
Sie sind schwermütig und melancholisch	**Mustard** Seite 113	In jeder Veränderung liegt auch eine Chance, ich bin neugierig.	Die Mustard-Symptome ähneln denen einer Depression. Hält der Zustand länger an, suchen Sie bitte einen Arzt auf!	**+ Hornbeam,** wenn Sie das Gefühl haben, Ihren täglichen Pflichten nicht mehr gewachsen zu sein **+ Pine,** wenn Sie sich schuldig fühlen, weil es vielleicht rational keinen Grund zur Schwermut gibt

Klimakterium

Beschreibung	BACH-BLÜTE	Affirmation	Zusätzlich	Blüten-Kombinationen
Sie neigen dazu, das Alter zu verdrängen	**Agrimony** Seite 98	Mit innerer Gelassenheit schaue ich in den Spiegel – Weisheit sieht mich an.	Agrimony unterstützt, ehrlicher zu sich und anderen zu sein.	**+ Honeysuckle**, wenn Sie gedanklich in der Vergangenheit sind (»damals war alles besser«) **+ Larch**, wenn Sie sich als unattraktiv empfinden
Sie tendieren zum psychischen Zusammenbruch, Sie haben sich nicht mehr »im Griff«	**Cherry Plum** Seite 102	Ich bin stark und stabil.	Treten Cherry-Plum-Symptome regelmäßig auf, suchen Sie bitte einen Arzt auf!	**+ Rock Rose**, wenn Hysterie dazukommt **+ Sweet Chestnut**, wenn große Verzweiflung dazukommt
Sie fühlen sich jetzt als Frau unattraktiv	**Larch** Seite 112	Mein inneres Strahlen manifestiert sich im Außen.	Larch hilft bei gebeugter Körperhaltung; Larch unterstützt, »gerade« im Leben zu stehen.	**+ Crab Apple**, wenn Sie Ekel vor den körperlichen Veränderungen verspüren **+ Centaury**, wenn Sie vieles machen, was Sie nicht möchten, aus Angst vor Ablehnung
Sie sind innerlich unruhig	**Impatiens** Seite 111	Ich bin ruhig und klar, Gelassenheit breitet sich aus.	Abgrenzung zu Scleranthus: Scleranthus-Menschen sind innerlich unruhig, weil sie sich nicht entscheiden können, Impatiens-Menschen sind unruhig, weil ihnen alles zu langsam geht.	**+ Olive**, wenn Erschöpfung dazukommt **+ Elm**, wenn Sie sich mit der Aufgabe überfordert fühlen
Ihr gesamtes Leben bricht (scheinbar) zusammen	**Star of Bethlehem** Seite 119	Wenn die Wunden verheilt sind, freue ich mich auf einen neuen Anfang.	Star of Bethlehem ist eine »Schockblüte«, sie unterstützt bei der Verarbeitung des Erlebten und bringt einen wieder in die eigene Mitte.	**+ Wild Rose**, wenn Apathie und Resignation dazukommen **+ Cherry Plum**, wenn Sie zu Psychosen neigen – suchen Sie bitte in diesem Fall unverzüglich einen Arzt auf!

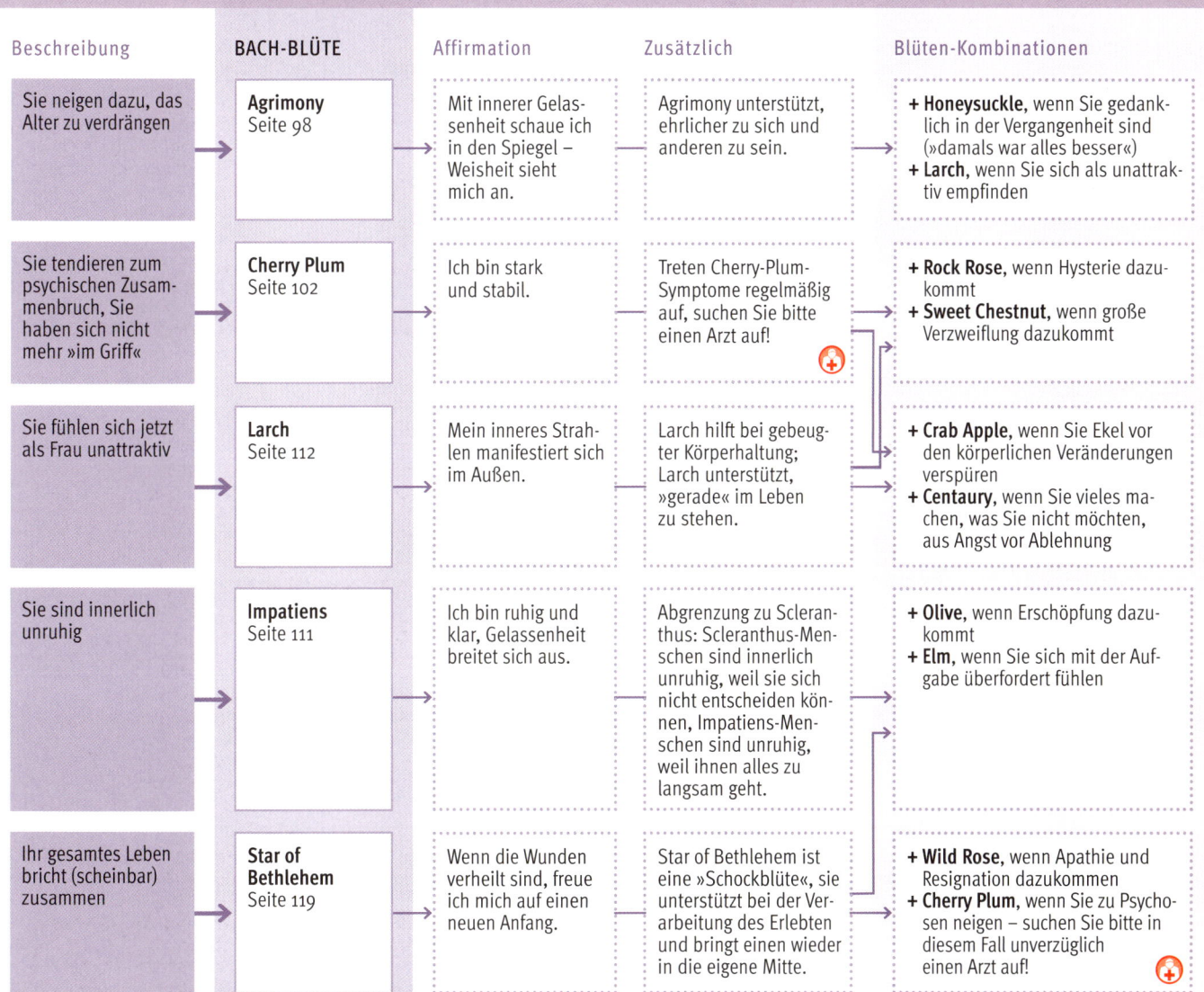

Kopfschmerzen

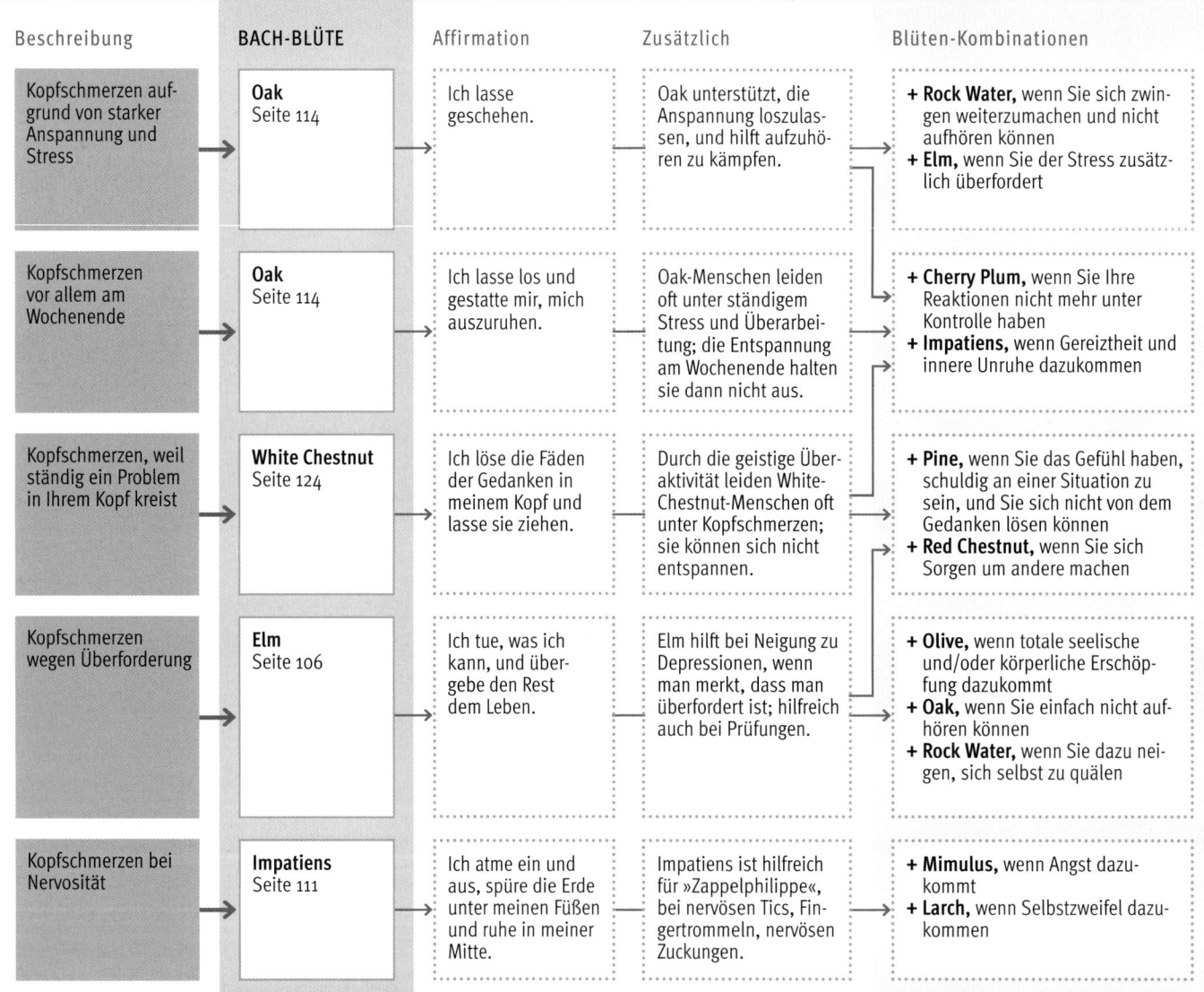

Beschreibung	BACH-BLÜTE	Affirmation	Zusätzlich	Blüten-Kombinationen
Kopfschmerzen aufgrund von starker Anspannung und Stress	**Oak** Seite 114	Ich lasse geschehen.	Oak unterstützt, die Anspannung loszulassen, und hilft aufzuhören zu kämpfen.	**+ Rock Water,** wenn Sie sich zwingen weiterzumachen und nicht aufhören können **+ Elm,** wenn Sie der Stress zusätzlich überfordert
Kopfschmerzen vor allem am Wochenende	**Oak** Seite 114	Ich lasse los und gestatte mir, mich auszuruhen.	Oak-Menschen leiden oft unter ständigem Stress und Überarbeitung; die Entspannung am Wochenende halten sie dann nicht aus.	**+ Cherry Plum,** wenn Sie Ihre Reaktionen nicht mehr unter Kontrolle haben **+ Impatiens,** wenn Gereiztheit und innere Unruhe dazukommen
Kopfschmerzen, weil ständig ein Problem in Ihrem Kopf kreist	**White Chestnut** Seite 124	Ich löse die Fäden der Gedanken in meinem Kopf und lasse sie ziehen.	Durch die geistige Überaktivität leiden White-Chestnut-Menschen oft unter Kopfschmerzen; sie können sich nicht entspannen.	**+ Pine,** wenn Sie das Gefühl haben, schuldig an einer Situation zu sein, und Sie sich nicht von dem Gedanken lösen können **+ Red Chestnut,** wenn Sie sich Sorgen um andere machen
Kopfschmerzen wegen Überforderung	**Elm** Seite 106	Ich tue, was ich kann, und übergebe den Rest dem Leben.	Elm hilft bei Neigung zu Depressionen, wenn man merkt, dass man überfordert ist; hilfreich auch bei Prüfungen.	**+ Olive,** wenn totale seelische und/oder körperliche Erschöpfung dazukommt **+ Oak,** wenn Sie einfach nicht aufhören können **+ Rock Water,** wenn Sie dazu neigen, sich selbst zu quälen
Kopfschmerzen bei Nervosität	**Impatiens** Seite 111	Ich atme ein und aus, spüre die Erde unter meinen Füßen und ruhe in meiner Mitte.	Impatiens ist hilfreich für »Zappelphilippe«, bei nervösen Tics, Fingertrommeln, nervösen Zuckungen.	**+ Mimulus,** wenn Angst dazukommt **+ Larch,** wenn Selbstzweifel dazukommen

Magenbeschwerden

Beschreibung	BACH-BLÜTE	Affirmation	Zusätzlich	Blüten-Kombinationen
Magenbeschwerden aus Stress und Überarbeitung	**Oak** Seite 114	Ich gönne mir Ruhe und teile meine Kraft ein.	Abgrenzung: Impatiens hilft, innerlich Ruhe zu bekommen und weniger nervös zu sein; Oak hilft, die Arbeit mal loszulassen und somit Gelassenheit ins Leben zu bringen, man hört auf zu kämpfen.	**+ Elm,** wenn Sie sich gleichzeitig überfordert fühlen **+ Olive,** wenn große Erschöpfung dazukommt
Magenbeschwerden bei innerer Nervosität	**Impatiens** Seite 111	Ruhe und Gelassenheit fließen durch mich durch – ich lasse los.		**+ Holly,** wenn Sie zu aggressivem Verhalten neigen **+ White Chestnut,** wenn Sie das Gefühl haben, geistig unter Druck zu stehen – Sie können an nichts anderes als die Aufgabe denken
Magenbeschwerden aufgrund von Überforderung	**Elm** Seite 106	Ich mache einen Schritt nach dem anderen und atme tief ein und aus.	Elm kommt auch bei einem körperlichen Zusammenbruch aufgrund von Überforderung zum Einsatz.	**+ Oak,** wenn Sie nicht aufhören können, obwohl Sie es besser wissen **+ Pine,** wenn Sie sich aus Schuldgefühlen heraus überfordern
Magenbeschwerden aus Wut	**Holly** Seite 109	Ich spüre meine Wut und kann sie gehen lassen.	Holly ist hilfreich bei Bluthochdruck, Herzbeschwerden, Gallenstörungen.	**+ Willow,** wenn Sie sich als Opfer fühlen **+ Honeysuckle,** wenn Sie die Vergangenheit nicht loslassen können
Magenbeschwerden aus Angst (etwa vor Prüfungen)	**Mimulus** Seite 113	Zwischen Himmel und Erde stehe ich und bin geschützt.	Hier können auch die Rescue-Tropfen (Seite 127) eingesetzt werden.	**+ Cerato,** wenn Sie Ihren eigenen Fähigkeiten nicht trauen **+ Larch,** wenn Sie meinen, nicht gut genug zu sein **+ Impatiens,** wenn innere Unruhe dazukommt

Menstruationsbeschwerden

Beschreibung	BACH-BLÜTE	Affirmation	Zusätzlich	Blüten-Kombinationen
prämenstruelle Gereiztheit	**Impatiens** Seite 111	Ich ziehe mich heute innerlich zurück und genieße es, mit mir zu sein.	Impatiens ist hilfreich bei Muskelverspannungen, Krämpfen.	**+ Holly,** wenn Aggression dazukommt **+ Cherry Plum,** wenn Sie Angst haben, sich nicht mehr unter Kontrolle zu haben und zu Überreaktionen zu neigen
prämenstruelle Depression	**Mustard** Seite 113	Ich akzeptiere meine Depression, sie kann sich nun wandeln. [1]	Mustard hilft bei schwachem Kreislauf, Antriebsschwäche, Müdigkeit, Lustlosigkeit, Schlappheit.	**+ Larch,** wenn tiefe Niedergeschlagenheit und Selbstzweifel dazukommen **+ Water Violet,** wenn Sie sich dann ganz in sich selbst zurückziehen
unregelmäßiger Zyklus	**Scleranthus** Seite 119	Ich bin in Balance.	Der Zyklus kann bei Scleranthus-Frauen sowohl in der Dauer als auch in der Intensität variieren.	**+ Walnut** zu Beginn der Pubertät oder des Klimakteriums **+ Impatiens,** wenn Sie eine innere Unruhe und Anspannung verspüren
Sie haben Abneigung gegen Ihre Menstruation, weil Sie sich unsauber fühlen Ekel vor sich selbst	**Crab Apple** Seite 105	Ich erfreue mich an meinem funktionierenden Körper.	Crab Apple hilft auch bei Waschzwang.	**+ Pine,** wenn ein Ekelgefühl mit religiösem Hintergrund dazukommt **+ Vervain,** wenn Sie zu Fanatismus neigen
Krämpfe	**Oak** Seite 114	Mein Atem fließt in meinen Unterleib, und ich lasse mit jedem Atemzug meine Schmerzen los.	Oak hilft loszulassen, zu entspannen und das Leben etwas leichter zu nehmen.	**+ Hornbeam,** wenn Sie das Gefühl haben, es nicht mehr auszuhalten **+ Olive,** wenn Erschöpfung dazukommt

[1] Solange Sie gegen etwas kämpfen, geben Sie dem auch Energie; wenn Sie akzeptieren was ist, kann die Energie wieder fließen.

Pubertät

Beschreibung	BACH-BLÜTE	Affirmation	Zusätzlich	Blüten-Kombinationen
der/die Jugendliche hat Schwierigkeiten mit der Veränderung	**Walnut** Seite 122	Mit meinem Alter wächst meine Freiheit, mein Leben zu gestalten.	Walnut unterstützt bei jeder Veränderung, auch Umzug, Auszug, Schulabschluss, Hochzeit, Trennung etc.	**+ Wild Oat**, wenn Sie frustriert und orientierungslos sind **+ Crab Apple**, wenn Sie sich unattraktiv und hässlich finden
der/die Jugendliche fühlt sich orientierungs- und ziellos	**Wild Oat** Seite 125	Ich gehe jeden Tag einen Schritt, irgendwann erkenne ich das Ziel.	Wild Oat hilft, sein Ziel zu erkennen und klare Schritte für eine Zielerfüllung zu unternehmen.	**+ Larch**, wenn Sie meinen, nicht gut genug zu sein **+ Holly**, wenn Sie ohne Grund aggressiv und wütend sind und schnell »aus der Haut fahren«
der/die Jugendliche findet sich hässlich	**Crab Apple** Seite 105	Ich stehe klar in meinem Leben und zeige mich mit meinen Vorzügen und Unwägbarkeiten.	Crab Apple kann auch direkt auf Hautunreinheiten aufgetragen werden.	**+ Water Violet**, wenn Sie sich dann in sich selbst zurückziehen und Kontaktschwierigkeiten haben **+ Agrimony**, wenn Sie so tun, als wäre Ihnen alles egal
der/die Jugendliche findet sich nicht gut genug, hat Minderwertigkeitskomplexe	**Larch** Seite 112	Ich genüge.	Larch unterstützt auch bei schlechter Körperhaltung, gebeugtem Gang etc.	**+ Heather**, wenn Sie sich zur Kompensation ständig in den Vordergrund spielen **+ Vine**, wenn Sie zur Kompensation über alle und alles bestimmen wollen
der/die Jugendliche hängt in Tagträumereien fest	**Clematis** Seite 104	Ich bin klar im Hier und Jetzt und nehme mich und meine Umwelt wahr.	Clematis hilft auch bei pubertärer Ohnmachtsneigung und bei zu niedrigem Blutdruck.	**+ Water Violet**, wenn Sie sich dabei sehr von anderen absondern **+ Elm**, wenn Sie sich überfordert fühlen und deshalb in Träumereien flüchten

Pubertät

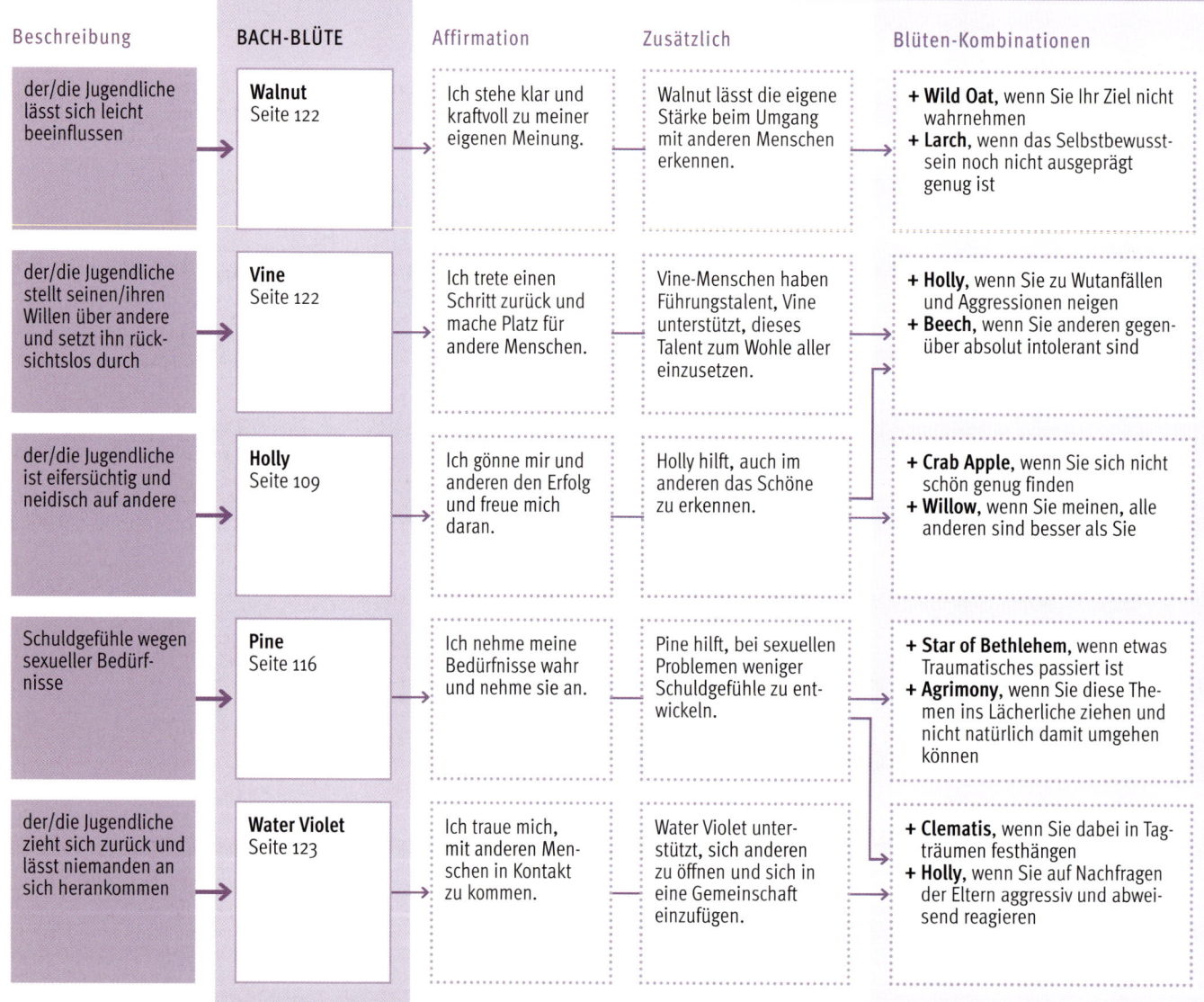

Beschreibung	BACH-BLÜTE	Affirmation	Zusätzlich	Blüten-Kombinationen
der/die Jugendliche lässt sich leicht beeinflussen	**Walnut** Seite 122	Ich stehe klar und kraftvoll zu meiner eigenen Meinung.	Walnut lässt die eigene Stärke beim Umgang mit anderen Menschen erkennen.	**+ Wild Oat,** wenn Sie Ihr Ziel nicht wahrnehmen **+ Larch,** wenn das Selbstbewusstsein noch nicht ausgeprägt genug ist
der/die Jugendliche stellt seinen/ihren Willen über andere und setzt ihn rücksichtslos durch	**Vine** Seite 122	Ich trete einen Schritt zurück und mache Platz für andere Menschen.	Vine-Menschen haben Führungstalent, Vine unterstützt, dieses Talent zum Wohle aller einzusetzen.	**+ Holly,** wenn Sie zu Wutanfällen und Aggressionen neigen **+ Beech,** wenn Sie anderen gegenüber absolut intolerant sind
der/die Jugendliche ist eifersüchtig und neidisch auf andere	**Holly** Seite 109	Ich gönne mir und anderen den Erfolg und freue mich daran.	Holly hilft, auch im anderen das Schöne zu erkennen.	**+ Crab Apple,** wenn Sie sich nicht schön genug finden **+ Willow,** wenn Sie meinen, alle anderen sind besser als Sie
Schuldgefühle wegen sexueller Bedürfnisse	**Pine** Seite 116	Ich nehme meine Bedürfnisse wahr und nehme sie an.	Pine hilft, bei sexuellen Problemen weniger Schuldgefühle zu entwickeln.	**+ Star of Bethlehem,** wenn etwas Traumatisches passiert ist **+ Agrimony,** wenn Sie diese Themen ins Lächerliche ziehen und nicht natürlich damit umgehen können
der/die Jugendliche zieht sich zurück und lässt niemanden an sich herankommen	**Water Violet** Seite 123	Ich traue mich, mit anderen Menschen in Kontakt zu kommen.	Water Violet unterstützt, sich anderen zu öffnen und sich in eine Gemeinschaft einzufügen.	**+ Clematis,** wenn Sie dabei in Tagträumen festhängen **+ Holly,** wenn Sie auf Nachfragen der Eltern aggressiv und abweisend reagieren

Verdauungsprobleme

Beschreibung	BACH-BLÜTE	Affirmation	Zusätzlich	Blüten-Kombinationen
Verdauungsstörung bei Angst vor etwas Konkretem, etwa vor Prüfungen	**Mimulus** Seite 113	Entspannt lasse ich los und schaffe, was zu schaffen ist.	Abgrenzung zu Aspen: Aspen-Menschen haben unkonkrete Ängste; Mimulus-Menschen kennen den Grund der Angst.	**+ Pine**, wenn Sie deshalb Schuldgefühle haben **+ Willow**, wenn Sie sich als Opfer fühlen
Verdauungsstörung, weil Sie innerlich nicht loslassen können, auch Verstopfung	**Oak** Seite 114	Entspannt kann gehen, was nicht mehr zu mir gehört.	Oak unterstützt, zu entspannen und auf allen Ebenen loszulassen.	**+ Crab Apple**, wenn Sie sich sehr ekeln **+ Honeysuckle**, wenn sich die Ursache der Verdauungsstörung auf Vergangenes bezieht
Durchfall vor lauter Schreck, Schock	**Star of Bethlehem** Seite 119	Ruhig atme ich ein und aus.	Tritt Durchfall im Wechsel mit Verstopfung auf, ist Scleranthus besser; dann bitte einen Arzt aufsuchen! 🕂	**+ Olive**, wenn Sie sehr erschöpft sind **+ Walnut**, wenn Ihre Probleme mit einer Veränderung im Zusammenhang stehen
Sie ekeln sich sehr vor dem Toilettengang	**Crab Apple** Seite 105	Alles gehört zu mir. Ich bin schön.	Crab Apple hilft ebenfalls bei Blähungen – auch bei Kleinkindern.	**+ Pine**, wenn Sie Schuldgefühle haben **+ Agrimony**, wenn Sie die Verdauungsproblematik völlig von sich abspalten
Sie trauen sich nicht, über Ihre Verdauungsstörungen zu sprechen	**Agrimony** Seite 98	Alles ist Teil eines Prozesses von Kommen und Gehen. Ich kann vertrauen.	Agrimony-Menschen neigen auch zu Verstopfung im Sinne von Verdrängung.	**+ Crab Apple**, wenn Sie sich sehr ekeln **+ Pine**, wenn Sie deshalb Scham- und Schuldgefühle haben

3. Bach-Blüten
im Porträt

In diesem Kapitel sind alle 38 Bach-Blüten sowie die Rescue-Tropfen porträtiert. Die Beschreibungen sollen Ihnen einen schnellen Überblick verschaffen, außerdem enthalten sie zusätzliche Informationen, die nicht zum Themenkomplex der Diagramm-Tafeln passten. Um rasch den Kern einer Blüte erfassen zu können, sind alle Porträts übersichtlich mittels Stichpunkten erläutert.

→ **Herkunft:** Hier erfahren Sie, aus welchen Pflanzen die einzelnen Bach-Blüten bestehen.

→ **Herstellung:** Name der Methode, mit der seit Edward Bachs Zeiten die Blütenessenzen hergestellt werden (Seite 7).

→ **Kernsatz:** Grundaussage der jeweiligen Bach-Blüten.

→ **Typ:** Betroffener, der die Bach-Blüten benötigt.

→ **Hilfreich bei:** Kurzcharakteristik für Zustände oder Lebenssituationen, in denen die entsprechende Blüte helfen kann.

→ **Positive Wirkung:** mögliches und/oder wünschenswertes Endergebnis der Anwendung von Bach-Blüten.

→ **Abgrenzung zu ähnlichen Bach-Blüten:** Hier werden Bach-Blüten mit ähnlicher Wirkungsweise aufgeführt, meist aus Sicht der betroffenen Menschen.

→ **Bach-Blüten-Kombinationen:** Unter diesem Stichpunkt finden Sie häufig genutzte und sinnvolle Kombinationen der jeweiligen Blüte mit anderen Bach-Blüten. Grundsätzlich können Sie aber alle Blüten untereinander mischen.

→ **Wissenswertes:** zusätzliche Informationen zur Blüte.

→ **Assoziation:** Bild, mit dessen Hilfe die Unterscheidung zu anderen Blüten vereinfacht werden soll.

In diesem Kapitel

Agrimony | Agrimonia eupatoria – Odermennig

HERKUNFT: Der Odermennig wird 30 bis 60 Zentimeter hoch und wächst europaweit an Weg-, Feld- und Waldrändern. Seine kleinen, gelben Blüten stehen in ährenförmigen Trauben und zeigen sich von Juni bis August.

HERSTELLUNG: Sonnenmethode

KERNSATZ: Ich zeige mich mit meinen wahren Gefühlen und Bedürfnissen.

TYP:

→ zeigt sich von seiner besten Seite

→ ist sehr empfindsam, liebt den Frieden, ist nicht gern allein

→ spricht nicht gern über sich und seine Gefühle

→ hat wenig Selbstvertrauen

→ geht Konflikten aus dem Weg

→ lässt sich im Inneren leicht vom Kummer »verschlingen«, nach außen ist er fröhlich

→ ist anderen gegenüber oft »Schauspieler«, merkt es aber manchmal gar nicht

→ ist humorvoll und witzig

→ ist sehr harmoniebedürftig

HILFREICH BEI:

→ der Tendenz, eine fröhliche Oberfläche zur Schau zu stellen; was im Inneren geschieht, wird nicht gezeigt

→ Angst vor Schmerz und Auseinandersetzung; lieber werden die wahren Gefühle hinter einer Maske aus Fröhlichkeit und Sorglosigkeit versteckt

→ allgemeiner Ruhelosigkeit, die von der Auseinandersetzung mit sich selbst abhält

→ Verdrängungsneigung, die auch zu Drogenmissbrauch führen kann

POSITIVE WIRKUNG:

→ zeigt seine Verletzlichkeit gegenüber anderen und ermöglicht sich und anderen eine offene, aufrichtige und ehrliche Beziehung

→ nimmt die eigenen Schattenseiten wahr und setzt sich damit auseinander

→ zeigt Gelassenheit, Standfestigkeit und Selbstsicherheit

→ geht souverän mit Konflikten um

→ zeigt sein wahres Gesicht und seine wahren Gefühle, tut nicht mehr so, als ob, muss nicht immer der Pausenclown sein

→ reduziert eventuell den Drogenkonsum

ABGRENZUNG ZU ANDEREN BACH-BLÜTEN:

→ Centaury-Menschen geben nach, weil sie sich nicht abgrenzen können, Agrimony-Menschen, weil sie Konflikte scheuen

→ Cherry-Plum-Menschen zeigen keine Gefühle, weil sie Angst vor Kontrollverlust haben, Agrimony-Menschen zeigen keine Gefühle, weil sie nicht in sich hineinsehen lassen möchten

→ Cerato-Menschen wirken angepasst, weil sie sich selbst nicht vertrauen, Agrimony-Menschen wirken angepasst, weil sie Angst haben, sich vor anderen mit ihren Unzulänglichkeiten zu zeigen

→ Oak-Menschen machen trotz Erschöpfung immer weiter, weil sie nicht aufgeben können, Agrimony-Menschen machen immer weiter, weil sie ihre Schwäche vor sich und anderen nicht zugeben wollen

BACH-BLÜTEN-KOMBINATIONEN:

+ Star of Bethlehem bei seelischen Traumen, die hinter einer Fassade von Fröhlichkeit versteckt werden

+ Larch bei Tendenz zur Schauspielerei wegen eines geringen Selbstwertgefühls

+ Water Violet bei Vereinsamung durch mangelnde Offenheit

WISSENSWERTES: einer der zwölf Heiler

GRUPPIERUNG NACH BACH → Überempfindlichkeit

ASSOZIATION: Januskopf (Kopf mit zwei Gesichtern)

Aspen | Populus tremula – Espe, Zitterpappel

HERKUNFT: Die Espe kann bis zu 30 Meter hoch werden. Die schlaff hängenden, rötlich gelben Blütenkätzchen sind vier bis zehn Zentimeter lang und erscheinen von März bis April. Das Laub erzittert bei dem leisesten Windhauch, daher stammt auch der Ausspruch »aus Angst zittern wie Espenlaub«. Hier findet man auch eine der Wirkrichtungen der Bach-Blüte Aspen.

HERSTELLUNG: Kochmethode

KERNSATZ: Aus meiner Mitte heraus blicke ich vertrauensvoll auf das Unbekannte.

TYP:

→ ist ein dünnhäutiger, sehr sensibler Mensch

→ grenzt sich nur ungenügend – auch energetisch – zu anderen Menschen ab

→ spricht nicht über seine Ängste

→ misstraut den eigenen hohen, intuitiven Fähigkeiten

→ hat kein Urvertrauen

HILFREICH BEI:

→ Angst aus unbekannten Gründen

→ Angst durch Aberglaube

→ dem Wunsch nach einem »dickeren Fell«

→ angstvollen Vorahnungen

→ zwischenzeitlicher Empfindsamkeit, zum Beispiel während einer Therapie oder nach langer Meditation

POSITIVE WIRKUNG:

→ stärkt die Zuversicht

→ bessert den Umgang mit der Angst

→ zeigt große Sensibilität mit einer guten Fähigkeit zur Abgrenzung

→ erkennt die Feinfühligkeit als Gabe

ABGRENZUNG ZU ANDEREN BACH-BLÜTEN:

→ Mimulus-Menschen kennen den Grund der Angst, die Angst von Aspen-Menschen ist ohne erkennbaren Grund

→ die Angst von Rock-Rose-Menschen geht in Panik über, ist akut, Aspen-Menschen

sind grundlos ängstlich, die Angst ist eher eine Eigenschaft der Menschen als akut

→ Red-Chestnut-Menschen haben Angst um andere, nicht um sich selbst, Aspen-Menschen haben allgemein Angst

→ Cherry-Plum-Menschen haben Angst vor Überreaktionen und Kurzschlusshandlungen, Aspen-Menschen haben eher unbewusste, unkonkrete Ängste

BACH-BLÜTEN-KOMBINATIONEN:

+ **Agrimony,** wenn die Ängste hinter einem fröhlichen Lächeln versteckt werden

+ **Star of Bethlehem,** wenn die Ängste durch ein Schockerlebnis ausgelöst wurden

+ **Water Violet,** wenn man sich aufgrund seiner Ängstlichkeit in sich zurückzieht

+ **Walnut** bei Lebensveränderungen, die mit einer Grundangst einhergehen

+ **Scleranthus,** wenn man aus einer grundsätzlichen Angst heraus unfähig ist, Entscheidungen zu treffen

WISSENSWERTES: eine der Baumkräfte
GRUPPIERUNG NACH BACH → Angst
ASSOZIATION: vibrierender Baum bei nicht spürbarem Wind (»Zittern wie Espenlaub«)

Beech | Fagus sylvatica – Rotbuche

HERKUNFT: Die Rotbuche ist in weiten Teilen Europas zu Hause und wird bis zu 35 Meter hoch. Sie blüht von April bis Mai mit unscheinbaren Blütenständen. Sie kann

bis zu 300 Jahre werden, in seltenen Fällen auch älter. Durch das dichte Blätterdach fällt kaum Licht auf den Boden. Andere Pflanzen können sich, unter Buchen stehend, nur spärlich entwickeln.

HERSTELLUNG: Kochmethode
KERNSATZ: Ich erkenne meine eigene Unzulänglichkeit in den Fehlern der anderen.

TYP:

→ kritisiert oftmals vorschnell andere Verhaltensweisen

→ verurteilt relativ unbarmherzig

→ ist entweder übermäßig tolerant oder sehr intolerant; beide Varianten gehen ins Extreme

→ hat wenig Einfühlungsvermögen

→ kann arrogant wirken

→ setzt seine eigenen Maßstäbe sehr hoch an

→ ist oft isoliert, weil andere Menschen nicht den eigenen Vorstellungen entsprechen und man sie nicht »aushält«

→ es handelt sich oft um Menschen, die früher selbst diskriminiert wurden

→ ist grundsätzlich menschenfreundlich, scheut Konflikte

HILFREICH BEI:

→ Intoleranz, die sich auch in Arroganz äußern kann und oft aus Minderwertigkeitskomplexen resultiert

→ Kritiksucht und bei Kritik ohne Einfühlungsvermögen, Anteilnahme und Mitgefühl

→ Vorurteilen

→ Tendenz zum »Schulmeister«

→ fehlender Erkenntnis der eigenen Unzulänglichkeit

→ Starrsinn, Sturheit, auch Zynismus

POSITIVE WIRKUNG:

→ erkennt das Positive in allen Menschen und Begebenheiten

→ nimmt die Schwächen der anderen und die eigenen an

→ zeigt wachsendes Einfühlungsvermögen und Verständnis

→ mitfühlende Kritik wird möglich

ABGRENZUNG ZU ANDEREN BACH-BLÜTEN:

→ Vervain-Menschen sind aus Überzeugung anderen Meinungen gegenüber intolerant, Beech-Menschen mangelt es an Toleranz, weil sie die »Fehler«, die sie bei anderen deutlich sehen, bei sich selbst nicht akzeptieren können

→ Vine-Menschen nehmen aus Dominanzstreben wenig Rücksicht auf die Gefühle anderer Menschen, Beech-Menschen nehmen wenig Rücksicht, weil sie sich nicht in die Gefühlswelt anderer Menschen hineinversetzen wollen

BACH-BLÜTEN-KOMBINATIONEN:

+ **Pine** bei übermäßiger Toleranz oder auch Intoleranz aufgrund von Schuldgefühlen

+ **Water Violet,** wenn die Arroganz zu Unnahbarkeit führt und man sich dadurch in die Isolation begibt

+ **Impatiens,** wenn die Intoleranz mit Ungeduld gepaart ist

WISSENSWERTES: eine der Baumkräfte

GRUPPIERUNG NACH BACH → Sorge um andere

ASSOZIATION: strenge, unnachgiebige Lehrerin

Centaury | Centaurium umbellatum – Tausendgüldenkraut

HERKUNFT: Die krautige Pflanze wächst in Mittel- und Südeuropa vorwiegend auf Trockenrasen und Waldlichtungen. Die rosafarbenen Blüten öffnen sich nur bei Wärme und blühen von Juni bis September. In Deutschland steht das Tausendgüldenkraut unter Naturschutz.

HERSTELLUNG: Sonnenmethode

KERNSATZ: Ich lebe selbstbestimmt und habe zwischen »Ja« und »Nein« die freie Wahl.

TYP:

→ ist sanftmütig

→ ist gutmütig bis selbstlos

→ kann sich schlecht durchsetzen

→ ist schüchtern

→ ist rücksichtsvoll

→ hat Abgrenzungsschwierigkeiten, lässt sich schnell beherrschen und gängeln

→ ist willensschwach

→ es handelt sich oft um sehr sensitive (überempfindliche) Menschen

HILFREICH BEI:

→ kritikloser Unterordnung unter dominantere Persönlichkeiten

→ der Tendenz, die Anerkennung der anderen durch Überfürsorge und Hingabe zu suchen und dabei seine eigenen Grenzen zu missachten

→ der Schwierigkeit, Nein zu sagen, obwohl man etwas eigentlich nicht möchte

→ Müdigkeit, Überarbeitung, fehlender Abgrenzung

POSITIVE WIRKUNG:

→ ist mitfühlend, ohne sich von anderen ausnutzen zu lassen

→ ist willensstark und trotzdem hingebungsvoll, ohne die eigene Persönlichkeit aufzugeben

→ zeigt klares Selbstwertgefühl

→ traut sich, Nein zu sagen

→ kann sich gut und klar abgrenzen

ABGRENZUNG ZU ANDEREN BACH-BLÜTEN:

→ Clematis-Menschen erscheinen unklar, weil sie sich in eine Traumwelt flüchten, Centaury-Menschen erscheinen unklar, weil sie sich gegen den Willen der anderen nicht durchsetzen können

→ Larch-Menschen haben zu wenig Selbstvertrauen, Centaury-Menschen fehlt der Wille und die Kraft zur Selbstbestimmung

→ Agrimony-Menschen machen, was andere möchten, um des »lieben Friedens Willen«,

Centaury-Menschen können nicht Nein sagen und machen daher, was andere erwarten
→ Red-Chestnut-Menschen sind aus Angst um andere überfürsorglich, Centaury-Menschen, weil sie sich nicht abgrenzen können und leicht ausnutzen lassen

BACH-BLÜTEN-KOMBINATIONEN:
+ **Pine** bei Aufopferungsbereitschaft und Willensschwäche aufgrund von Schuldgefühlen
+ **Chicory,** wenn die selbstlose Aufopferungsbereitschaft zu besitzergreifend und selbstsüchtig wird
+ **Honeysuckle,** wenn die Willensschwäche aus Erfahrungen in der Vergangenheit herrührt, zusätzlich noch mit **Star of Bethlehem,** wenn diese traumatisch waren
+ **Mimulus,** wenn man Angst hat, sich abzugrenzen oder Nein zu sagen
WISSENSWERTES: einer der zwölf Heiler
GRUPPIERUNG NACH BACH → Überempfindlichkeit
ASSOZIATION: ein Zentaur, halb Mensch, halb Tier – hier spiegelt sich die Abgrenzungsproblematik wider

Cerato | Ceratostigma willmottiana – Bleiwurz

HERKUNFT: Diese Pflanze stammt aus Ostasien und aus dem Himalaja, wird aber inzwischen auch in Europa kultiviert. Sie liebt sonnige, warme Plätze und trockenen Boden und kann bis zu einem Meter hoch werden. Von August bis September öffnet sie ihre blauen bis violetten Blüten.
HERSTELLUNG: Sonnenmethode
KERNSATZ: Ich vertraue meinem eigenen Wissen und meinen Erfahrungen.
TYP:
→ ist unsicher bei Entscheidungen und in seinem Handeln
→ braucht die Bestätigung von anderen Menschen
→ lässt sich leicht beeinflussen
→ hat ein schwach ausgeprägtes Selbstbewusstsein, möchte alles richtig machen und hat Angst vor Fehlentscheidungen
→ vertraut der Urteils- und Entscheidungsfähigkeit anderer Menschen mehr als seiner eigenen
HILFREICH BEI:
→ Unsicherheit
→ Entscheidungsschwäche
→ dem Drang, sich lieber Bestätigung und Antworten von anderen Menschen zu holen, als seiner Intuition zu vertrauen
→ dem Unwillen, Verantwortung zu tragen
→ der Tendenz, auf Sekten, falsche Heilslehren etc. hereinzufallen
POSITIVE WIRKUNG:
→ ist sicher in den eigenen Entscheidungen
→ kann die eigene Intuition/innere Stimme wahrnehmen
→ handelt spontan und sicher »aus dem Bauch« heraus
→ macht sich nicht abhängig von der Meinung anderer, sondern registriert und reflektiert sie, aber entscheidet selbst
ABGRENZUNG ZU ANDEREN BACH-BLÜTEN:
→ Scleranthus-Menschen können sich zwischen zwei Dingen nicht entscheiden, fragen aber andere nicht um Rat, Cerato-Menschen können sich nicht entscheiden, weil sie Rat bei anderen suchen und sich dieser oftmals von der eigenen Meinung unterscheidet
→ Larch-Menschen sind handlungsschwach, weil es ihnen an Selbstwertgefühl mangelt, Cerato-Menschen handeln nicht, weil sie ihrer Intuition nicht trauen und sie daher unsicher sind
→ Walnut-Menschen sind unsicher, weil der Weg und das Resultat einer Veränderung noch unbekannt ist, Cerato-Menschen misstrauen ihrem Gefühl und sind deshalb unsicher in ihrer Handlung
BACH-BLÜTEN-KOMBINATIONEN:
+ **Wild Oat** bei Willensschwäche und innerer Unklarheit in Verbindung mit unklaren (Lebens-)Zielen
+ **Rock Water** bei absoluter Einhaltung von Dogmen (zum Beispiel Sekten), wider besseren Wissens
+ **Star of Bethlehem,** wenn durch eine frühere Fehlentscheidung Traumatisches

geschehen ist und es seither schwerfällt, auf die innere Stimme zu hören

WISSENSWERTES: einer der zwölf Heiler
GRUPPIERUNG NACH BACH → Unsicherheit
ASSOZIATION: Verschluss der Ohren durch Blei (Bleiwurz!) – man ist so auf sich gestellt

Cherry Plum | Prunus cerasifera – Kirschpflaume

HERKUNFT: Die Kirschpflaume, ursprünglich im Balkan sowie in Klein- und Mittelasien beheimatet, wird seit Langem in Europa kultiviert. Der bis zu sechs Meter hohe Strauch oder Baum blüht von Februar bis April mit weißen, stark duftenden Blüten.
HERSTELLUNG: Kochmethode
KERNSATZ: Ich erkenne alle Aspekte meiner Persönlichkeit an und gebe ihnen Raum.
TYP:
→ hat Angst vor Kontrollverlust
→ neigt zu hysterischen Reaktionen
→ neigt zu Kurzschlusshandlungen
→ ist eher angespannt, hat Angst, seine Gefühle zuzulassen beziehungsweise hat Angst vor eventuell überschießenden Reaktionen der eigenen Gefühlswelt
→ sitzt innerlich auf einem »Pulverfass«
HILFREICH BEI:
→ Tendenz zu Psychosen, Suizidgedanken, Amoklauf etc., Angst »durchzudrehen« [1]

→ Tendenz zu Borderline (= Persönlichkeitsstörungen) [1]
→ der Unfähigkeit, seine Gefühle auszudrücken oder zu äußern
→ der Neigung zu unkontrollierten Wutausbrüchen
→ Angst vor dem (inneren) Loslassen
POSITIVE WIRKUNG:
→ spricht über Gefühle und Ängste und ist sich ihrer bewusst
→ zeigt harmonisches Zusammenspiel von Verstand und Gefühl
→ lebt Gefühle lustvoll, kreativ, lebendig aus
→ kann auch in Spannungszuständen dem Druck gut standhalten ohne Angst, unbedachte Dinge zu tun
→ ist sich seiner Gefühle bewusst
→ bekommt gute Verbindung zum eigenen Unbewussten und zu den eigenen Gefühlen
ABGRENZUNG ZU ANDEREN BACH-BLÜTEN:
→ Impatiens-Menschen stehen unter Druck und reagieren gereizt aufgrund ihrer Ungeduld, Cherry-Plum-Menschen stehen unter Druck, weil sie ihre Gefühle, vor allem ärgerliche, nicht äußern können
→ Agrimony-Menschen zeigen ihre Gefühle nicht, weil sie sie hinter einer Maske aus Lächeln und Fröhlichkeit verstecken, Cherry-Plum-Menschen haben Angst, ihre Gefühle zu zeigen, weil sie befürchten, von ihnen überwältigt zu werden

→ Holly-Menschen entladen sich aggressiv und bewusst, Cherry-Plum-Menschen werden durch den angestauten Druck von der Entladung überrascht, die Entladung erfolgt unbeherrscht und ist schwer steuerbar
BACH-BLÜTEN-KOMBINATIONEN:
+ Agrimony, wenn der Druck, unter dem man innerlich steht, zwar erkannt, aber vor anderen nicht gezeigt wird
+ Elm, wenn die Belastung die Grenze des Erträglichen erreicht hat
+ Olive, wenn Verdrängung zur absoluten Erschöpfung führt
+ Oak, wenn man sich selbst stark unter Druck setzt und nicht aufhören kann, obwohl man emotional kurz vor einem Nervenzusammenbruch steht
WISSENSWERTES: eine der Baumkräfte und Teil der Rescue-Tropfen
ACHTUNG! Bei regelmäßigen Cherry-Plum-Symptomen lassen Sie die Beschwerden bitte von einem Facharzt abklären. [1]
GRUPPIERUNG NACH BACH → Angst
ASSOZIATION: Silvesterrakete

Chestnut Bud | Aesculus hippocastanum – Rosskastanie (Knospe)

HERKUNFT: Der Baum wird bis zu 30 Meter hoch und kann 300 Jahre alt werden. Ursprünglich auf dem Balkan beheimatet, ist die Rosskastanie heute in Mitteleuropa weit

---

[1] Hält der Zustand länger an, sollten Sie einen Arzt aufsuchen.

verbreitet. Für Chestnut Bud verwendete Edward Bach die im April erscheinenden klebrigen Knospen der Rosskastanie.

HERSTELLUNG: Kochmethode

KERNSATZ: Ich lerne durch die Lektionen, die mir das Leben gibt.

TYP:

→ ist unkonzentriert

→ hat keine Interessen

→ wirkt oft naiv und geistig schwerfällig

→ hört nicht richtig zu

→ neigt zu chronischen Erkrankungen

→ zeigt häufig Genialität in einem bestimmten Themenbereich, zum Alltäglichen fehlt aber oft der Bezug

HILFREICH BEI:

→ der Tendenz, immer wieder an derselben Stelle zu scheitern

→ Konzentrationsschwäche

→ Desinteresse

→ der Unfähigkeit, Eigenverantwortung für das Geschehene zu übernehmen

POSITIVE WIRKUNG:

→ lernt aus seinen Erfahrungen

→ nimmt sich Zeit, um das Erlebte zu reflektieren

→ geht Schritt für Schritt und integriert die gemachten Erfahrungen

→ ist geistig wacher

→ kann sich konzentrieren

→ schafft es, vom Opferdasein in die Eigenverantwortung zu kommen

ABGRENZUNG ZU ANDEREN BACH-BLÜTEN:

→ Wild-Oat-Menschen stagnieren im Leben, weil das Gefühl von »Berufung« fehlt, Chestnut-Bud-Menschen kommen nicht von der Stelle, weil sie immer wieder die gleichen Fehler machen und nicht daraus lernen

→ Clematis-Menschen sind unkonzentriert, weil sie sich in Tagträumen verstricken, Chestnut-Bud-Menschen haben Konzentrationsschwierigkeiten, weil sie gedanklich bereits einen Schritt weiter sind

→ Impatiens-Menschen sind grundlegend ungeduldig, Chestnut-Bud-Menschen tendieren dazu, den zweiten Schritt vor dem ersten zu machen

→ Willow-Menschen fühlen sich als Opfer, schuld sind andere Menschen, Gott oder das Schicksal, Chestnut-Bud-Menschen fühlen sich als Opfer, weil sie unreflektiert kopfüber in die nächste Aktion stürzen

BACH-BLÜTEN-KOMBINATIONEN:

+ **Wild Oat,** wenn man immer dieselben Fehler macht, weil das Ziel unklar ist

+ **Clematis,** wenn man immer wieder in die gleiche Bedrängnis kommt, weil man Träumen hinterherrennt

+ **Honeysuckle,** wenn man Fehler wiederholt, weil man die Vergangenheit noch nicht verarbeitet hat

+ **Star of Bethlehem,** wenn die Wiederholung der Umstände zu Traumen führt

WISSENSWERTES: eine der Baumkräfte; kommt oft bei Kindern mit Lernschwäche zum Einsatz

GRUPPIERUNG NACH BACH ➡ Interesselosigkeit

ASSOZIATION: Man verfährt sich immer an derselben Kreuzung

Chicory | Cichorium intybus – Wegwarte

HERKUNFT: Die Wegwarte steht an Weg- und Feldrändern sowie auf Schotterböden überall in Mitteleuropa. Sie wird bis zu einem Meter hoch und blüht von Juni bis September meist hellblau. An der unscheinbaren Pflanze geht man nicht selten vorbei, ohne sie wahrzunehmen. Die Wurzel der Wegwarte dient geröstet als Kaffee-Ersatz.

HERSTELLUNG: Sonnenmethode

KERNSATZ: Ich schöpfe aus der Fülle und gebe mit Freude.

TYP:

→ opfert sich auf, ist fürsorglich, hilfsbereit

→ ist liebesfähig

→ steuert und lenkt gern die Aktivitäten von anderen mit Nachdruck

→ ist zuverlässig

→ braucht und erwartet Anerkennung und Dankbarkeit

→ zeigt egoistische Tendenzen

→ bemitleidet sich selbst

HILFREICH BEI:

→ Abhängigkeit von Anerkennung und Dankbarkeit für die geleistete Aufopferungsbereitschaft

→ schwacher Selbstdefinition

→ falschem Altruismus

→ ungefragter Einmischung

→ der Tendenz, das Gebrauchtwerden zu brauchen

→ der Tendenz zur »Übermutter«

→ der Neigung zum Besserwisser

POSITIVE WIRKUNG:

→ gibt, ohne Gegenleistung zu fordern

→ liebt selbst- und bedingungslos

→ ist emotional unabhängig

→ definiert sich über seine eigenen Fähigkeiten und sorgt selbst für seine (emotionale) Bedürfnisbefriedigung

→ kann bereits Vergangenes besser loslassen und trägt alte Dinge nicht mehr nach

ABGRENZUNG ZU ANDEREN BACH-BLÜTEN:

→ Willow-Menschen fühlen sich als Opfer, weil sie ihre Selbstverantwortung nicht erkennen, Chicory-Menschen, weil die anderen scheinbar undankbar sind

→ Vine-Menschen lassen nur ihre Vorstellungen gelten, Chicory-Menschen agieren »zum Wohle des anderen«

→ Vervain-Menschen missionieren selbstlos, Chicory-Menschen mischen sich berechnend ein und erwarten eine Gegenleistung dafür

BACH-BLÜTEN-KOMBINATIONEN:

+ **Holly,** wenn das Verhältnis zu den anderen von Gefühlen wie Hass, Eifersucht und Misstrauen geprägt ist, weil einem beispielsweise die ersehnte Dankbarkeit vorenthalten wird

+ **Willow,** wenn die Ablehnung der anderen Menschen zu Verbitterung führt und man sich als Opfer des Undanks fühlt

+ **Olive,** wenn man sich völlig für andere verausgabt

WISSENSWERTES: einer der zwölf Heiler; da der Chicory-Zustand meist mehrere Menschen betrifft, ist es von Vorteil, wenn alle Beteiligten eine Zeit lang Chicory einnehmen

GRUPPIERUNG NACH BACH → Sorge um andere

ASSOZIATION: bedürftige Mutter

Clematis | Clematis vitalba – Gewöhnliche oder Weiße Waldrebe

HERKUNFT: Die Gewöhnliche Waldrebe findet man in Mittel- und Südeuropa sowie Nordengland. Die Kletterpflanze kann bis zu zwölf Meter lang werden und zeigt von Juni bis September die weißen Blüten. Die Fruchtstände sehen wie Wattewölkchen aus.

HERSTELLUNG: Sonnenmethode

KERNSATZ: Ich lebe hier und jetzt.

TYP:

→ ist fantasievoll, romantisch, intuitiv

→ zeigt wenig Interesse an der Gegenwart, ist dadurch unkonzentriert, hat ein schlechtes Gedächtnis

→ ist oft ein wenig apathisch, verschlafen, aber auch introvertiert

→ ist geistig abwesend, verträumt

→ verlegt oft etwas

→ lebt gedanklich eher in der Zukunft

HILFREICH BEI:

→ der Tendenz, in Tagträume zu flüchten

→ negativem Empfinden der Realität

→ »gedanklichem Ausstieg«

→ fehlendem Antrieb, um bei Krankheiten selbst zur Genesung beizutragen

→ Todessehnsucht

→ Neigung zu Ohnmachten

POSITIVE WIRKUNG:

→ sieht die Dinge optimistischer

→ gestaltet die Zukunft aktiv

→ hat kreatives Schöpfungspotential

→ erlebt die Gegenwart aktiv und öffnet sich auch nach außen

→ kann seine Träume realisieren

ABGRENZUNG ZU ANDEREN BACH-BLÜTEN:

→ Honeysuckle-Menschen fliehen gedanklich in die Vergangenheit, Clematis-Menschen fliehen in Träumereien und eher in die Zukunft

→ Mustard-Menschen sind abwesend durch Schwermütigkeit, Star-of-Bethlehem-Menschen sind abwesend aufgrund eines Traumas, Clematis-Menschen sind abwesend, weil sie sich in Träumereien verlieren

→ Sweet-Chestnut-Menschen haben Todessehnsucht aus tiefer Verzweiflung, Cherry-Plum-Menschen haben Todessehnsucht, weil sie den Ausbruch ihrer für sie unkontrollierbaren Gefühle fürchten, Clematis-Menschen haben Todessehnsucht, weil ihnen die Realität unattraktiv erscheint

→ Chestnut-Bud-Menschen sind unkonzentriert, weil sie bereits einen Schritt weiter sind, Clematis-Menschen können sich schlecht konzentrieren, weil sie sich in Tagträumen verlieren

BACH-BLÜTEN-KOMBINATIONEN:

+ **Larch,** wenn man sich in Tagträume flüchtet, weil man meint, man ist nicht gut genug und der realen Welt nicht gewachsen

+ **Pine** bei Schuldgefühlen aufgrund von Konzentrationsmangel

+ **Gorse,** wenn man sich in Tagträume flüchtet, weil man die Realität als hoffnungslos empfindet

+ **White Chestnut,** wenn die Gedanken ständig um die (vermeintlich) bessere Zukunft kreisen

WISSENSWERTES: einer der zwölf Heiler; wegen der Tendenz zu Ohnmachten und zum Weggetreten-Sein ist Clematis Teil der Rescue-Tropfen (Seite 127)

GRUPPIERUNG NACH BACH → Interesselosigkeit

ASSOZIATION: Wollknäuel der Clematis, das traumgleich gen Himmel schwebt

Crab Apple | Malus pumila – Holzapfel

HERKUNFT: Der Holzapfel wird etwa zehn Meter hoch und blüht zwischen April und Mai in rosa bis weißen Farben. Er wächst in Hecken und Gebüschen in fast ganz Europa. Wahrscheinlich stammen unsere heutigen Kulturäpfel vom Holzapfel ab.

HERSTELLUNG: Kochmethode

KERNSATZ: Ich bin ein reines, wahres Geschöpf Gottes.

TYP:

→ ist ordnungsliebend und sehr auf Sauberkeit bedacht

→ hat hohe Moralvorstellungen

→ ist leicht beeinflussbar

→ ist feinfühlig und sensibel

→ neigt zu Hautunreinheiten, obwohl man viel dagegen tut

HILFREICH BEI:

→ übertriebenen Ansprüchen an Ordnung und Sauberkeit

→ Durchsetzung eigener Sauberkeits- und Moralnormen, ohne dass man fremde Normen übernimmt

→ dem Gefühl der inneren Verunreinigung, oft auch in Verbindung mit (sexuellen) Körperflüssigkeiten und »unreinen« Gedanken

→ Perfektionsdrang bis zur Pedanterie

→ Detailkrämerei, wobei man das »große Ganze« aus den Augen verliert

POSITIVE WIRKUNG:

→ verliert das übertriebene Reinheitsbedürfnis

→ ist sensibel

→ ist ordentlich, ohne pedantisch zu sein

→ verliert die Tendenz zu zwanghaften Handlungen (zum Beispiel Waschzwang)

ABGRENZUNG ZU ANDEREN BACH-BLÜTEN:

→ Pine-Menschen fühlen sich selbst schuldig an der Unsauberkeit, Crab-Apple-Menschen ekeln sich vor sich selbst

→ Rock-Water-Menschen zeigen ein pedantisches Verhältnis zu Sauberkeit durch übertriebene Selbstdisziplin, Crab-Apple-Menschen ekeln sich dagegen vor Unsauberkeit

BACH-BLÜTEN-KOMBINATIONEN:

+ **Star of Bethlehem,** wenn dem Ekel vor sich selbst ein Trauma zugrunde liegt

+ **White Chestnut,** wenn sich alle Gedanken nur um Putzen, Ordnung und Sauberkeit drehen

+ **Pine** bei Schuldgefühlen, die »Verunreinigung« selbst herbeigeführt zu haben (Sexualität)

WISSENSWERTES: eine der Baumkräfte

GRUPPIERUNG NACH BACH → Mutlosigkeit

ASSOZIATION: Reinemachefrau

Elm | Ulmus procera – Englische Ulme

HERKUNFT: Die Englische Ulme wächst in Wäldern und an Hecken in Großbritannien und Frankreich. Sie kann bis zu 500 Jahre alt und 40 Meter hoch werden. Ihre eher unscheinbaren hellgelben bis rötlichen Blüten erscheinen zwischen Februar und April.

HERSTELLUNG: Kochmethode

KERNSATZ: Ich erkenne meine Grenzen an und erledige in mir ruhend meine Aufgaben.

TYP:
→ ist eine starke und zielgerichtete Persönlichkeit
→ arbeitet oft zum Wohle der Gemeinschaft
→ ist verantwortungsbewusst, neigt zu Altruismus
→ lebt oftmals seine Berufung und überhört bei Überforderung die Warnsignale des eigenen Körpers
→ neigt zu Depressionen und Mutlosigkeit, weil er sich den anstehenden Aufgaben nicht gewachsen fühlt
→ ist kollegial

HILFREICH BEI:
→ Überforderung, fühlt sich (vorübergehend) seinen Aufgaben nicht gewachsen
→ Zweifel an den eigenen Fähigkeiten
→ fehlender Wahrnehmung von körperlichen Warnsignalen

POSITIVE WIRKUNG:
→ geht maßvoll mit den eigenen vorhandenen Kraftreserven um
→ hält die eigenen Grenzen der Belastbarkeit ein
→ hat hohe soziale Kompetenz
→ schafft es, Aufgaben an andere zu delegieren
→ ist verantwortungsbewusst, auch sich selbst gegenüber
→ ist selbstsicher und vertrauensvoll
→ beachtet die Warnsignale des Körpers bei Überforderung

ABGRENZUNG ZU ANDEREN BACH-BLÜTEN:
→ Chicory-Menschen sind altruistisch, weil sie es für ihr Selbstwertgefühl brauchen, wenn sie »gebraucht« werden, Elm-Menschen neigen aus Verantwortungsgefühl heraus zum Altruismus
→ Olive-Menschen sind aufgrund starker geistiger und körperlicher Beanspruchung erschöpft und überfordert, Hornbeam-Menschen sind vor allem morgens und mit Routineaufgaben überfordert, Oak-Menschen sind überfordert, weil sie ihre Aufgaben um jeden Preis zu Ende bringen möchten, und Elm-Menschen sind überfordert, weil sie aufgrund der starken Identifikation mit ihrer Aufgabe ihre Grenzen nicht mehr wahrnehmen
→ Mustard-Menschen haben ohne erkennbaren Grund depressive Tendenzen, Elm-Menschen neigen zu Depressionen, weil sie meinen, ihre Aufgaben nicht zu schaffen

BACH-BLÜTEN-KOMBINATIONEN:
+ **Larch,** wenn gleichzeitig mit dem Gefühl der Überforderung das Selbstvertrauen schwindet
+ **Pine,** wenn man seinen Mitarbeitern und Kollegen gegenüber Schuldgefühle hat, weil man nicht mehr »funktioniert«
+ **Olive** bei totaler Erschöpfung wegen Stress

WISSENSWERTES: eine der Baumkräfte; Elm hat sich vor Prüfungen in der Lernphase bewährt, zur Prüfung selbst sind bei Aufregung die Rescue-Tropfen (Seite 127) die erste Wahl

GRUPPIERUNG NACH BACH → Mutlosigkeit

ASSOZIATION: Luke Skywalker oder Jesus im Garten Gethsemane

Gentian | Gentiana amarella – Herbstenzian

HERKUNFT: Diese Pflanze kommt auf kalkhaltigen Wiesen, Mooren und Dünen in ganz Europa vor. Sie blüht von Juli bis Oktober rötlich violett. Da sie keine Umweltgifte verträgt, ist sie stark bedroht und wie alle Enzianarten in Deutschland geschützt.

HERSTELLUNG: Sonnenmethode

KERNSATZ: Ich vertraue auf den höheren Sinn in allem, was geschieht.

TYP:
→ analysierender Mensch

→ hat geringes Durchhaltevermögen

→ ist willensschwach

→ ist skeptisch, pessimistisch

→ ist ein Zweifler

HILFREICH BEI:

→ einer pessimistischen und zweifelnden Grundhaltung

→ kleineren Rückschlägen, unterstützt, sich nicht entmutigen zu lassen

→ »Grundsatz-Zweiflern«

→ fehlendem Vertrauen ins Leben

→ Niedergeschlagenheit, wenn es sich eher auf konkrete Ursachen bezieht

POSITIVE WIRKUNG:

→ vertraut auf das Positive in allem Geschehen und erkennt den Sinn des Geschehens aus einer höheren Sichtweise

→ vertraut seinen Fähigkeiten

→ ist zuversichtlich

→ geht kraftvoll seinen Weg, ohne aufzugeben

→ gibt anderen Menschen Zuspruch

→ hat positiven (nicht blinden) Glauben

ABGRENZUNG ZU ANDEREN BACH-BLÜTEN:

→ Mustard-Menschen sind entmutigt und depressiv ohne erkennbaren Grund, Gentian-Menschen haben für diese Gefühlszustände eine Ursache

→ Centaury-Menschen sind willensschwach aufgrund von fehlender Abgrenzung und schwachem Durchhaltevermögen, Gentian-

Menschen sind willensschwach, weil sie sich schnell entmutigen lassen und immer vom Schlimmsten ausgehen

→ Gorse-Menschen glauben nicht an eine Verbesserung der Situation, Gentian-Menschen sind grundsätzlich eher pessimistisch, damit sie nicht enttäuscht werden

→ Sweet-Chestnut-Menschen sind in einer bestimmten Situation akut verzweifelt, Gentian-Menschen sind grundsätzlich skeptisch und pessimistisch

→ Scleranthus-Menschen können sich zwischen Alternativen nicht entscheiden, Cerato-Menschen trauen ihrer Intuition nicht und können sich deshalb nicht entscheiden, Gentian-Menschen sind unsicher bei ihren Entscheidungen, weil sie an sich zweifeln und das Schlimmste befürchten

BACH-BLÜTEN-KOMBINATIONEN:

+ **Willow,** wenn man sich als machtloses Opfer fühlt und davon ausgeht, dass sich die Situation niemals ändern wird

+ **Impatiens** zum Beispiel bei Rückschlägen von Genesungsprozessen, wenn zum Gentian-Pessimismus noch Ungeduld kommt

+ **Walnut** bei Lebensveränderungen, die man eher skeptisch und pessimistisch sieht

WISSENSWERTES: einer der zwölf Heiler

GRUPPIERUNG NACH BACH ➡ Unsicherheit

ASSOZIATION: der unsichere, zweifelnde Pessimist

Gorse | Ulex europaeus – Stechginster

HERKUNFT: Den dornigen Strauch findet man vornehmlich an der europäischen Atlantikküste. Aber auch in Mitteleuropa und England ist er inzwischen in geschützten Lagen verbreitet. Er kann bis zu zwei Meter hoch werden und öffnet bereits ab April seine gelben Blüten. Sowohl die Früchte als auch die Zweige sind sehr giftig!

HERSTELLUNG: Sonnenmethode

KERNSATZ: Mit Mut, Kraft und Vertrauen meistere ich mein Leben.

TYP:

→ fühlt sich vom Pech verfolgt

→ ist kraftlos, müde

→ ist resigniert und hoffnungslos

→ spürt sich nur durch eine Nebelwand

HILFREICH BEI:

→ fehlender Hoffnung auf Besserung, die Menschen haben die Hoffnung, etwa auf Genesung, aufgegeben

→ dem Bemühen, selbst wieder aktiv gegen das Leiden vorzugehen; häufig versuchen dies Gorse-Menschen nur anderen Menschen zuliebe, sie selbst glauben nicht mehr an eine Besserung

→ Unzufriedenheit mit dem Schicksal

→ chronischen Erkrankungen

POSITIVE WIRKUNG:

→ nimmt sein Schicksal an und in die Hand

→ sieht die Chance in der Situation

→ bekommt Lebensmut

→ akzeptiert Unabänderliches und versucht, das Beste aus der Situation zu machen

ABGRENZUNG ZU ANDEREN BACH-BLÜTEN:

→ Sweet-Chestnut-Menschen sind zutiefst verzweifelt, eher akut, Gorse-Menschen sind hoffnungslos und resigniert, es besteht die Tendenz zu einer chronischen Einstellung

→ Willow-Menschen sehen sich als Opfer des Schicksals, Gorse-Menschen fügen sich resigniert in ihr Schicksal

→ Wild-Rose-Menschen wirken apathisch und resigniert, weil sie sich mit dem Zustand abgefunden haben, Gorse-Menschen lassen sich noch einmal motivieren, auch wenn sie selbst nicht mehr an Besserung glauben

BACH-BLÜTEN-KOMBINATIONEN:

+ **Star of Bethlehem,** wenn die Hoffnungslosigkeit auf ein Trauma zurückgeht

+ **Wild Rose,** wenn zur Hoffnungslosigkeit noch Resignation dazukommt

+ **Olive** und **Wild Rose,** wenn es zu starker Erschöpfung gepaart mit Resignation kommt (zum Beispiel während einer Krebstherapie)

+ **Sweet Chestnut** bei tiefster Verzweiflung und Resignation, gepaart mit Hoffnungslosigkeit und Mutlosigkeit

WISSENSWERTES: einer der sieben Helfer

GRUPPIERUNG NACH BACH → Unsicherheit

ASSOZIATION: Goldfisch im Glas

Heather | Calluna vulgaris – Heidekraut, Besenheide

HERKUNFT: Das Heidekraut blüht von Spätsommer bis Herbst hellviolett, gelegentlich auch weiß. Es wächst in Heiden, Mooren, Kiefernwäldern und Dünen vor allem in Mittel-, West- und Nordeuropa.

HERSTELLUNG: Sonnenmethode

KERNSATZ: Ich teile mich offen mit und lasse anderen Menschen Raum.

TYP:

→ steht gern im Mittelpunkt und stellt sich selbst dar

→ redet gern und viel, ist nicht gern allein

→ ist ein offener Mensch und versteckt seine Gefühle nicht

→ verlangt Aufmerksamkeit, Zuwendung

→ ist egozentrisch

→ beginnt seine Sätze oft mit »ich«

→ kommt anderen Menschen – oft auch körperlich – ungefragt sehr nahe

HILFREICH BEI:

→ der Neigung, allen Menschen die eigene Lebensgeschichte erzählen zu müssen

→ Selbstfixierung, Angeberei

→ Geltungsgedanken, Konkurrenzdenken

→ übertriebenem Bewunderungsdrang

→ übertriebenem Bedürfnis nach Anerkennung durch andere Menschen

→ mangelnder Anteilnahme am Leben und am Schicksal anderer Menschen

→ Schwierigkeiten mit dem Alleinsein

POSITIVE WIRKUNG:

→ hat gesunde Eigenliebe

→ ist liebenswürdig

→ lernt, anderen Menschen zuzuhören

→ hat starkes Einfühlungsvermögen

→ ist unabhängig, kann auch mal allein sein

ABGRENZUNG ZU ANDEREN BACH-BLÜTEN:

→ Chestnut-Bud-Menschen hören nicht zu, weil sie gedanklich bereits einen Schritt weiter sind, Heather-Menschen hören nicht zu, weil sie nur mit sich selbst beschäftigt sind

→ Mimulus-Menschen haben ängstliche Befürchtungen, sprechen aber wenig darüber, Heather-Menschen haben ängstliche Befürchtungen und erzählen jedem davon

→ die Gedanken von White-Chestnut-Menschen kreisen immer um dasselbe Problem, die von Heather-Menschen immer um die eigene Person

→ Chicory-Menschen suchen nach Anerkennung, indem sie etwas für andere tun, Vervain-Menschen suchen die Anerkennung durch die Bewältigung ihrer – meist sozialen – Aufgaben, Heather-Menschen suchen nach Anerkennung, indem sie über ihre eigenen Taten erzählen

BACH-BLÜTEN-KOMBINATIONEN:

+ **Willow,** wenn man sich ungerecht behandelt fühlt, sich als Opfer von Desinteresse sieht, weil andere Menschen dem Redeschwall entfliehen

+ **Larch,** wenn die übertriebene Selbstbezogenheit auf Selbstwertstörungen zurückzuführen ist

+ **Honeysuckle,** wenn man immer wieder darstellt, wie gut (oder schlecht) man selbst in der Vergangenheit war

WISSENSWERTES: einer der sieben Helfer; Kinder im Heather-Zustand spielen sich bei Gästen der Eltern gern in den Vordergrund

GRUPPIERUNG NACH BACH ➡ Einsamkeit

ASSOZIATION: bedürftiges Kleinkind

Holly | Ilex aquifolium – Stechpalme

HERKUNFT: Die Stechpalme ist im Flachland Mitteleuropas und im Mittelmeerraum beheimatet. Sie wächst baum- oder strauchartig und kann bis zu 15 Meter hoch werden. Die Blüten sind unscheinbar weiß. Kennzeichen sind die dunkelgrünen, lederartigen, glänzenden Blätter und die roten Beeren. Blätter und Früchte sind stark giftig. Die schattenliebende Stechpalme ist in Deutschland geschützt.

HERSTELLUNG: Kochmethode

KERNSATZ: Ich führe ein Leben in Liebe und Besonnenheit.

TYP:

➜ ist empfindlich und schnell beleidigt

➜ ist eine Kämpfernatur

➜ ist eher gereizt und teilweise übellaunig

➜ hat eine niedrige Toleranzschwelle, regt sich schnell auf

➜ ist eher unzufrieden, unfreundlich und misstrauisch

HILFREICH BEI:

➜ aggressiven Verhaltensweisen

➜ Gedanken von Neid, Eifersucht, Rache und Hass

➜ dem Gefühl, ständig »unter Strom« zu stehen

➜ Tendenz zu Hinterhältigkeit und Falschheit, gepaart mit Aggression

➜ Tendenz zum »Amokläufer«

POSITIVE WIRKUNG:

➜ kann Liebe annehmen, spüren und geben

➜ ist klar, offen und direkt im Umgang mit anderen Menschen, ist dabei aber nicht verletzend

➜ reagiert mit Gelassenheit auf Unwägbarkeiten

➜ erkennt das Schöne im anderen

ABGRENZUNG ZU ANDEREN BACH-BLÜTEN:

➜ Willow-Menschen fühlen sich still als Opfer, Holly-Menschen lassen ihre Gefühle manchmal etwas ungehalten heraus

➜ Vervain-Menschen sind aus Frustration wütend, Beech-Menschen eher aus Intoleranz, die Wut der Holly-Menschen entsteht aus Neid, Eifersucht oder Rache

➜ Cherry-Plum-Menschen zeigen zwanghafte Beherrschung, werden dann von den überschießenden Reaktionen überrascht, Holly-Menschen sind bewusst aufbrausend

BACH-BLÜTEN-KOMBINATIONEN:

+ **Cherry Plum** bei unkontrollierten, aggressionsgeladenen Gefühlsausbrüchen (Neid, Eifersucht, Rache etc.) mit Tendenz zum »Überschießen«

+ **Impatiens,** wenn Abwarten-müssen und Ungeduld zu Aggression führt

+ **Vervain,** wenn man nur das Beste für alle möchte und versucht, die Entscheidungsfreiheit anderer Menschen durch aggressives Verhalten massiv zu beeinflussen

WISSENSWERTES: eine der Baumkräfte; kommt oft bei Eifersucht unter Geschwistern zum Einsatz

GRUPPIERUNG NACH BACH ➡ Überempfindlichkeit

ASSOZIATION: neidische, rachsüchtige Stiefmutter von Schneewittchen

Honeysuckle | Lonicera caprifolium – Geißblatt

HERKUNFT: Die in ganz Europa verbreitete Kletterpflanze kann an einer Kletterhilfe bis zu sechs Meter hoch wachsen. Nach der Bestäubung färben sich die weißen, rötlich überlaufenen, stark duftenden Blüten gelb. Ab dem Spätsommer bilden sich kleine, rote Beeren, die schwach giftig sind.

HERSTELLUNG: Kochmethode

KERNSATZ: Ich lebe heute und lasse die Vergangenheit los.

TYP:

→ ist eher zögerlich, passiv, grüblerisch und träumerisch

→ hat ein gutes Gedächtnis, kann auch nachtragend sein

→ ist Nostalgiker, denkt viel an Vergangenes

→ hat ein ausgeprägtes Glücksbedürfnis

HILFREICH BEI:

→ einem Leben in der Vergangenheit

→ schöngefärbtem, unrealistischem Blick auf Vergangenes

→ fehlender Gegenwartswahrnehmung

POSITIVE WIRKUNG:

→ schafft Verbindung mit der Gegenwart, ohne die positiven und negativen Erlebnisse der Vergangenheit zu verdrängen

→ schafft es, in der Vergangenheit Erlebtes zu bewältigen und Vergangenes loszulassen

→ schafft es, im Fluss des Lebens zu sein

→ erkennt die Schönheit oder die Chance der Gegenwart

ABGRENZUNG ZU ANDEREN BACH-BLÜTEN:

→ Clematis-Menschen entziehen sich der Gegenwart durch Fantasieträume, die oft in der Zukunft stattfinden, Honeysuckle-Menschen entziehen sich der Gegenwart, indem sie gedanklich in der Vergangenheit weilen

→ Chestnut-Bud-Menschen wiederholen durch ungenügende Aufarbeitung die Fehler der Vergangenheit, Honeysuckle-Menschen lassen die Vergangenheit nicht ruhen

→ Wild-Rose-Menschen sind antriebslos in der Gegenwart, weil sie innerlich kapituliert haben, Honeysuckle-Menschen sind ohne Antrieb, weil sie in der Vergangenheit leben

BACH-BLÜTEN-KOMBINATIONEN:

+ **Hornbeam,** wenn man in die Vergangenheit flieht, weil der Alltag überfordert

+ **Heather,** wenn man Anerkennung aus Taten der Vergangenheit braucht und nicht aufhören kann, davon zu erzählen

+ **Star of Bethlehem,** wenn man gedanklich in der Vergangenheit ist, weil ein Trauma, wie zum Beispiel der Verlust eines Menschen, noch unverarbeitet ist

WISSENSWERTES: wird auch eingesetzt

→ im Alter, wenn die Menschen mehr in der Vergangenheit leben

→ bei Kindern mit Heimweh

→ wenn man den Tod eines geliebten Menschen nicht überwinden kann

GRUPPIERUNG NACH BACH → Interesselosigkeit

ASSOZIATION: ein altes Stofftier aus Kindheitstagen

Hornbeam | Carpinus betulus – Hainbuche

HERKUNFT: Die Hainbuche kann bis zu 150 Jahre alt und etwa 25 Meter hoch werden. Sie kommt in Europa und Westasien vor und zeigt ihre hellgrünen Blütenkätzchen im Mai. Die Früchte reifen im Spätsommer.

HERSTELLUNG: Kochmethode

KERNSATZ: Heute erledige ich die anstehenden Aufgaben mit Kraft und Leichtigkeit.

TYP:

→ fühlt sich oft überfordert (vor allem Montag morgens), schafft dann aber seine Aufgaben vollständig und zufriedenstellend

→ lebt in eher regelmäßigen Strukturen

→ neigt zu geistiger Verausgabung (PC, TV)

→ ist bescheiden, stellt sich und seine Arbeit oft infrage

→ ist ein Morgenmuffel

HILFREICH BEI:

→ dem Gefühl der Erschöpfung, Energie- und Kraftlosigkeit, meist handelt es sich nicht um eine körperliche Ursache [1]

→ der Tendenz, sich in Alltagspflichten zu verlieren

→ dem oft morgens auftretenden Gefühl, den Tagesaufgaben nicht gewappnet zu sein

→ Lustlosigkeit und Schlappheit

POSITIVE WIRKUNG:

→ teilt seine Kräfte gut ein

→ ist leistungsstark, ohne sich zu überschätzen

→ steht dem Alltag positiv gegenüber

→ ist lustvoll und lebendig

→ sieht einen neuen Tag als neue Herausforderung an

---

[1] Hält der Zustand länger an, sollten Sie einen Arzt aufsuchen.

ABGRENZUNG ZU ANDEREN BACH-BLÜTEN:

→ Larch-Menschen haben das Gefühl, ihre Aufgaben aufgrund eines Mangels an Selbstbewusstsein nicht zu schaffen, Hornbeam-Menschen haben vor allem morgens das Gefühl, die anstehenden Aufgaben nicht bewältigen zu können, schaffen es dann aber doch immer

→ Oak-Menschen sind niedergeschlagen und erschöpft und kämpfen trotzdem tapfer weiter, Olive-Menschen sind erschöpft aufgrund großer Anstrengungen, die bewältigt wurden, Hornbeam-Menschen fühlen sich vor allem morgens (besonders Montag morgens) erschöpft, auch wegen gleichbleibender täglicher Abläufe

→ Gorse-Menschen sind vom Grundsatz her pessimistisch, Hornbeam-Menschen haben das Gefühl, ihre Aufgaben nicht zu schaffen und sind deshalb pessimistisch

BACH-BLÜTEN-KOMBINATIONEN:

+ **White Chestnut,** wenn einen der Gedanke, die anstehenden Aufgaben nicht bewältigen zu können, nicht mehr loslässt

+ **Centaury,** wenn man sich aus mangelnder Abgrenzungsfähigkeit von den täglichen Erwartungen und Pflichten erdrückt fühlt

+ **Mimulus,** wenn man Angst hat, zu versagen und den Alltagspflichten nicht mehr zu entsprechen

WISSENSWERTES: eine der Baumkräfte

GRUPPIERUNG NACH BACH → Unsicherheit

ASSOZIATION: Morgenmuffel

Impatiens | Impatiens glandulifera – Drüsiges Springkraut

PFLANZE: Das Springkraut stammt aus Ostindien, wurde bei uns als Gartenpflanze eingeführt und hat sich von dort über ganz Europa ausgebreitet. Es wird bis zu zwei Meter hoch und blüht von Juli bis September rosaviolett bis hellrosa. Die Samenkapseln platzen bei Reife auf den geringsten Druck und schleudern die Samen heraus.

HERSTELLUNG: Sonnenmethode

KERNSATZ: In meiner Geduld und Ruhe liegt meine Kraft.

TYP:

→ ist oft überschießend und sehr impulsiv

→ hat eine schnelle Auffassungsgabe

→ lebt, arbeitet und reagiert schnell, was teilweise zu Oberflächlichkeit führt

→ neigt dazu, in Diskussionen andere zu unterbrechen

→ arbeitet am liebsten allein

→ Unabhängigkeit ist ihm wichtig

→ ist innerlich angespannt, hat Tics (Zuckungen)

HILFREICH BEI:

→ innerer Unruhe und dem Gefühl, »getrieben zu sein«

→ dem Gefühl, gehetzt, ungeduldig und nervös zu sein und bei daraus resultierender Ungerechtigkeit gegenüber anderen

→ Fehlern, die durch Schnelligkeit entstehen – Geschwindigkeit um jeden Preis

→ der Tendenz, Aufgaben lieber allein zu erledigen, weil andere zu langsam sind

POSITIVE WIRKUNG:

→ entwickelt Verständnis für langsamer handelnde und denkende Menschen

→ denkt und handelt schnell mit entsprechender Gründlichkeit und Sorgfalt

→ kann auch mal innehalten

→ ist geduldig, umsichtig

→ hat innere Ruhe

ABGRENZUNG ZU ANDEREN BACH-BLÜTEN:

→ Scleranthus-Menschen sind innerlich unausgeglichen, weil sie sich zwischen zwei Aspekten nicht entscheiden können, Impatiens-Menschen sind durch innere Unruhe und Anspannung unausgeglichen

→ Agrimony-Menschen wirken oberflächlich, weil sie ihre wahren Gefühle hinter einer Maske verbergen, Impatiens-Menschen wirken oberflächlich, weil sie sich nicht die Zeit für Tiefgang nehmen

→ Vervain-Menschen arbeiten allein im Dienst der Sache, Rock-Water-Menschen arbeiten allein, weil sie starr ihr Ziel erreichen wollen, Water-Violet-Menschen arbeiten allein, weil sie lieber für sich sind, und

Impatiens-Menschen arbeiten allein, weil alle anderen ihrer Geschwindigkeit nicht standhalten können

BACH-BLÜTEN-KOMBINATIONEN:

+ Pine, wenn man wegen seines teilweise ungerechten Verhaltens Schuldgefühle hat

+ Mimulus, wenn die Angst, ein bestimmtes Pensum zeitlich nicht zu schaffen, zu der Geschwindigkeit treibt

+ Red Chestnut, wenn die Sorge um andere Ursache für die innere Unruhe ist

+ Rock Rose, wenn die innere Unruhe einen zur Panik treibt

+ Wild Oat, wenn man innerlich unruhig ist und Angst hat, etwas zu verpassen, obwohl man das Ziel noch nicht kennt

WISSENSWERTES: einer der zwölf Heiler und Teil der Rescue-Tropfen (Seite 127)

GRUPPIERUNG NACH BACH ➜ Einsamkeit

ASSOZIATION: Zappelphilipp

Larch | Larix decidua – Europäische Lärche

HERKUNFT: Die Lärche wird bis zu 600 Jahre alt. Sie ist in Europa der einzige Nadelbaum, der im Herbst seine Nadeln abwirft. Sie kommt bei uns vor allem in den Alpen vor. Die weiblichen Blüten sind zapfenförmig und leuchtend rot.

HERSTELLUNG: Kochmethode

KERNSATZ: Ich genüge.

TYP:

➜ hat ein geringes Selbstwertgefühl

➜ ist schüchtern und zurückhaltend

➜ empfindet sich als nicht so gut, intelligent, schön, stark wie andere

➜ ist bescheiden

➜ neigt zum Tiefstapeln

HILFREICH BEI:

➜ Mutlosigkeit, weil man meint, man könne etwas nicht so gut wie andere

➜ fehlendem Selbstwertgefühl, Minderwertigkeitskomplexen

➜ der Tendenz, für alles, was man meint nicht zu können, eine Ausrede zu finden

➜ Erwartung von Misserfolg

➜ fehlendem Vertrauen in sich selbst

➜ Potenzstörungen (Minderwertigkeitskomplexe und Fixierung auf das nächste »Versagen«)

POSITIVE WIRKUNG:

➜ erkennt und schätzt seine individuellen Fähigkeiten und die der anderen

➜ findet seine Selbstachtung wieder

➜ lernt aus Fehlschlägen, ohne sein Selbstwertgefühl einzubüßen

➜ schafft es, Neues auszuprobieren

➜ geht selbstbewusst etwa in Prüfungen

ABGRENZUNG ZU ANDEREN BACH-BLÜTEN:

➜ Holly-Menschen vergleichen sich mit anderen und sind neidisch, Larch-Menschen vergleichen sich und bewundern andere für ihre Fähigkeiten

➜ Gorse-Menschen sind grundsätzlich eher mutlos, Larch-Menschen sind mutlos, weil sie sich die Aufgabe nicht zutrauen

➜ Cerato-Menschen trauen sich nicht, weil sie ihren Entscheidungen nicht vertrauen, Larch-Menschen, weil sie ihren Fähigkeiten misstrauen und Fehlschläge befürchten

➜ Wild-Rose-Menschen haben sich aus Resignation mit einer Lebenssituation abgefunden, Larch-Menschen finden sich aus Minderwertigkeitsgefühl mit der Situation ab

➜ Hornbeam-Menschen fühlen sich von ihrer (Alltags-)Aufgabe vor allem morgens überfordert, Larch-Menschen haben das Gefühl, den Aufgaben aus mangelndem Selbstvertrauen nicht gewachsen zu sein

BACH-BLÜTEN-KOMBINATIONEN:

+ Elm bei zeitweiligem Verlust des Selbstwertgefühls, weil man sich stark überfordert fühlt

+ Water Violet, wenn man sich wegen seiner Minderwertigkeitsgefühle nicht traut, mit anderen in Kontakt zu treten, und sich dadurch isoliert

+ Olive, wenn man sich vor lauter Erschöpfung nichts mehr zutraut

+ Pine, wenn man mutlos ist mit geringem Selbstvertrauen und Schuldgefühlen

+ Willow, wenn man wegen mangelnden Selbstbewusstseins wieder eine Chance ausgeschlagen hat und darüber verbittert ist und sich als Opfer fühlt

WISSENSWERTES: eine der Baumkräfte

GRUPPIERUNG NACH BACH ➡ Mutlosigkeit

ASSOZIATION: Häschen in der Grube

Mimulus | Mimulus guttatus – Gefleckte Gauklerblume

HERKUNFT: Die Gefleckte, Gelbe oder Gewöhnliche Gauklerblume stammt aus Nordamerika. Anfang des 19. Jahrhunderts kam sie nach Schottland und eroberte von dort aus ganz Europa. Sie bevorzugt Bach- und Flussufer. Die bis zu 40 Zentimeter hohe Pflanze blüht von Juni bis September gelb.

HERSTELLUNG: Sonnenmethode

KERNSATZ: Ich werde geführt und gehe freudvoll und mutig meinen Weg.

TYP:

→ ist ängstlich und schüchtern

→ ist feinfühlig, dünnhäutig, empfindsam

→ weckt Beschützerinstinkte bei anderen

→ neigt zu Phobien (Seite 12)

→ ist ruhebedürftig

HILFREICH BEI:

→ Angst vor weltlichen Unwägbarkeiten wie Krankheit, Unfall, Dunkelheit, verlassen zu werden, Schmerzen etc.

→ Empfindlichkeit gegen Lärm, Stress, Hektik

→ mangelndem Vertrauen in die eigenen Fähigkeiten aus Angst

POSITIVE WIRKUNG:

→ hat Vertrauen und Zuversicht in seine Fähigkeiten und ins Leben

→ erkennt früh genug, wenn es Zeit zum inneren Rückzug ist

→ lernt, auch mal tapfer über seinen Schatten zu springen

ABGRENZUNG ZU ANDEREN BACH-BLÜTEN:

→ Rock-Rose-Menschen haben panikartige, erstarrende Angst vor einer klar definierten, äußeren Bedrohung, die Blüte ist eher ein Akutmittel, Mimulus-Menschen haben vor Benennbarem, Konkretem Angst, aber keine erstarrende Panik

→ Aspen-Menschen haben vor unspezifischen Dingen Angst, Mimulus-Menschen vor konkreten Dingen

→ die Ängste von Red-Chestnut-Menschen beziehen sich auf andere Menschen, Mimulus-Menschen haben vor Begebenheiten des eigenen Lebens Angst

→ Larch-Menschen vertrauen ihren Fähigkeiten aus mangelndem Selbstbewusstsein nicht, Mimulus-Menschen vertrauen ihren Fähigkeiten aus Angst nicht

BACH-BLÜTEN-KOMBINATIONEN:

+ **Honeysuckle,** wenn man aus (Zukunfts-)Angst gedanklich in die Vergangenheit flieht und dort verweilt

+ **Agrimony,** wenn man seine Angst hinter einer mutigen Fassade verbirgt

+ **Star of Bethlehem,** wenn sich die Angst in einem erlebten Trauma begründet

+ **White Chestnut,** wenn sich die Gedanken nur noch um die Ängste drehen

WISSENSWERTES: einer der zwölf Heiler; den Mimulus-Zustand findet man oft erst auf den zweiten Blick

GRUPPIERUNG NACH BACH ➡ Angst

ASSOZIATION: Mimose, die sich bei Berührung (hier findet man das Konkrete) verschreckt zusammenzieht

Mustard | Sinapis arvensis – Acker-Senf

HERKUNFT: Die einjährige Pflanze kann bis zu 60 Zentimeter hoch werden und öffnet von Mai bis Oktober ihre gelben Blüten. Pflanzenheilkundige schätzen sie. Sie wächst auf Äckern, Brachflächen und auf Schuttplätzen, aber auch im Garten.

HERSTELLUNG: Kochmethode

KERNSATZ: Die Höhen und Tiefen meines Lebens nehme ich mit Heiterkeit und Gelassenheit an.

TYP:

→ ist eher wechsellaunig von tieftraurig bis glücklich aus nicht erkennbaren Gründen

→ neigt zu Weltschmerz

→ ist eher melancholisch und trübsinnig

→ neigt dazu, sich aus Schwermut selbst zu isolieren

HILFREICH BEI:

→ Depression, Schwermütigkeit

→ Interesselosigkeit

→ grundlosem Erscheinen dieses Zustands; er kommt »aus heiterem Himmel«

→ dem Gefühl von Isolation und Einsamkeit

→ der Unfähigkeit, mit anderen über seinen Zustand zu reden

→ neuen Lebensabschnitten wie zum Beispiel von Kindheit zur Pubertät, auch Klimakterium, wenn der Wechsel mit Schwermut und Depressionen einhergeht

POSITIVE WIRKUNG:

→ ist lebendig und freudig im Alltag

→ kann die »Einbrüche« der Psyche leichter ertragen

→ kann seine Stimmungen mit Leichtigkeit und Heiterkeit tragen und ist ihnen nicht mehr passiv ausgeliefert

ABGRENZUNG ZU ANDEREN BACH-BLÜTEN:

→ Gentian-Menschen kennen den Grund der Trauer und Niedergeschlagenheit, Mustard-Menschen werden davon überrascht

→ Gorse-Menschen hängen fest in dem Gefühl der Schwermut, für Mustard-Menschen ist es ein vorübergehendes Gefühl

→ Water-Violet-Menschen sind isoliert, weil sie sich innerlich von den anderen distanzieren, Mustard-Menschen sind zeitweise isoliert, weil sie – vorübergehend – in Schwermut versinken und keinen Weg hinausfinden

→ Sweet-Chestnut-Menschen sind verzweifelt und können darüber reden, Mustard-Menschen sprechen eher nicht über ihren Zustand

BACH-BLÜTEN-KOMBINATIONEN:

+ **Wild Oat,** wenn die Schwermut durch ein diffuses Gefühl eines nicht erkannten Lebensziels ausgelöst wird

+ **Aspen,** wenn zu der Schwermut eine diffuse Angst hinzukommt

+ **Olive,** wenn die Schwermut aus einer Erschöpfung herrührt

+ **Honeysuckle** bei Depressionen, weil man die Vergangenheit nicht loslassen kann (zum Beispiel Verlust eines Menschen)

WISSENSWERTES: Mustard kommt auch bei Frühjahrsdepression zum Einsatz

ACHTUNG! Die Symptome von Mustard ähneln denen einer Depression [1]

GRUPPIERUNG NACH BACH → Interesselosigkeit

ASSOZIATION: der leuchtend gelbe Acker-Senf auf einem Schuttplatz

Oak | Quercus robur – Stiel-Eiche

HERKUNFT: Jeder kennt diese bis zu 40 Meter hohen Bäume in unseren Wäldern, die bis zu 800 Jahre alt werden können. Doch kaum jemand kennt die unscheinbaren gelblichen Blüten. Die Eiche ist in ganz Europa beheimatet. Mit ihrer Pfahlwurzel trotzt sie Stürmen, sie verleiht ihr Stabilität – dies ist eine der Wirkungen der Bach-Blüte.

HERSTELLUNG: Sonnenmethode

KERNSATZ: Ich weiß um meine Kraft und teile sie respektvoll ein.

TYP:

→ ist eine Kämpfernatur; kämpft einsam und »bis zum Umfallen«

→ ist tatkräftig, ehrgeizig und ausdauernd

→ zeigt Tendenz zur Überarbeitung

→ ist pflichtbewusst, auch wenn er die Aufgaben nicht immer gern erfüllt

HILFREICH BEI:

→ Starrheit und Sturheit

→ Festhalten an etwas, auch wenn das Festhalten keinen Sinn mehr macht

→ dem Gefühl, die Last der anderen oder einer Firma zu tragen oder tragen zu müssen

→ der Unfähigkeit, um Hilfe zu bitten

POSITIVE WIRKUNG:

→ erkennt trotz Willens- und Leistungsstärke seine Grenzen

→ gibt nicht auf, macht aber Pausen beziehungsweise wägt den Aufwand gegen den Nutzen realistisch ab

→ lässt auch mal entspannte Zeiten zu

ABGRENZUNG ZU ANDEREN BACH-BLÜTEN:

→ Elm-Menschen haben vorübergehende Schwächen, machen ihre Arbeit aber gern,

---

[1] *Hält der Zustand länger an, sollten Sie einen Arzt aufsuchen.*

Oak-Menschen arbeiten vor allem aus Pflichtbewusstsein

→ Olive-Menschen sind durch starke Beanspruchung überfordert, Oak-Menschen sind überfordert, weil sie sich keine Pause gönnen

→ Chicory-Menschen opfern sich für andere auf, um Dankbarkeit zu ernten, Oak-Menschen opfern sich aus Pflichtbewusstsein auf

→ Rock-Water-Menschen sind selbstdiszipliniert aus Strenge zu sich selbst, Oak-Menschen sind selbstdiszipliniert aus dem Gefühl der Verantwortung heraus

→ Red-Chestnut-Menschen vergessen sich selbst aus Sorge um andere, Oak-Menschen vergessen sich aus Pflichtgefühl und weil sie ihre Grenzen nicht erkennen

BACH-BLÜTEN-KOMBINATIONEN:

+ **Pine,** wenn die Selbstaufopferung aus einem Schuldgefühl heraus entstanden ist

+ **Cherry Plum,** wenn man Angst hat, aufgrund der Verantwortung durchzudrehen

+ **Vine,** wenn man von anderen erwartet, dass sie genauso aufopferungsvoll arbeiten wie man selbst

+ **Water Violet,** wenn man wegen seiner unnachgiebigen und ehrgeizigen Art vereinsamt oder dazu neigt sich zurückzuziehen und darunter leidet

WISSENSWERTES: einer der sieben Helfer
GRUPPIERUNG NACH BACH ➡ Mutlosigkeit
ASSOZIATION: standfest, zäh wie eine Eiche

Olive | Olea europaea – Olivenbaum

HERKUNFT: Der Oliven- oder Ölbaum wächst sehr langsam, erreicht eine Höhe von 15 Metern und kann mehrere 100 Jahre alt werden. Er kommt im gesamten Mittelmeerraum bis in den Nahen Osten auf trockenen, steinigen Böden vor. Seine winzigen weißen Blüten erscheinen von April bis Juni. Daraus entwickeln sich bei der Kulturform des Olivenbaums die Oliven. Im langsamen Wuchs des knorrigen Baums erkennt man schon einen Teil seiner Wirkung als Bach-Blüte.
HERSTELLUNG: Sonnenmethode
KERNSATZ: Ich teile meine Kraft respektvoll ein.
TYP:

→ hat eher eine schwache Konstitution

→ ist nicht belastbar

→ ist leicht erschöpft

→ neigt dazu, seine Kräfte nicht realistisch einzuschätzen

HILFREICH BEI:

→ Erschöpfung, bei dem Gefühl, ausgelaugt zu sein, nichts mehr zu schaffen

→ dem häufig vorübergehenden Gefühl, der starken körperlichen, seelischen oder geistigen Beanspruchung (etwa Pflege eines Angehörigen oder innere Entwicklungsprozesse) nicht mehr gewachsen zu sein

→ dauerhafter Müdigkeit

→ dem Gefühl, völlig überarbeitet und »ausgebrannt« zu sein (Burn-out-Syndrom)

POSITIVE WIRKUNG:

→ findet zurück zu seiner Kraft

→ lernt, seine Kräfte gut einzuteilen

ABGRENZUNG ZU ANDEREN BACH-BLÜTEN:

→ Hornbeam-Menschen haben das Gefühl, ihren Aufgaben nicht gewachsen zu sein, schaffen sie aber doch, Olive-Menschen sind so erschöpft, sie können nicht mehr

→ Wild-Rose-Menschen sind ohne Lebensenergie, Olive-Menschen sind vorübergehend erschöpft

→ Gentian-Menschen sind eher chronisch willensschwach, weil sie sich schnell durch kleine Rückschläge entmutigen lassen, Olive-Menschen sind zeitweise aus Erschöpfung willensschwach

→ Elm-Menschen nehmen aufgrund starker Identifikation mit ihrer Aufgabe ihre Grenzen nicht wahr, Olive-Menschen sind körperlich, geistig oder seelisch überfordert und sehen deshalb ihre Grenzen nicht mehr

BACH-BLÜTEN-KOMBINATIONEN:

+ **Water Violet,** wenn man aus lauter Erschöpfung seine sozialen Kontakte verliert

+ **Impatiens,** wenn man vor Erschöpfung gereizt, ungeduldig und ungerecht reagiert

+ **Walnut,** wenn die anstehenden Veränderungen im Leben zu Erschöpfung führen

WISSENSWERTES: einer der sieben Helfer; Erstreaktion ist oft erhöhtes Schlafbedürfnis

ACHTUNG! Bei dauerhaftem Olive-Zustand sollten Sie einen Arzt aufsuchen, dauerhafte Erschöpfung kann auch ein Zeichen für eine körperliche Problematik sein [1]

GRUPPIERUNG NACH BACH → Interesselosigkeit

ASSOZIATION: Ölzweig – Licht in der Finsternis

Pine | Pinus sylvestris – Schottische Wald-Kiefer

HERKUNFT: Die Wald-Kiefer findet man in ganz Europa. Sie kann bis zu 600 Jahre alt und bis zu 35 Meter hoch werden. Die schottische Form, eine Unterart der Wald-Kiefer, hat eine schlankere Krone und kürzere Nadeln und Zapfen als die Wald-Kiefer. Die Bäume blühen von April bis Mai, die zapfenförmigen weiblichen Blütenstände sind dunkelrot bis violett.

HERSTELLUNG: Kochmethode

KERNSATZ: Schön, dass es mich gibt.

TYP:

→ ist oft mit sich unzufrieden

→ setzt sich unter Leistungsdruck

→ genügt sich nicht und hat das grundlose Gefühl, auch anderen nicht zu genügen

→ sucht die Schuld für Fehler und Misserfolg immer erst bei sich

HILFREICH BEI:

→ stetigem Schuldgefühl – auch grundlos

→ dem ständigen Gefühl, alles perfekt machen zu müssen

→ Überschätzung der eigenen Kräfte

→ zu hohen Ansprüchen an sich selbst, die man nicht erfüllen kann; das führt zu Schuldgefühlen

→ dauerhaftem Entschuldigen – für alles und für sein Dasein

→ der Unfähigkeit, sich etwas Gutes zu tun

→ Verharren in unguten Situationen (etwa in einer »schlechten« Beziehung), weil man »durch muss«

POSITIVE WIRKUNG:

→ hat hohe moralische Werte

→ steht zu sich, seinen Worten und Verpflichtungen und zu seinen Fehlern

→ schätzt und akzeptiert die eigene Arbeit

→ hat eine klare Einschätzung für die eigene Verantwortlichkeit

ABGRENZUNG ZU ANDEREN BACH-BLÜTEN:

→ Crab-Apple-Menschen haben hohe Moralvorstellungen und erfüllen sie für ihr Gefühl nicht, sie fühlen sich »unsauber«, Pine-Menschen erfüllen sie nicht, weil sie sich schuldig fühlen

→ Larch-Menschen fühlen sich minderwertig aufgrund zu geringen Selbstvertrauens, Pine-Menschen, weil sie meinen, etwas nicht gut genug zu machen

→ Oak-Menschen sind erschöpft, weil sie sich übermäßig verantwortlich fühlen, Pine-Menschen sind erschöpft, weil sie sich schuldig fühlen, würden sie auf ihre Kräfte achten

BACH-BLÜTEN-KOMBINATIONEN:

+ **Larch**, wenn zum Mangel an Selbstvertrauen noch der Mangel an Selbstakzeptanz kommt

+ **Mimulus**, wenn man Angst vor dem Gefühl der Schuld hat

+ **Centaury**, wenn man sich nicht abgrenzen kann und sich aus Schuldgefühlen aufopfert

+ **Chestnut Bud**, wenn man erkennt, dass man immer nach demselben Fehler dieselben Schuldgefühle bekommt, aber daraus nicht lernt

+ **Elm**, wenn man vorübergehend denkt, der Verantwortung nicht gewachsen zu sein

+ **Honeysuckle**, wenn sich das schlechte Gewissen auf Vergangenes bezieht

WISSENSWERTES: eine der Baumkräfte

GRUPPIERUNG NACH BACH → Mutlosigkeit

ASSOZIATION: ein Büßer

Red Chestnut | Aesculus x carnea – Rotblütige Rosskastanie

HERKUNFT: Die Rotblütige Rosskastanie ist eine Kreuzung aus Rosskastanie (*Aesculus hippocastanum*) und Pavie (*Aesculus pavia*). Sie wird bis zu 20 Meter hoch. Man findet sie vor allem in Parkanlagen. Samen, Samen-

[1] Hält der Zustand länger an, sollten Sie einen Arzt aufsuchen.

schalen und Rinde gelten als leicht giftig. Sie blüht kräftig rosarot von Mai bis Juni.

HERSTELLUNG: Kochmethode

KERNSATZ: Jeder Mensch lebt in dem Vertrauen auf seine eigene Führung.

TYP:

→ ist hilfsbereit

→ ist eher ängstlich und pessimistisch

→ hat die Tendenz, sich in das Leben anderer einzumischen

HILFREICH BEI:

→ übermäßiger Angst um andere (nicht um sich selbst)

→ Tendenz zur »Übermutter«

→ der Unfähigkeit, andere Menschen ihrer eigenen Wege gehen zu lassen

→ Überfürsorge, die Angehörigen haben oft das Gefühl, »erdrückt« zu werden

POSITIVE WIRKUNG:

→ zeigt klare, uneigennützige Nächstenliebe

→ hat ein positives Verhältnis von Nähe und Distanz

→ ist selbstlos, ohne sich selbst zu vergessen

→ akzeptiert, dass man das Schicksal des anderen nicht kennt

ABGRENZUNG ZU ANDEREN BACH-BLÜTEN:

→ Chicory-Menschen wirken altruistisch, weil sie Dankbarkeit erwarten, Red-Chestnut-Menschen wirken altruistisch, weil sie aus vermeintlicher Fürsorge um andere sich selbst vergessen

→ Mimulus-Menschen haben um sich selbst Angst, die Angst von Red-Chestnut-Menschen bezieht sich nur auf andere

→ Centaury-Menschen können sich wegen mangelnder Durchsetzungsfähigkeit nicht abgrenzen, Red-Chestnut-Menschen fällt die Abgrenzung aus Sorge um andere schwer

→ Gentian-Menschen sind pessimistisch, weil sie sich schnell entmutigen lassen, Red-Chestnut-Menschen sind pessimistisch, weil sie das Schlimmste für ihre Angehörigen befürchten

BACH-BLÜTEN-KOMBINATIONEN:

+ **White Chestnut,** wenn sich alle Gedanken um die Sorge um andere drehen und man immer denkt, es könnte etwas Schlimmes passiert sein

+ **Larch,** wenn man Angst um den anderen hat, weil man sich allein wertlos fühlt

+ **Impatiens,** wenn die Sorge um andere einen ungeduldig und sehr unruhig sein lässt

+ **Star of Bethlehem,** wenn man wegen eines traumatischen Erlebnisses den anderen nicht loslassen kann und »übermuttert«

WISSENSWERTES: eine der Baumkräfte; die Blüte eignet sich gut für Mütter, die große Angst vor Übergangszeiten der Kinder haben (etwa die erste Zeit im Kindergarten)

GRUPPIERUNG NACH BACH ➡ Angst

ASSOZIATION: Mutter, die sich nur um andere sorgt

Rock Rose | Helianthemum nummularium – Gewöhnliches Sonnenröschen

HERKUNFT: Das Gewöhnliche Sonnenröschen ist in Europa verbreitet und wächst auf trockenen Böden. Es blüht leuchtend gelb von Juni bis September.

HERSTELLUNG: Sonnenmethode

KERNSATZ: Ich begegne dem Leben mit Besonnenheit und Mut.

TYP:

→ ist sensibel und dünnhäutig

→ neigt zu Albträumen, Panikreaktionen

HILFREICH BEI:

→ Panik und Schock

→ dem Gefühl, »außer sich« zu sein

→ einem Zustand, in dem man keine klare Entscheidung treffen kann

→ unkontrollierten Reaktionen

POSITIVE WIRKUNG:

→ ist besonnen, mutig, hat innere Sicherheit und reagiert klar in Ausnahmesituationen

→ verfällt nicht in blinde Panik

→ bekommt einen realistischen Blick auf die Geschehnisse

→ geht mit der Situation, ist sich seiner Gefühle bewusst und kann damit arbeiten, statt in Unbeweglichkeit oder Panik zu verharren

ABGRENZUNG ZU ANDEREN BACH-BLÜTEN:

→ Mimulus-Menschen haben Angst vor konkreten Dingen, Rock-Rose-Menschen haben erstarrende Panik

→ Cherry-Plum-Menschen werden panisch, weil sie Angst haben, die Kontrolle über sich zu verlieren, Rock-Rose-Menschen reagieren panisch auf eine akute Situation

→ Star of Bethlehem hilft Menschen mit einem unverarbeiteten, aber zeitlich zurückliegenden Trauma, Rock Rose hilft Menschen mit einem akuten Trauma

BACH-BLÜTEN-KOMBINATIONEN:

+ **Olive,** wenn es durch Überbelastung zu Panikattacken kommt

+ **Star of Bethlehem,** wenn die Panik mit einem psychischen Trauma verbunden ist

+ **Impatiens** bei innerer Unruhe, die sich zur Panik steigert

+ **Walnut** bei panischer Angst vor einem Neubeginn

WISSENSWERTES: einer der zwölf Heiler und Teil der Rescue-Tropfen (Seite 127); grundsätzlich ist Rock Rose eher für akute Zustände, daher gibt es »den« Rock-Rose-Typ eher selten, der Zustand ist meist vorübergehend; Rock Rose unterstützt Sie auch, wenn Sie von Albträumen geplagt aufwachen

GRUPPIERUNG NACH BACH → Angst

ASSOZIATION: Panik bei einem Unglück

Rock Water | Quellwasser

HERKUNFT: Das Wasser kommt aus naturbelassenen und vom Menschen weitgehend unberührten Heilquellen. Es verbindet sich mit der Kraft und Energie des Ortes, von dem es abstammt, mit den Gestirnen und den Elementen der Umgebung.

KERNSATZ: Ich lebe mit Freude ein unperfektes Leben.

TYP:

→ ist sehr idealistisch

→ ist perfektionistisch bis dogmatisch

→ hält an einmal gesetzten Zielen fest

→ neigt zum Freudlosen, Unlebendigen, Starren

→ ist sehr kontrolliert und diszipliniert

HILFREICH BEI:

→ strenger Selbstdisziplin und Selbstkontrolle bis zur Erstarrung

→ Perfektionismus

→ mangelnder Lebensfreude durch innere Strenge, Selbstkontrolle und Beherrschung der Triebe

→ Tendenz zu innerem Hochmut

POSITIVE WIRKUNG:

→ gönnt sich etwas Gutes und erkennt seine Bedürfnisse

→ ist offen für neue Wege und wird sich selbst gegenüber etwas weicher

→ kann das »Perfektsein« aufgeben und seine Ziele der Realität anpassen, ohne seine Moralvorstellungen aufzugeben

ABGRENZUNG ZU ANDEREN BACH-BLÜTEN:

→ Water-Violet-Menschen ziehen sich aus einem inneren Bedürfnis nach Ruhe zurück und wirken dadurch oft unnahbar, Rock-Water-Menschen wirken unnahbar, weil sie durch ihre strenge Disziplin auch anderen zeigen, wie man »richtig« zu sein hat

→ Vine-Menschen fordern viel von anderen, Rock-Water-Menschen fordern viel von sich

→ Vervain-Menschen setzen sich vehement für die Sache ein und versuchen, andere zu überzeugen, Rock-Water-Menschen setzen sich stark für ihr vermeintlich eigenes, inneres Wachstum ein

→ Crab-Apple-Menschen haben einen Perfektionsdrang aufgrund extremer Sauberkeits- und Moralvorstellungen, Rock-Water-Menschen haben sich selbst gegenüber einen starren Perfektionsdrang

BACH-BLÜTEN-KOMBINATIONEN:

+ **Pine,** wenn die Starrheit und Selbstkontrolle zu Schuldgefühlen führen oder durch Schuldgefühle und inneren Zwang ausgelöst werden

+ **Mustard,** wenn die selbst auferlegte Kontrolle und Disziplin zu Depressionen führt

+ **White Chestnut,** wenn man nur an die Einhaltung der Dogmen denkt (etwa gesunde Ernährung, spirituelles Weiterkommen, Erreichen einer sportlichen Höchstleistung)

WISSENSWERTES: einer der sieben Helfer

GRUPPIERUNG NACH BACH → Sorge um andere

ASSOZIATION: Kanal statt natürlicher Bach

Scleranthus | Scleranthus annuus – Einjähriger Knäuel

HERKUNFT: Die eher unscheinbare Pflanze kommt in ganz Europa auf sandigen, kalkarmen Böden an Wegen, Feldrändern und auf Äckern vor. Sie blüht von Juni bis September grünlich gelb.

HERSTELLUNG: Sonnenmethode

KERNSATZ: Konsequent, klar und sicher treffe ich meine Entscheidungen und stehe stabil in meinem Leben.

TYP:

→ ist vielseitig interessiert, flexibel und beweglich, aber auch wankelmütig, unkonzentriert, unentschieden

→ spricht nicht mit anderen über seine Unentschlossenheit

→ hat Stimmungsschwankungen von himmelhoch jauchzend bis zu Tode betrübt

→ zweifelt an seinen Entscheidungen

HILFREICH BEI:

→ Unentschlossenheit, dem Gefühl, hin- und hergerissen zu sein, bei Entscheidungsunfähigkeit

→ der Unfähigkeit, um Hilfe zu bitten, weil man nicht über die Entscheidungsschwäche sprechen kann oder will

→ Stimmungsschwankungen

→ Unzuverlässigkeit und launischem Wankelmut

→ Konzentrationsschwäche durch geistige Sprunghaftigkeit

POSITIVE WIRKUNG:

→ agiert sicher aus der eigenen Mitte heraus, hat eine innere Balance

→ sortiert seine Gedanken und kann die unterschiedlichen Aspekte abwägen, um zu einer sicheren Entscheidung zu kommen

→ ist vielseitig

ABGRENZUNG ZU ANDEREN BACH-BLÜTEN:

→ Cerato-Menschen trauen ihrer Intuition nicht und brauchen Bestätigung von außen bei Entscheidungen, sie sprechen mit anderen Menschen darüber, Scleranthus-Menschen können sich nicht entscheiden und sprechen eher nicht darüber

→ Impatiens-Menschen sind sprunghaft und ungeduldig, aber immer mit einem Ziel im Blick, Scleranthus-Menschen machen einen unzuverlässigen Eindruck auf andere, weil sie sich nicht entscheiden können

→ Walnut-Menschen sind labil aufgrund äußerer Einflüsse und Veränderungen, Scleranthus-Menschen machen einen labilen Eindruck, weil sie unentschlossen sind

BACH-BLÜTEN-KOMBINATIONEN:

+ **Mimulus,** wenn die Angst vor einer Fehlentscheidung handlungsunfähig macht

+ **Larch,** wenn die Entscheidungsschwäche auf geringes Selbstwertgefühl zurückgeht

+ **Walnut** bei Entscheidungsschwäche wegen unklarer Lebensveränderungen wie zum Beispiel Arbeitswechsel, Umzug etc.

+ **Wild Oat** bei unklaren Lebenszielen, weil man sich zwischen zwei Neuerungen nicht entscheiden kann

WISSENSWERTES: einer der zwölf Heiler; unterstützt bei Reise- und Seekrankheit

GRUPPIERUNG NACH BACH ➔ Unsicherheit

ASSOZIATION: Waage in Balance

Star of Bethlehem | Ornithogalum umbellatum – Doldiger Milchstern

HERKUNFT: Der aus dem Mittelmeerraum stammende Doldige Milchstern kann bis zu 30 Zentimeter hoch werden und gedeiht auf lehmhaltigen Böden an Wegrändern, auf Wiesen und in Weinbergen. Die weißen Blüten erscheinen von April bis Juni.

HERSTELLUNG: Kochmethode

KERNSATZ: Ich erkenne mein Trauma und lebe voller Hoffnung und Kraft.

TYP:

→ ist feinfühlig mit der Tendenz, starken Empfindungen wie Schmerz und Traumen innerlich auszuweichen

→ hat eine positive Lebenseinstellung

→ hat ein gutes Gedächtnis

HILFREICH BEI:

→ Schock, Kummer, Trennung, Tod eines geliebten Menschen, Unfall, Enttäuschungen

→ Erstarrung, wenn es keine Gefühlsreaktion trotz dramatischer Ereignisse gibt

➜ Verdrängung eines traumatischen Geschehens, indem man sich in sich selbst zurückzieht, um den Schmerz nicht zu fühlen

➜ traumatischen Akutzuständen; Star of Bethlehem ist ein Akutmittel, das bei Schock durch traumatische Erlebnisse, Nachrichten etc. (nicht medizinischer Schock) eingesetzt werden kann

POSITIVE WIRKUNG:

➜ nimmt am Leben teil

➜ fühlt sich wieder ganz

➜ kann das Gefühl von Trauer zulassen, kann weinen und dadurch die innere Erstarrung lösen

➜ kann klar und ruhig in Krisenmomenten reagieren

ABGRENZUNG ZU ANDEREN BACH-BLÜTEN:

➜ Rock-Rose-Menschen haben Panik, Star-of-Bethlehem-Menschen haben einen Schock

➜ Sweet-Chestnut-Menschen sind verzweifelt, weil sie keinen Ausweg sehen und nicht mehr weiterwissen, Star-of-Bethlehem-Menschen sind verzweifelt, weil sie die Folgen eines Traumas nicht verarbeitet haben

➜ Mustard-Menschen sind depressiv, weil sie das Gefühl haben, in einem schwarzen Loch zu sein, Star-of-Bethlehem-Menschen sind depressiv, weil sie sich von einem traumatischen Ereignis in der Vergangenheit noch nicht erholt haben

BACH-BLÜTEN-KOMBINATIONEN:

+ **White Chestnut,** wenn man immer nur an das traumatische Erlebnis denken kann

+ **Rock Rose** bei Traumen in Verbindung mit Panik (hier können auch die Rescue-Tropfen helfen, Seite 127)

+ **Willow,** wenn man aufgrund eines Traumas verbittert ist und innerlich nicht aus der Opferrolle herauskommt

+ **Clematis** bei Ohnmachtsneigung in Verbindung mit einem schockierenden Erlebnis (hier können auch die Rescue-Tropfen helfen, Seite 127)

+ **Honeysuckle,** wenn sich die Gedanken auf die Vergangenheit beziehen

WISSENSWERTES: Star of Bethlehem kann auch eingesetzt werden, wenn eine Therapieblockade vorliegt; manchmal gibt es eine unbewusste innere Weigerung, die durch ein frühes Schockerlebnis ausgelöst wurde

GRUPPIERUNG NACH BACH ➜ Mutlosigkeit

ASSOZIATION: Stern von Bethlehem über der Krippe (eine vermeintlich ausweglose Situation wird durch einen Stern erhellt)

Sweet Chestnut | Castanea sativa – Edel- oder Esskastanie

HERKUNFT: Die Edelkastanie stammt aus dem Mittelmeerraum. In Deutschland findet man sie vor allem in milderen Gebieten. Sie kann weit über 500 Jahre alt werden, eine Höhe von 30 Metern und einen Stammdurchmesser von vier bis sechs Metern erreichen. Ihre duftenden gelben Blüten öffnen sich zwischen Juni und August. Die essbaren Früchte kennen wir als Maronen.

HERSTELLUNG: Kochmethode

KERNSATZ: In meiner Krise steckt die Chance eines Neuanfangs.

TYP:

➜ tendiert dazu, sich in Grenzbereichen dessen, was man aushalten kann, aufzuhalten, zum Beispiel destruktive Partnerschaft, krankmachendes Arbeitsumfeld etc.

➜ zeigt starkes Erleben und innere Stärke – bis zur Erstarrung

HILFREICH BEI:

➜ Ausweglosigkeit, man hat alles versucht

➜ totaler Verzweiflung, Hoffnungslosigkeit und Kraftlosigkeit

➜ dem Gefühl, das »finstere Tal der Seele« zu durchwandern

➜ dem Gefühl, dass die Grenze der Belastbarkeit erreicht ist

➜ Schicksalsschlägen, Zusammenbrüchen, Krankheiten

➜ Sweet Chestnut ist eher ein Mittel für akute Zustände, den Höhepunkt einer Krise

POSITIVE WIRKUNG:

➜ oft der Beginn einer großen, längst fälligen Veränderung im Leben, durch die man häufig an sein eigenes Potential kommt

→ erkennt einen Sinn im Leiden und im Leben, (er)trägt ein hohes Maß an Selbstverantwortung

→ vertraut wieder in das Leben

→ ist bereit für Neuanfang und Wandel

ABGRENZUNG ZU ANDEREN BACH-BLÜTEN:

→ Gorse-Menschen sind depressiv, weil sie keinen Ausweg sehen, dieser Zustand ist nicht akut, sondern langfristig, Sweet-Chestnut-Menschen sind depressiv aus akuter Hoffnungslosigkeit

→ Agrimony-Menschen zeigen nach außen nicht ihre wahren Gefühle, weil sie ein bestimmtes Bild von sich aufrechterhalten möchten, Sweet-Chestnut-Menschen sprechen nicht über ihren Zustand, weil das auch nichts daran ändert und nichts nützt

→ Cherry-Plum-Menschen denken aus der Verzweiflung heraus an Selbstmord, für Sweet-Chestnut-Menschen ist Selbstmord kein Ausweg

→ Mustard-Menschen finden keine Erklärung für ihren vermeintlich ausweglosen Zustand, Sweet-Chestnut-Menschen sehen den Zustand als das Ende eines langen Kampfes oder einer Krise

BACH-BLÜTEN-KOMBINATIONEN:

+ **Rock Rose,** wenn Verzweiflung und Ausweglosigkeit zur Panik führen

+ **Star of Bethlehem,** wenn der Grund für die Verzweiflung ein Trauma war

+ **Larch,** wenn man sich aus Mangel an Selbstvertrauen nicht traut, aus dem Tal der Finsternis zu treten

+ **Walnut**, wenn die Angst vor Veränderungen in die Verzweiflung treibt

WISSENSWERTES: eine der Baumkräfte; Sweet Chestnut ist oft das Mittel bei einem notwendigen Wandel, beispielsweise vor der Beendigung einer erstarrten Partnerschaft, dem längst fälligen Berufswechsel, großen spirituellen Entwicklungen

GRUPPIERUNG NACH BACH ➡ Mutlosigkeit

ASSOZIATION: Kastanie – das »unfassbare« Äußere und die Schönheit der Frucht, wenn die Hülle erst einmal gesprengt ist

Vervain | Verbena officinalis – Eisenkraut

HERKUNFT: Ursprünglich stammt das Eisenkraut aus dem Mittelmeerraum, heute findet man es fast weltweit. Es wird bis zu 75 Zentimeter hoch. Bevorzugt werden sonnige Plätze an Wegrändern, Mauern, auf Unkrautfluren und Schuttflächen. Es öffnet von Juni bis Oktober seine rosa Blüten.

HERSTELLUNG: Sonnenmethode

KERNSATZ: Ich setze mich engagiert ein und halte maß.

TYP:

→ ist begeisterungsfähig

→ ist engagiert, idealistisch, willensstark und aktiv

→ ist interessiert an Gesellschaftsthemen wie Armut, Dritte Welt, Gesundheit, Umwelt etc.

→ steht zu seinen Vorstellungen und Ideen und verteidigt sie

→ neigt zu Überforderung und Übertreibung bei sich selbst und bei anderen

HILFREICH BEI:

→ Unfähigkeit, sich Ruhepausen zu gestatten

→ extremer Anspannung

→ missionarischem Eifer

→ der Tendenz zum Fanatismus und zur Starrheit

POSITIVE WIRKUNG:

→ setzt die eigenen Energien und Visionen wohldosiert ein

→ begeistert andere für seine Ideale, muss aber nicht missionieren

→ ist hilfsbereit, ohne zu überreden

→ ist innerlich beweglich

ABGRENZUNG ZU ANDEREN BACH-BLÜTEN:

→ Rock-Water-Menschen sind perfektionistisch aus Eigeninteresse, Vervain-Menschen sind perfektionistisch aus Interesse an anderen Menschen und für die »gute Sache«

→ Chicory-Menschen reiben sich für andere auf und erwarten Dankbarkeit, Vervain-Menschen reiben sich für – im weitesten Sinne – meist ärmere Menschen aus Idealismus für die »gute Sache« oder die Vision auf

→ Beech-Menschen sind intolerant wegen fehlenden Mitgefühls, Vervain-Menschen sind intolerant gegenüber anderen Vorstellungen, weil sie von ihrer Sache hundertprozentig überzeugt sind

BACH-BLÜTEN-KOMBINATIONEN:

+ **Water Violet,** wenn man sich vor lauter Übereifer von anderen Menschen isoliert

+ **Impatiens,** wenn zum Übereifer noch die Ungeduld kommt, weil die anderen Menschen nicht so wollen oder können wie man selbst

+ **Willow,** wenn man sich als Opfer fühlt, weil die anderen Menschen nicht in der Intensität und mit dem Enthusiasmus mitarbeiten, wie man selbst

WISSENSWERTES: einer der zwölf Heiler
GRUPPIERUNG NACH BACH → Sorge um andere
ASSOZIATION: Missionar

Vine | Vitis vinifera – Weinrebe

HERKUNFT: Die Pflanze kann mehrere 100 Jahre alt werden. Sie ist vor allem in wärmeren Gefilden wie dem Mittelmeerraum und Zentraleuropa zu Hause. Aus den leicht duftenden, gelblich grünen Blüten entwickeln sich ab August die Trauben.
HERSTELLUNG: Sonnenmethode
KERNSATZ: Ich arbeite im Dienste der anderen Menschen.

TYP:

→ steht gern in Mittelpunkt

→ hat gute Führungsqualitäten

→ ist willensstark, ehrgeizig, selbstbewusst

→ traut sich, Entscheidungen zu treffen und dazu zu stehen

HILFREICH BEI:

→ erstarrter Durchsetzungskraft und Härte, die sich sowohl gegen sich selbst als auch gegen andere richtet

→ Rechthaberei, hört sich andere Meinungen nicht mal an

→ Einsamkeit, weil andere Menschen Angst vor ihm haben

→ Respektlosigkeit und Machthunger

POSITIVE WIRKUNG:

→ achtet andere Menschen und respektiert ihre Meinung

→ hat einen kraftvollen, zielgerichteten und dynamischen Führungsstil, ohne andere Menschen zu unterjochen

→ setzt seinen Ehrgeiz und seine Willenskraft mit Verantwortungsgefühl und Liebe – ohne Starrsinn – ein

ABGRENZUNG ZU ANDEREN BACH-BLÜTEN:

→ Water-Violet-Menschen sind allein, weil sie sich innerlich zurückziehen, Vine-Menschen sind allein, weil sie keinen anderen neben sich dulden

→ Vervain-Menschen überstrapazieren sich zum Wohl der anderen, Vine-Menschen überstrapazieren sich, weil nur sie alles am besten können und wissen

→ Rock-Water-Menschen erwarten vor allem von sich zu viel, Vine-Menschen erwarten von anderen, dass sie an dem Ziel genauso hart und unnachgiebig mitarbeiten wie sie

→ Beech-Menschen fehlt es an Toleranz, weil sie sich nicht in andere hineinversetzen können/wollen, Vine-Menschen, weil ihnen die Gefühle anderer egal sind und sie andere Menschen für ihre Ziele benutzen

BACH-BLÜTEN-KOMBINATIONEN:

+ **White Chestnut,** wenn die Vorstellungen, wie andere zu sein oder zu arbeiten haben, zwanghaft werden

+ **Chestnut Bud,** wenn man wider besseren Wissens immer wieder zum Tyrannentum neigt

+ **Impatiens** bei hartherzigem, tyrannischem, mit Ungeduld gepaartem Gebaren

WISSENSWERTES: einer der sieben Helfer
GRUPPIERUNG NACH BACH → Sorge um andere
ASSOZIATION: Militäroberst

Walnut | Juglans regia – Walnuss

HERKUNFT: Die Walnuss wird schon seit Langem in Mittel- und Westeuropa kultiviert. Sie wächst bevorzugt in Auwäldern oder Gärten und Parks. Die Bäume können bis zu 30 Meter hoch und bis zu 150 Jahre alt werden. Die grünlichen Blütenkätzchen erscheinen von April bis Mai.

HERSTELLUNG: Kochmethode

KERNSATZ: Mit Freude sehe ich dem Neuen entgegen.

TYP:

→ ist sensibel

→ ist offenherzig und gutgläubig

→ ist idealistisch, individuell

→ lässt schwer los

→ ist leicht beeinflussbar

HILFREICH BEI:

→ Verhaftung in alten Lebensgewohnheiten

→ Unaufgeschlossenheit gegenüber Veränderungen, bei mangelnder Neugier

→ der Auflösung alter Verhaltensmuster, die den Neuanfang behindern

→ Neuanfängen, gegen die man sich sträubt

→ mangelndem Durchsetzungsvermögen

→ schneller Beeinflussbarkeit durch die Überredungskunst anderer

POSITIVE WIRKUNG:

→ ist Neuem gegenüber aufgeschlossen und positiv neugierig

→ ist innerlich stabil, dadurch weiß er, was er will und kann

→ kümmert sich wenig um Konventionen

→ ist Pionier für Neues

ABGRENZUNG ZU ANDEREN BACH-BLÜTEN:

→ Elm-Menschen haben das Gefühl, den anstehenden Aufgaben nicht gewachsen

zu sein, weil sie sich überfordert fühlen, Walnut-Menschen trauen sich nicht, den Veränderungen innerlich zuzustimmen, und glauben deshalb, den Anforderungen nicht gewachsen zu sein

→ Honeysuckle-Menschen können die Vergangenheit nicht loslassen, weil sie sie schöner fanden als die Gegenwart, Walnut-Menschen trauen sich nicht, das Neue zu wagen und gehen deshalb zurück zu Vergangenem

→ Cerato-Menschen trauen ihrer eigenen Meinung nicht, weil sie andere Meinungen höher bewerten, Walnut-Menschen trauen ihrer Meinung nicht, weil der Neuanfang sie verunsichert

BACH-BLÜTEN-KOMBINATIONEN:

+ **Olive,** wenn man das Gefühl hat, mit den Veränderungen nicht klarzukommen, und wenn einem alles zu viel wird

+ **Mimulus** bei Angst vor den Veränderungen

+ **Larch,** um Selbstvertrauen im Veränderungsprozess zu bekommen

+ **Wild Oat,** wenn man den Veränderungen nicht zustimmt, weil das Ziel noch unbekannt ist

+ **Honeysuckle,** wenn man nicht vorwärtsgeht, weil man noch zu sehr im Vergangenen verhaftet ist

WISSENSWERTES: eine der Baumkräfte; Walnut ist selten ein Dauerzustand, sondern wird eher phasenweise benötigt; Walnut wird auch erfolgreich bei Lebensveränderungen

wie Geburt eines Kindes, Pubertät, Heirat, Scheidung, Klimakterium etc. eingesetzt

GRUPPIERUNG NACH BACH → Überempfindlichkeit

ASSOZIATION: die Braut, die sich nicht traut

Water Violet | Hottonia palustris – Sumpfwasserfeder

HERKUNFT: Die Wasserfeder bewohnt in den gemäßigten Klimazonen Europas flache, sumpfige, stehende Gewässer wie Altwässer, Gräben oder Tümpel. Wenn sie von Mai bis Juli blüht, erheben sich die weißen oder blassrosa Blütenstände bis zu 30 Zentimeter über die Wasseroberfläche. Die Stabilität gebenden, gefiederten Blätter befinden sich unterhalb der Wasseroberfläche. Hier erkennt man bereits die Wirkungsweise dieser zarten, aber stabilen Pflanze.

HERSTELLUNG: Sonnenmethode

KERNSATZ: Klar und offen nähere ich mich den Menschen.

TYP:

→ ist eher souverän bis distanziert und unnahbar

→ ist stolz (im positiven Sinne), würdevoll, ruht in sich

→ ist eher still, ruhig und zurückgezogen

→ ist selbstbewusst, überaus korrekt und gerecht

→ ist sehr auf seine Unabhängigkeit und Eigenständigkeit bedacht

→ ist tolerant

HILFREICH BEI:

→ Verschlossenheit und Unnahbarkeit

→ der Tendenz, arrogant und stolz (im negativen Sinn), unnahbar und hochmütig auf seine Mitmenschen zu wirken

→ der Tendenz zur Vereinsamung

→ der Tendenz, sich von anderen zurückgewiesen zu fühlen, auch wenn dieses Gefühl jeglicher Grundlage entbehrt

POSITIVE WIRKUNG:

→ ist unabhängig und klar

→ verschließt sich weniger und geht auf andere zu

→ ruht in sich, ohne arrogant zu sein

→ ist unkonventionell, eigenständig, standfest im Leben

ABGRENZUNG ZU ANDEREN BACH-BLÜTEN:

→ Vine-Menschen sind selbstbewusst und meinen, dass sie alles am besten wissen, Water-Violet-Menschen sind selbstbewusst aus einer inneren Ruhe und Sicherheit heraus

→ Larch-Menschen sind in sich gekehrt, weil sie wenig Selbstbewusstsein haben, Mustard-Menschen sind in sich gekehrt, weil sie zu Schwermut und Depression neigen, Water-Violet-Menschen sind in sich gekehrt, weil sie in sich ruhen und sich tendenziell eher in sich zurückziehen

BACH-BLÜTEN-KOMBINATIONEN:

+ Larch, wenn man sich nicht traut, auf andere Menschen zuzugehen, und dazu neigt, sich aus mangelndem Selbstbewusstsein in sich zurückzuziehen

+ Star of Bethlehem, wenn der innere Rückzug Teil eines Traumas ist

+ Aspen, wenn man innerlich zittert und sich lieber zurückzieht, als auf andere Menschen zuzugehen; zusätzlich **Agrimony,** wenn man das nicht zeigen möchte

WISSENSWERTES: einer der zwölf Heiler; Water Violet hilft, wieder auf Menschen zuzugehen, wenn man eigentlich das Bedürfnis nach Rückzug hat

GRUPPIERUNG NACH BACH → Einsamkeit

ASSOZIATION: Wasserfeder – gut verwurzelt, stabil durch die Blätter, schön, zart und unnahbar wegen Sumpf

White Chestnut | Aesculus hippocastanum – Rosskastanie

HERKUNFT: Der Baum wird bis zu 30 Meter hoch und kann 300 Jahre alt werden. Heimat ist der Balkan, heute ist die Rosskastanie in Mitteleuropa weit verbreitet. Die weißen Blütenkerzen erscheinen von Mai bis Juni. Die lichtbedürftige Rosskastanie gedeiht auf sehr unterschiedlichen Böden.

HERSTELLUNG: Sonnenmethode

KERNSATZ: Meine Gedanken sind ruhig wie ein See.

TYP:

→ kann sich konzentrieren

→ erfüllt seine Aufgaben mit Hingabe

HILFREICH BEI:

→ »Gedankenkarussell«, die Gedanken drehen sich unaufhörlich im Kreis

→ einem steten inneren Dialog

→ Ein- und Durchschlafstörungen aufgrund des ständigen Gedankenkarussells

→ Lösungsschwierigkeiten für ein Problem

POSITIVE WIRKUNG:

→ ist gedanklich ruhig, »Herr« über seine Gedanken

→ hat zielgerichtete Gedanken, ist lösungsorientiert und klar

ABGRENZUNG ZU ANDEREN BACH-BLÜTEN:

→ Clematis-Menschen fliehen in ihre Gedankenwelt, weil sie die Realität nicht ertragen können, White-Chestnut-Menschen sind ständig in ihren Gedanken, weil sie sich nicht davon lösen können

→ Scleranthus-Menschen kommen zu keiner Entscheidung, weil sie innerlich hin- und hergerissen sind, Cerato-Menschen kommen zu keiner Entscheidung, weil sie ihrer Intuition nicht trauen, White-Chestnut-Menschen kommen zu keiner Entscheidung, weil sich die Gedanken immer um den gleichen Punkt drehen

→ Rock-Water-Menschen neigen zu Schlaf-störungen, weil sie das Schlafen vor lauter Selbstdisziplin als Nebensache empfinden, White-Chestnut-Menschen können nicht schlafen, weil unaufhörlich die Gedanken in ihrem Kopf kreisen

BACH-BLÜTEN-KOMBINATIONEN:

+ **Honeysuckle,** wenn sich das Gedanken-karussell um Vergangenes dreht

+ **Pine,** wenn man wegen des Gedanken-karussells Schuldgefühle hat

+ **Olive** bei Erschöpfung, die zum Beispiel mit Schlaflosigkeit wegen des Gedanken-karussells einhergeht

+ **Mimulus** bei Angstgedanken, die sich nicht abschütteln lassen, wie beispielsweise Angst vor Einbrechern

+ **Star of Bethlehem,** wenn die Gedanken immer um ein erlebtes Trauma kreisen

WISSENSWERTES: eine der Baumkräfte; hilfreich bei Neigung zu Kopfschmerzen

GRUPPIERUNG NACH BACH → Interesse-losigkeit

ASSOZIATION: Schallplatte mit Sprung, dadurch ständige Wiederholungen

Wild Oat | Bromus ramosus – Wald-Trespe

HERKUNFT: Die Wald-Trespe, ein Süßgras, ist europaweit verbreitet. Man findet sie vor allem in schattigen Wäldern, an Wegrändern und in Gebüschen. Sie wird bis 1,50 Meter hoch und zeigt im Sommer ihre unschein-baren grünlichen Blüten.

HERSTELLUNG: Sonnenmethode

KERNSATZ: Ich vertraue auf meine innere Führung.

TYP:

→ ist vielseitig und unkonventionell

→ ist eher unbeständig

→ ist ehrgeizig, möchte etwas ganz Beson-deres sein

→ ist erfolgreich bei dem, was er tut

HILFREICH BEI:

→ einem unproduktiven und wenig ziel-gerichteten Einsatz seiner Energien

→ der Suche nach seiner Berufung

→ Unzufriedenheit, weil man ständig Neues ausprobiert

→ Angst, sich für A zu entscheiden, weil man dann B vielleicht verpasst

→ Angst vor Langeweile

POSITIVE WIRKUNG:

→ erkennt klar seinen (Lebens-)Weg

→ kann in seinem Inneren deutlich Ja zu etwas sagen

→ erkennt intuitiv den zum jetzigen Zeit-punkt richtigen Weg

→ gibt sich seiner inneren Führung hin

ABGRENZUNG ZU ANDEREN BACH-BLÜTEN:

→ Scleranthus-Menschen können sich nicht entscheiden und sind unsicher über ihre Entscheidungen, weil sie innerlich hin- und hergerissen sind, Wild-Oat-Menschen können sich nicht entscheiden, weil sie aus der Fülle der Möglichkeiten ihr neues Ziel nicht erkennen

→ Vine-Menschen sind ehrgeizig aus Egois-mus, Wild-Oat-Menschen sind ehrgeizig, weil sie etwas Besonderes sein möchten

→ Water-Violet-Menschen sind unkonven-tionell, weil sie machen, was sie für richtig halten und sich nicht um die Meinung ande-rer kümmern, Wild-Oat-Menschen sind unkonventionell, weil sie anders sein möch-ten als die anderen

BACH-BLÜTEN-KOMBINATIONEN:

+ **Walnut,** wenn neue Lebensabschnitte einen weiterführen, aber man nicht weiß, in welche Richtung man gehen möchte

+ **Star of Bethlehem,** wenn ein erlittenes Trauma von der Verwirklichung des Lebensziels abhält

+ **Impatiens,** wenn man sein neues Ziel nicht kennt und deshalb handlungsunfähig ist, gepaart mit einer innerlichen Unruhe und Ungeduld

+ **Larch,** wenn man sich aus Mangel an Selbstwertgefühl nicht traut, den eigenen Lebenstraum zu leben

WISSENSWERTES: einer der sieben Helfer

GRUPPIERUNG NACH BACH → Unsi-cherheit

ASSOZIATION: Zielscheibe

Wild Rose | Rosa canina – Heckenrose

HERKUNFT: Die Hecken- oder Hundsrose kommt überall in Europa bis auf den äußersten Norden vor. Einzeln stehend wird sie ein bis zu drei Meter hoher Strauch, in Hecken erklimmt sie als Spreizklimmer die benachbarten Büsche. Sie wächst im Saum lichter Gebüsche, auf Lichtungen, an Wald- und Wegrändern und Abhängen und blüht von Juni bis August blassrosa, selten weiß.

HERSTELLUNG: Kochmethode

KERNSATZ: Ich nehme mein Leben selbst in die Hand und gestalte es nach meinen eigenen Vorstellungen.

TYP:
→ ist eher apathisch und phlegmatisch
→ ist zufrieden und bescheiden, hat keine hohen Ansprüche an sich oder das Leben
→ hat wenig Ehrgeiz
→ lässt das Leben eher passiv an sich vorbeifließen
→ passt sich den Gegebenheiten an, ist flexibel, nachgiebig
→ ist realistisch

HILFREICH BEI:
→ Apathie und Resignation; findet sich mit allem ab und hat keinen Kampfgeist für eine Veränderung der Umstände
→ innerlicher Kapitulation
→ fehlender Eigenaktivität
→ Langeweile, kann sich zu nichts aufraffen, ist lust- und interesselos

POSITIVE WIRKUNG:
→ kann sich dem Leben wach und aktiv hingeben
→ bekommt ein lebendiges Interesse am Geschehen
→ die Lebensgeister werden wiederbelebt
→ steht nach Schicksalsschlägen wieder auf

ABGRENZUNG ZU ANDEREN BACH-BLÜTEN:
→ Mustard-Menschen haben vorübergehend das Gefühl von Hoffnungslosigkeit, Gorse-Menschen hängen in diesem Gefühl fest, würden aber ein letztes Mal versuchen, etwas dagegen zu unternehmen, Sweet-Chestnut-Menschen haben alles versucht und sehen keinen Ausweg, Wild-Rose-Menschen finden sich apathisch mit dem Zustand der Hoffnungslosigkeit ab
→ Scleranthus-Menschen sind flexibel, weil sie sich nicht für eine Sache/Richtung entscheiden können, Wild-Rose-Menschen sind flexibel, weil sie sich apathisch den Gegebenheiten anpassen

BACH-BLÜTEN-KOMBINATIONEN:
+ **Wild Oat,** wenn man sich apathisch der Situation hingibt aus Mangel an einer Lebensperspektive/einem Lebensziel
+ **Honeysuckle,** wenn man apathisch ist, weil man in der Vergangenheit lebt (Trennung/Tod eines Partners)
+ **Clematis,** wenn man so sehr resigniert hat, dass man sich den Tod wünscht

GRUPPIERUNG NACH BACH → Interesselosigkeit

ASSOZIATION: apathisch Trauernder

Willow | Salix vitellina – Gelbe Weide

HERKUNFT: Der Name Gelbe Weide erklärt sich durch die im Winter leuchtend gelb gefärbten Zweige dieses Baumes. Die Weide gedeiht auf feuchten Böden, die gelben Blütenkätzchen erscheinen von März bis April.

HERSTELLUNG: Kochmethode

KERNSATZ: Ich habe die Macht, mein Leben zu gestalten, und nehme mein Schicksal an.

TYP:
→ ist hingebungsvoll
→ ist gerecht
→ ist unzufrieden, weil manches im Leben nicht so geklappt hat, wie geplant
→ klagt nicht
→ ist verbittert

HILFREICH BEI:
→ negativer Lebenseinstellung und Verbitterung, bei der Meinung, im Leben zu kurz gekommen zu sein
→ dem Gefühl, das Opfer der Umstände zu sein, fühlt sich ihnen machtlos ausgeliefert
→ Zuweisung der Schuld auf die anderen, die Umstände, Gott oder das Schicksal
→ Zurückhalten des Grolls mit der Tendenz, ihn tief in seinem Inneren zu vergraben
→ destruktiven und negativen Gedanken

POSITIVE WIRKUNG:

→ erkennt die Eigenverantwortung

→ gestaltet sein Leben aktiv, sagt ohne Verbitterung Ja zu seinem Schicksal

→ empfindet Dankbarkeit für das Leben

ABGRENZUNG ZU ANDEREN BACH-BLÜTEN:

→ Sweet-Chestnut-Menschen haben zu wenig Eigenverantwortung, sie haben alles versucht und empfinden ihre Situation als ausweglos, Willow-Menschen haben zu wenig Eigenverantwortung, weil sie andere für ihr Schicksal verantwortlich machen

→ Pine-Menschen haben selbst Schuldgefühle, bei Willow-Menschen sind die anderen schuld

→ Holly-Menschen nehmen Rache, weil sie frustriert, wütend, schlecht gelaunt und aggressiv sind, Willow-Menschen nehmen Rache, weil sie sich schlecht behandelt und unschuldig fühlen

→ Water-Violet-Menschen sind isoliert, weil sie mit sich zufrieden sind, Willow-Menschen isolieren sich, weil sie eine Mauer aus Negativität um sich aufgebaut haben

BACH-BLÜTEN-KOMBINATIONEN:

+ **Vine,** wenn man massiv seinen Willen durchsetzen will, aber die anderen nicht so wollen, wie man selbst; man fühlt sich als Opfer und bemitleidet sich

+ **Chestnut Bud,** wenn man immer wieder in die Opferrolle fällt

+ **Honeysuckle,** wenn man wegen einer Begebenheit in der Vergangenheit, wie der Verlust eines Menschen, verbittert ist; zusätzlich **Star of Bethlehem,** wenn dazu ein Trauma geführt hat, etwa ein Unfall

WISSENSWERTES: eine der Baumkräfte

GRUPPIERUNG NACH BACH → Mutlosigkeit

ASSOZIATION: Trauerweide

Rescue-Tropfen

HERKUNFT: Die Rescue-Tropfen (Notfall-Tropfen) bestehen aus den fünf Bach-Blüten Cherry Plum, Clematis, Impatiens, Rock Rose und Star of Bethlehem. Sie wirken bei allen »Menschentypen« und sind für den akuten Notfall bzw. Ausnahmefall gedacht. Sie helfen, den dramatischen und traumatischen Begebenheiten des Lebens positiver und innerlich stabiler begegnen zu können.

HILFREICH BEI:

→ Schock im akuten, aber auch im weiteren Sinne, etwa Trennung, Unfall, Verletzungen

→ Kummer

→ den Auswirkungen eines Streits

→ Lampenfieber, zum Beispiel vor Bewerbungsgesprächen oder Prüfungen

POSITIVE WIRKUNG:

→ sie beruhigen

→ sie unterstützen, »Herr seiner Sinne« zu bleiben

→ sie unterstützen, geistesgegenwärtig in der Situation zu bleiben und nicht innerlich zu »flüchten«

→ sie mildern Panik und Hysterie ab

→ sie mildern massives Zittern und Kopflosigkeit

WISSENSWERTES ZUR EINNAHME: Sie können vier bis fünf Tropfen unverdünnt in den Mund träufeln oder vier Tropfen in einem Glas mit Wasser schluckweise trinken. Sie können die Rescue-Tropfen mehrfach nehmen, bis eine Besserung eingetreten ist. Es empfiehlt sich, je ein Fläschchen in der Handtasche und im Auto zu haben.

Es gibt auch eine aus den Tropfen hergestellte Salbe, die zusätzlich noch die Blüte Crab Apple enthält. Sie kann bei kleineren Verletzungen wie Schnittwunden aufgetragen werden. Mittlerweile gibt es auch Rescue-Bonbons, sie eignen sich gut für Kinder.

NACH EDWARD BACH: Er fasste mit den Rescue-Tropfen typische menschliche Verhaltensmuster in akuten Stresssituationen wie folgt zusammen:

→ Star of Bethlehem: akuter Schockzustand

→ Impatiens: nicht angemessene Handlung, überschießende Reaktion

→ Rock Rose: Panik und/oder Hysterie

→ Cherry Plum: Kontrollverlust bzw. Angst davor

→ Clematis: Ohnmachtsneigung, verlorener Gegenwartsbezug, man kann es nicht fassen

Bücher und Adressen, die weiterhelfen

→ Bach, Dr. Edward: **Heile dich selbst: Die 38 Bachblüten.** Goldmann Verlag, München

→ Bach, Dr. Edward: **Blumen, die durch die Seele heilen.** Hugendubel Verlag, München

→ Blome, Dr. med. Götz: **Das neue Bach-Blüten-Buch.** Vak Verlags GmbH, Kirchzarten

→ Brandl, Karin: **Durch Auraschutz die innere Kraft bewahren.** Alchimia Verlag, Augsburg

→ Engelbrecht, Sigrid: **Lass los, was deinem Glück im Weg steht.** GRÄFE UND UNZER VERLAG, München

→ Grünwald, Dr. Jörg/Jänicke, Christof: **Grüne Apotheke.** GRÄFE UND UNZER VERLAG, München

→ Grünwald, Dr. Jörg/Jänicke, Christof/Hardewig, Dr. Iris: **Quickfinder Pflanzenheilkunde.** GRÄFE UND UNZER VERLAG, München

→ Haindl, Erika/Haindl, Hermann: **Bach-Blüten: Begegnung mit den Heilkräften.** Neue Erde GmbH, Saarbrücken

→ Kübler-Ross, Dr. Elisabeth: **Über den Tod und das Leben danach.** Silberschnur Verlag, Güllesheim

→ Reitz, Dr. med. Sonja: **Seelische Beschwerden, körperliche Ursachen.** GRÄFE UND UNZER VERLAG, München

→ Scheffer, Mechthild: **Die Original Bach-Blütentherapie. Das gesamte theoretische** und praktische Bach-Blütenwissen. Irisiana/Hugendubel Verlag, München

→ Schmidt, Sigrid: **Bach-Blüten für innere Harmonie.** GRÄFE UND UNZER VERLAG, München

→ Schmidt, Sigrid: **Bach-Blüten für Kinder.** GRÄFE UND UNZER VERLAG, München

→ Schmidt, Sigrid: **GU Kompass Bach-Blüten.** GRÄFE UND UNZER VERLAG, München

→ Weeks, Nora: **Edward Bach: Entdecker der Blütentherapie. Sein Leben – seine Erkenntnisse.** Irisiana/Hugendubel Verlag, München

→ Wiesenauer, Dr. med. Markus/Kerckhoff, Annette: **Homöopathie für die Seele.** GRÄFE UND UNZER VERLAG, München

Adressen, über die Sie Bach-Blüten-Therapeuten finden

→ **Zentralverband der Ärzte für Naturheilverfahren und Regulationsmedizin e.V.**
Am Promenadenplatz 1, 72250 Freudenstadt
www.zaen.gruen.net

→ **Naturärzte-Vereinigung der Schweiz NVS**
Schützenstrasse 42, CH-9100 Herisau
www.naturaerzte.ch

→ **Fachverband Deutscher Heilpraktiker e.V.**
Maarweg 10, 53123 Bonn
www.heilpraktiker.org

→ **Freier Verband Deutscher Heilpraktiker e.V. (FVDH)**
Weselerstraße 19–21, 48151 Münster
www.fvdh.de

→ **Union Deutscher Heilpraktiker**
Waldstraße 14, 61137 Schöneck
www.udh-bundesverband.de

→ **Verband Deutscher Heilpraktiker e.V.**
Ernst-Grote-Straße 13, 30916 Isernhagen
www.heilpraktiker-vdh.de

Internetadressen

Bei den im Folgenden genannten Adressen finden Sie weitergehende Informationen rund um das Thema Bach-Blüten:

→ **www.doc-nature.com**
→ **www.bach-blueten-therapie.de**
→ **www.heilkraeuter.de/bach**
→ **www.bach-bluetentherapie.de**

Seminare für Selbstanwender und Therapeuten (auch online)

→ **www.heilpraxishansen.de**
→ **www.bach-blueten-ausbildung.de**
→ **www.spirituelle.info**
→ **www.seminar-lotse.de**
→ **www.phytodor.ch**
→ **www.bodytrainer.at**

Register

Die **fett** gesetzten Seitenzahlen verweisen auf die Hauptseiten dieses Stichworts.

Mittelregister

Impressum

© 2010 GRÄFE UND UNZER VERLAG GmbH, München

Alle Rechte vorbehalten. Nachdruck, auch auszugsweise, sowie Verbreitung durch Bild, Funk, Fernsehen, Internet, durch fotomechanische Wiedergabe, Tonträger und Datenverarbeitungssysteme jeder Art nur mit schriftlicher Genehmigung des Verlages.

Projektleitung: Barbara Fellenberg
Lektorat: Angelika Lang
Bildredaktion: Henrike Schechter
Layout und Umschlaggestaltung:
independent Medien Design GmbH, Horst Moser, München
Satz: Cordula Schaaf, München
Herstellung: Christine Mahnecke
Repro: Repro Ludwig, Zell am See
Druck und Bindung:
Druckhaus Kaufmann, Lahr

Bildnachweis Cover: Variopicture (li.), plainpicture (re.); Getty/Gap: Seite 97; Jumpfoto: Seite 5; Illustrationen: Isabelle J. Fischer

Syndication:
www.jalag-syndication.de

ISBN 978-3-8338-1669-7
1. Auflage 2010

Wichtiger Hinweis

Die Gedanken, Methoden und Anregungen in diesem Buch stellen die Meinung bzw. die Erfahrung der Verfasser dar. Sie wurden von den Autoren nach bestem Wissen erstellt und mit größtmöglicher Sorgfalt geprüft. Sie bieten jedoch keinen Ersatz für kompetenten medizinischen Rat. Jede Leserin, jeder Leser ist für das eigene Tun und Lassen selbst verantwortlich und sollte in Zweifelsfällen, bei starken oder bei länger andauernden Beschwerden immer einen Arzt oder Heilpraktiker aufsuchen. Weder die Autoren noch der Verlag können für eventuelle Nachteile oder Schäden, die aus den im Buch gegebenen praktischen Hinweisen resultieren, eine Haftung übernehmen.

Umwelthinweis

Dieses Buch wurde auf chlorfrei gebleichtem Papier gedruckt. Um Rohstoffe zu sparen, haben wir auf Folienverpackung verzichtet.

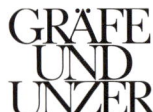

GRÄFE UND UNZER

Ein Unternehmen der
GANSKE VERLAGSGRUPPE

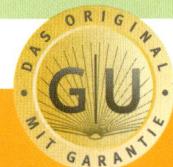

DAS ORIGINAL MIT GARANTIE
GU

Liebe Leserin und lieber Leser,

wir freuen uns, dass Sie sich für ein GU-Buch entschieden haben. Mit Ihrem Kauf setzen Sie auf die Qualität, Kompetenz und Aktualität unserer Ratgeber. Dafür sagen wir Danke! Wir wollen als führender Ratgeberverlag noch besser werden. Daher ist uns Ihre Meinung wichtig. Bitte senden Sie uns Ihre Anregungen, Ihre Kritik oder Ihr Lob zu unseren Büchern. Haben Sie Fragen oder benötigen Sie weiteren Rat zum Thema? Wir freuen uns auf Ihre Nachricht!

Wir sind für Sie da!
Montag–Donnerstag: 8.00–18.00 Uhr;
Freitag: 8.00–16.00 Uhr
Tel.: 0180-5 00 50 54*
Fax: 0180-5 01 20 54*
E-Mail: leserservice@graefe-und-unzer.de

(0,14 €/Min. aus dem dt. Festnetz / Mobilfunkpreise können abweichen)

P.S.: Wollen Sie noch mehr Aktuelles von GU wissen, dann abonnieren Sie doch unseren kostenlosen GU-Online-Newsletter und/oder unsere kostenlosen Kundenmagazine.

GRÄFE UND UNZER VERLAG
Leserservice | Postfach 86 03 13 | 81630 München